「あなたが選ぶ治療法」
シリーズ

最新 肺がん治療

“納得して自分で決める”ための完全ガイド

坪井正博 監修
国立がん研究センター東病院
呼吸器外科 科長

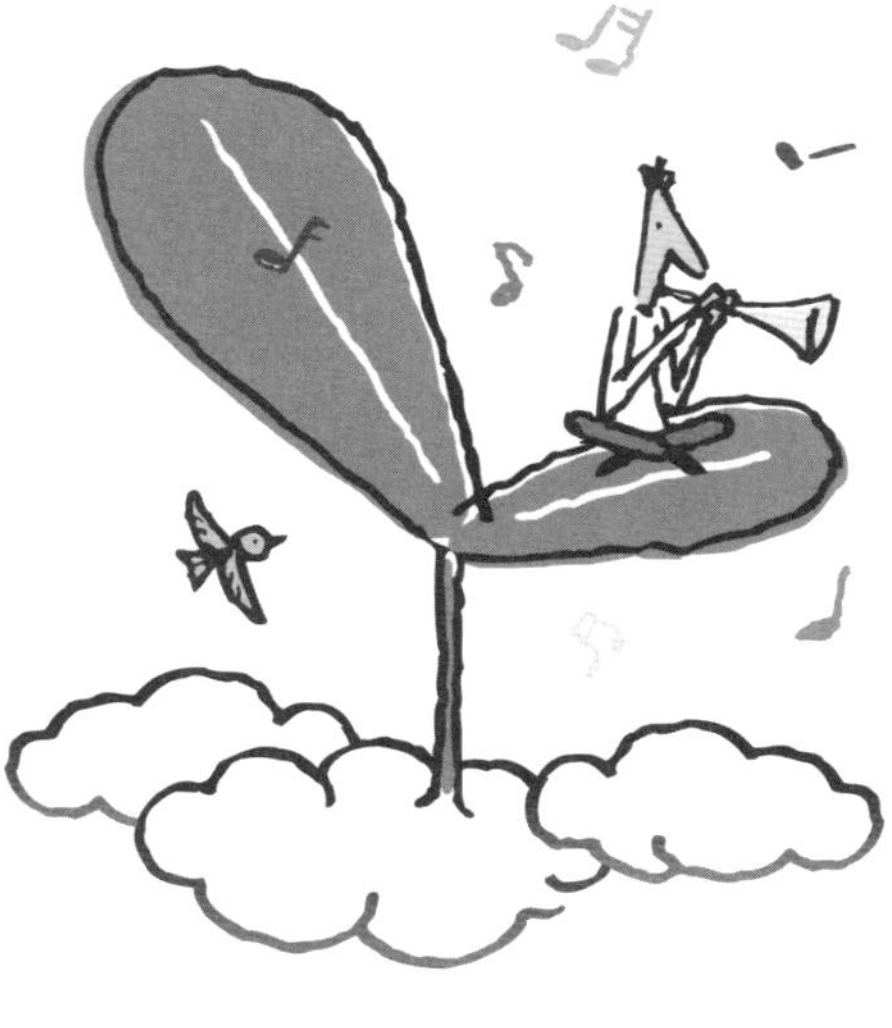

主婦と生活社

はじめに

高齢化社会が進んだいま、がんは身近な病気です。高血圧や糖尿病以上に「誰もがかかりうる病気」であり、2人に1人ががんを発症します。

なかでも肺がんは、治りにくいがんといわれます。しかし早期に見つかれば、手術で完治できるのも特徴です。胸のX線検査に代わり、CT検査による検査が普及しつつあるいま、状況は少しずつ変わってきました。早期に見つかり、手術などの治療で完治できる人も増えているのです。早期に見つかれば治りやすく、また誰の身にも起こりうる身近な病気であることを、まずは知っておいてほしいと思います。

進行後に見つかった場合にも、いまはすぐれた薬がたくさんあります。新聞などで話題の「免疫チェックポイント阻害薬」もそのひとつ。従来の抗がん剤が効かなかった人でも、新しい薬で余命をのばせる可能性があります。

ただ、このような治療効果を得るには、患者さん自身の気持ちが重要です。「何としても完治させたい」という思い、「少しでもいい時間を長く過ごしたい」という願いがあっての治療です。臨床での実感としても、気持ちが前を向いている人ほど、治療によって元気に長生きされている印象があります。

肺がんの診断に絶望することなく、「もっと長く生きて、こんなことをしたい」

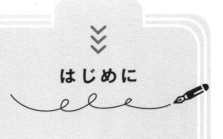

「家族とともにこんな生活を送りたい」という希望を強くもってください。その希望が、長期の生存に結びつくはずです。

治療を成功させるためにもうひとつ必要なのが、ご自分の病状と治療についての正しい知識です。治療の主役は患者さん自身です。皆さんが望む人生、今後の過ごしかたを少しでも叶えるために、私たちは全力でサポートをします。病気と治療法について理解したうえで、主治医とよく話し合いながら、最善と思える方法を選んでいただけたらと思っています。主治医を信頼し、すべてまかせるという場合にも、知識があればよりよい治療生活を送れます。

本書では、そのために必要な最新治療の情報を、できるだけ多く紹介しました。「手術にはどんな方法があるか」「薬にはどんな種類があり、起こりやすい副作用は何か」といった、詳細な情報も盛り込んでいます。納得のいく治療法を選び、「この治療を受けてよかった」と思えるように、本書を役立ててください。そして、あなたの希望をしっかり主治医に伝えましょう。

肺がんの診断を受けた患者さんが、少しでも長く、いい時間を過ごせることを、心から願っています。

国立がん研究センター東病院 呼吸器外科 科長
坪井正博

Contents

最新 肺がん治療

〝納得して自分で決める〟ための完全ガイド

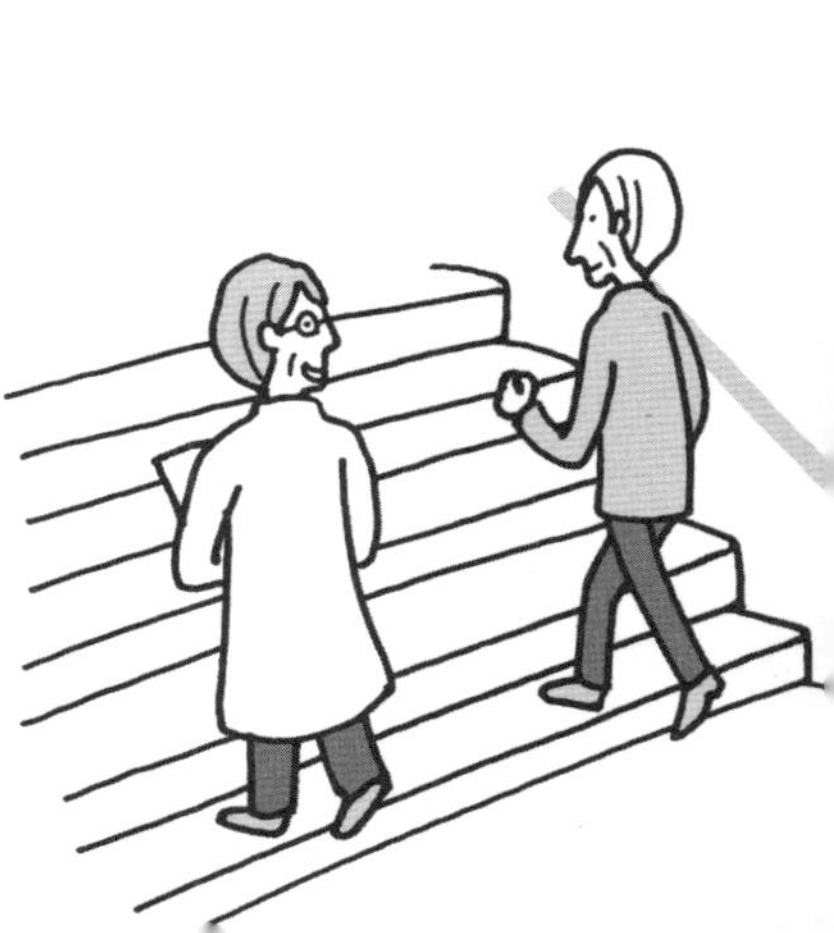

Part 2 手術で完治をめざす

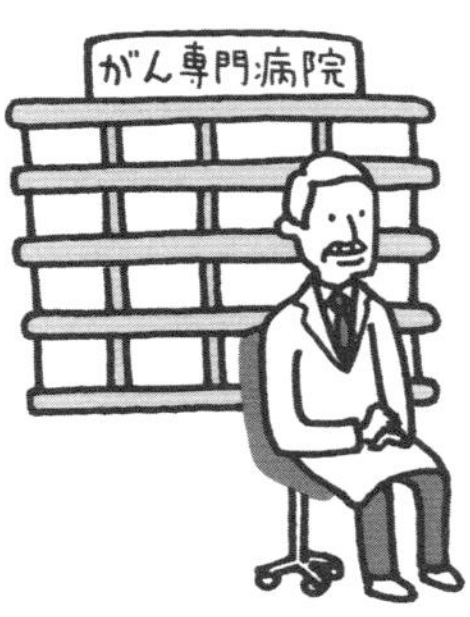

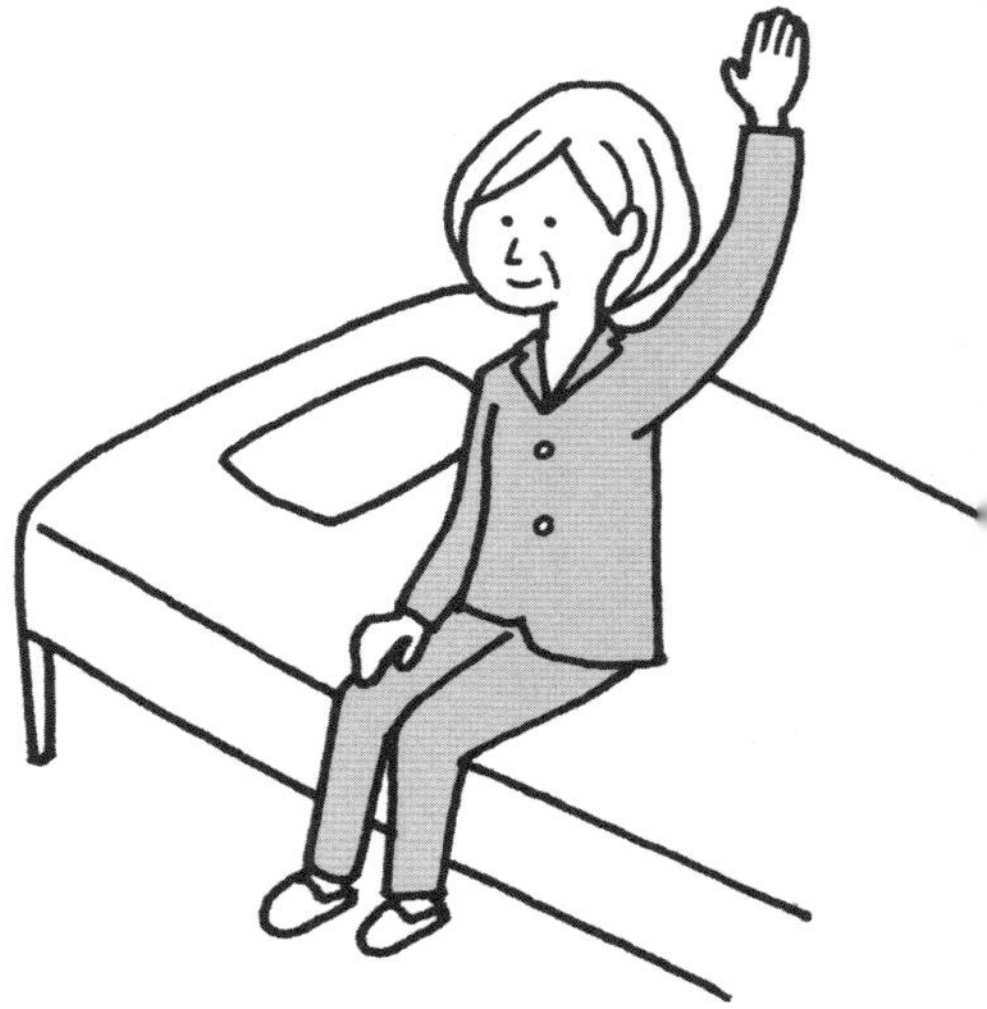

Part 4 最新の薬物治療を受ける

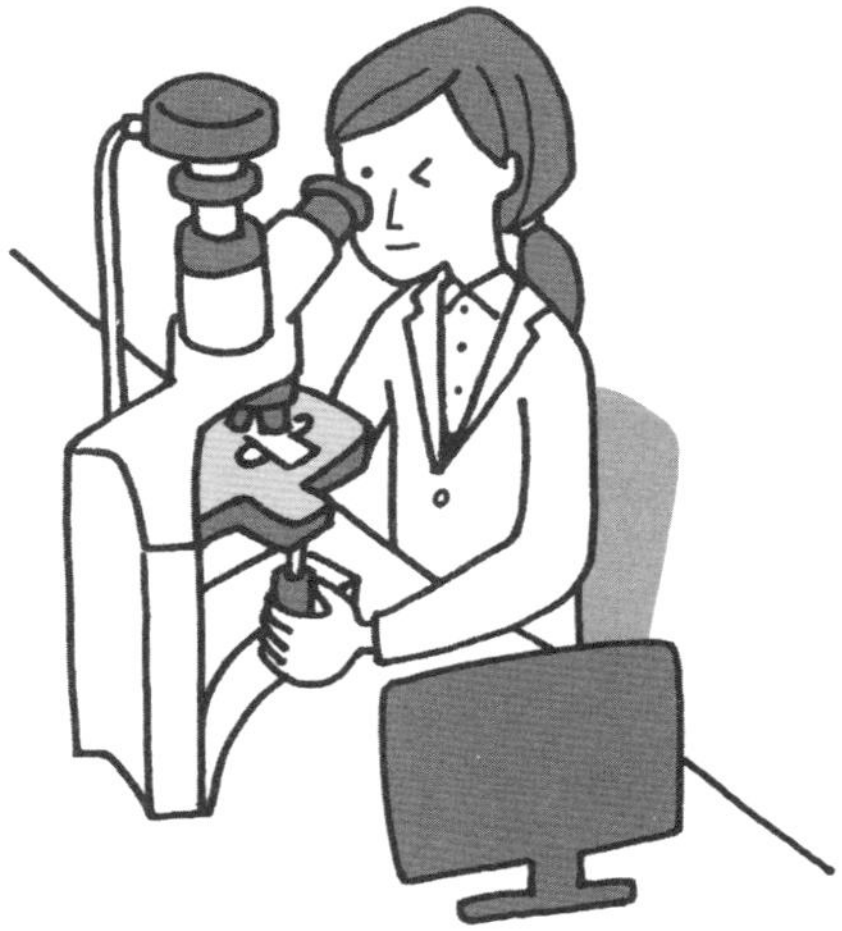

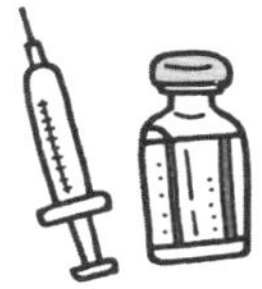

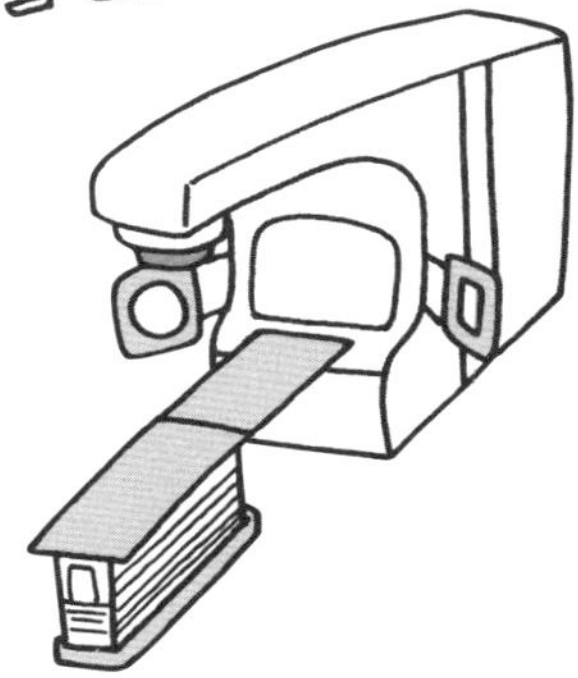

Part 5

再発がん、進行がんと向き合う ……135

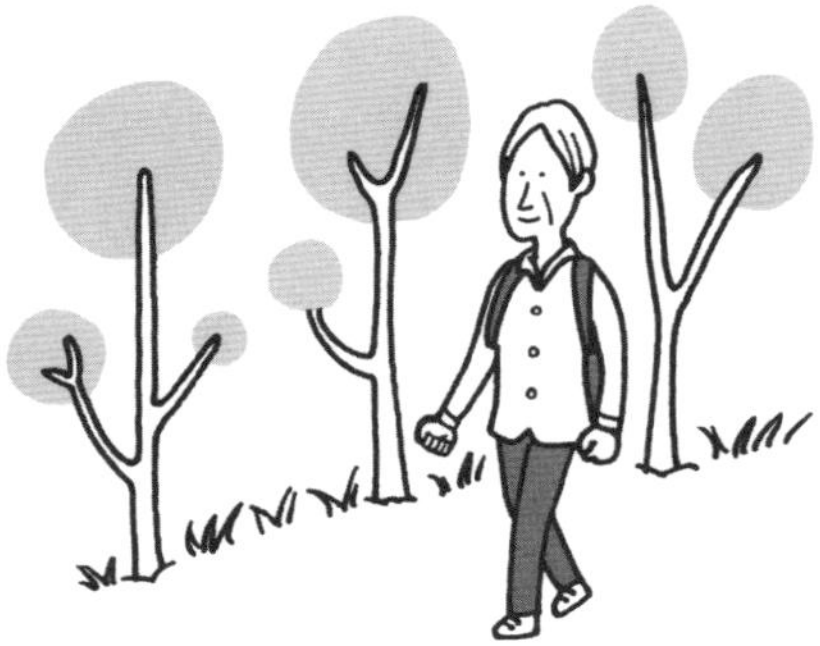

本書に掲載している情報は、2017年6月現在のものです。標準治療、薬などの情報は随時変わりますので、主治医によく確認し、治療を受けてください。

Part 1
肺がんと診断されたら、まず聞くべきこと

診断のあとは「まさか自分が」というショックと
今後への不安で、何も考えられなくなるもの。
気持ちが少し落ち着いたら、病状について正しく把握し、
この先の治療法を主治医と話し合いましょう。
希望のもてる治療法が、必ず見つかります。

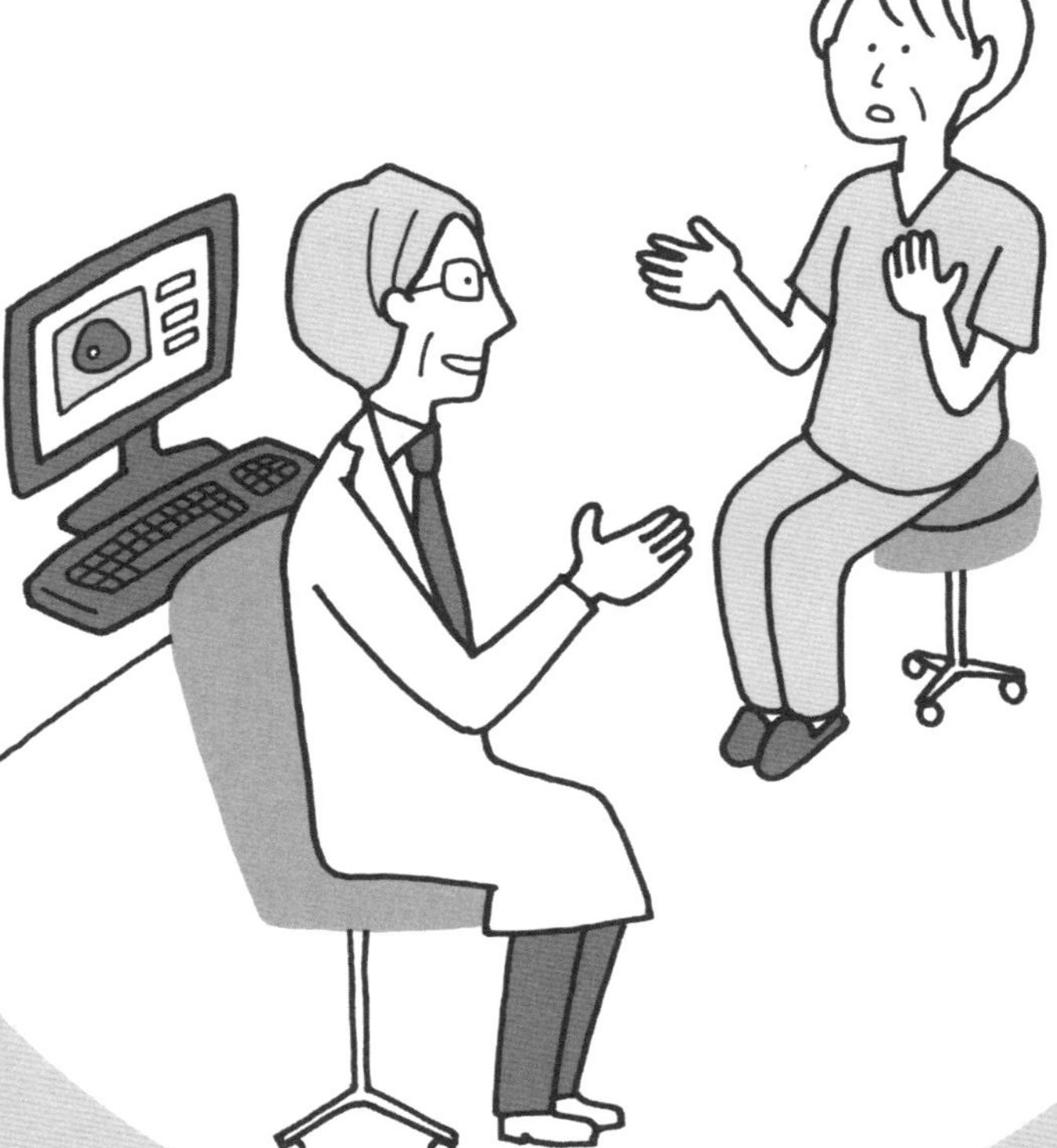

がん治療は自分で選択する時代

現在のがん治療は、患者さんが主役。あなたが望む今後の人生を実現するために、医師や医療スタッフが全力でサポートします。

治療は医師ではなくあなたのもの

がんが不治の病とされていた時代――医師はがんであることを家族だけに告げ、家族は病名を必死で隠しました。がんの告知は、死の宣告そのものだったからです。

しかし現在は違います。治療法は大きく進歩しました。**がんを完治させて社会復帰する人も、症状を上手に抑え、寿命に近い年齢まで人生を全うする人も多くいます。**医師も患者の選択を支持し、人生をサポートする役割を担うようになりました。

「どう生きたいか」に治療の答えがある

がんとわかったいま、今後の人生をどう過ごしたいか、じっくり考えてください。**医師はその希望に沿って、全力で治療します。**比較的早期のがんで、「何としても完治させ、思い描いていた老後を送りたい」という思いが強いなら、手術か放射線治療を。現状に近い生活を少しでも長く送りたいなら、薬物治療か緩和治療（対症療法）が支えとなります。

その希望を最優先に、どの治療法がよいかを主治医と話し合います。

よい時間を少しでも長く過ごすために

どの治療法がよいかを自分で選択し、思い描く人生を全うするためには、知識も必要です。次ページ以降で、肺がんという病気とそのつきあいかたについて理解を深めましょう。

Ｐａｒｔ２以降では、各治療法の具体的な内容、メリット、デメリットをくわしく知ることができます。

どの治療法を選ぶ場合にも、「よい時間を少しでも長く過ごしたい」という思いを大切に。希望をもって、この先の治療生活に臨んでください。

あなたが望む人生を、医療チームが支える

「外来でできる治療で
いまの暮らしをつづけたい」

症状に応じて、
薬物治療などで対応する？

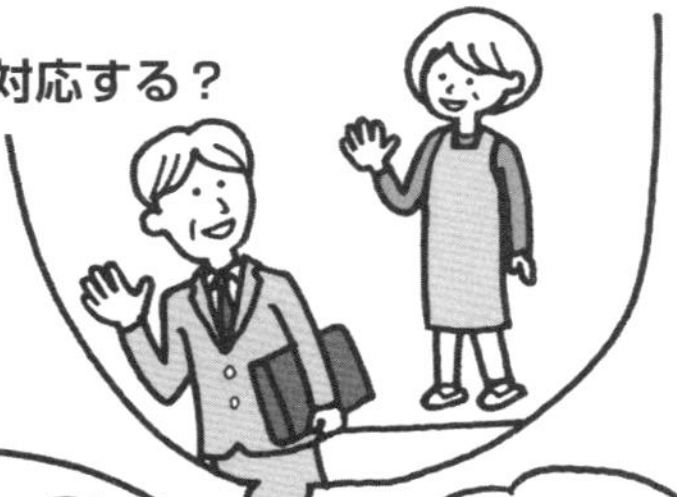

「あと10年は生きて、
孫のいる老後を
楽しみたい」

手術で完治をめざす？

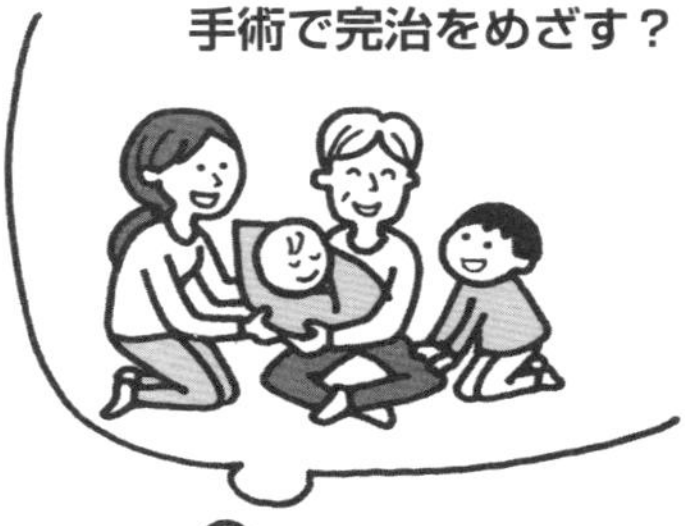

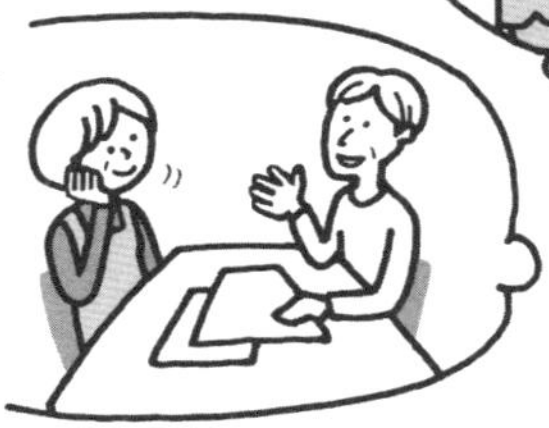

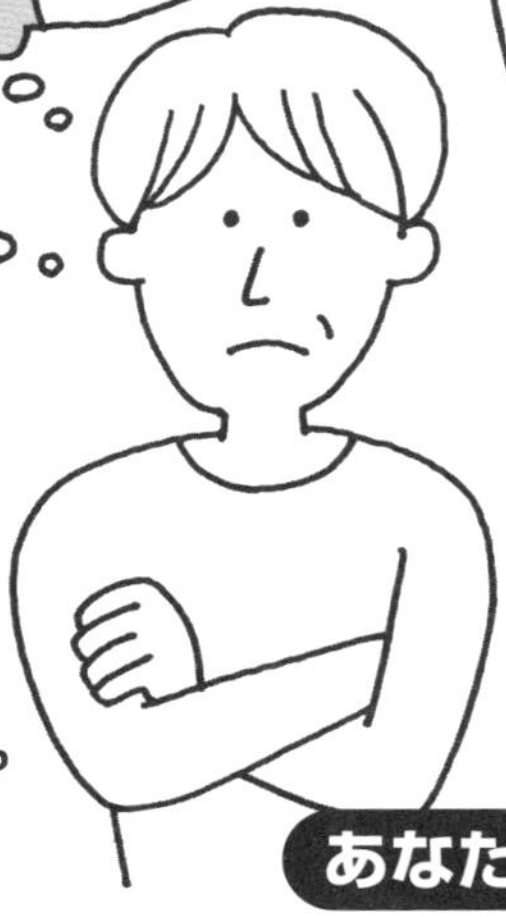

「全力で治療に臨み、
進行したらその都度
家族で話し合う」

手術＋薬物＆放射線治療？

がんと診断されたショックで、しばらくは何も考えられなくなるもの。
気持ちが少し落ち着いてきたら、この先の人生をどう送りたいかをじっくり考えてみよう。がんにかかわる医療スタッフが一体となり、その選択を支えてくれる。

あなた

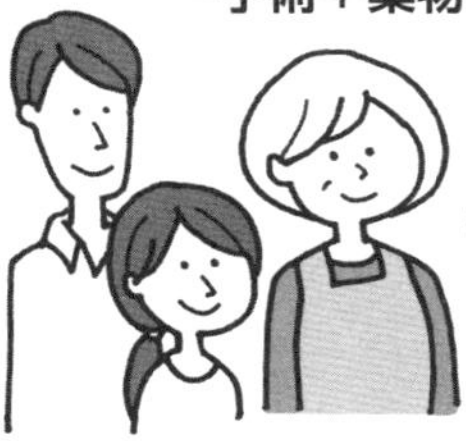

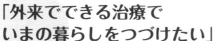

家族

治療と生きかたをサポート

がん治療チーム

心理療法士
看護師
呼吸器外科医
呼吸器内科医
放射線科医
医療ソーシャルワーカー
薬剤師
緩和医療科医
社会保険労務士
精神腫瘍科医

進行が速く、発見が遅れることもある

あなたにとってベストな治療法を選択し、望む生活を送るために、まずは肺がんの特性を理解しておきましょう。

男性の10人に1人がかかる身近な病気

日本人の2人に1人ががんになる時代。不治の病といわれたがんも、いまや身近な病気です。歳をとると体の細胞は傷つき、遺伝子のエラーが起こります。免疫機能も低下します。**平均寿命がのびれば、それだけがんのリスクが高まるのです。**

男性では10人に1人、女性では21人に1人が、生涯のうちに肺がんになるといわれています。**多くの人がかかる身近ながんであることを、まずは知っておいてほしいと思います。**

早期であるほど完治できる見込みが高い

早期の肺がんなら、治療はけっしてむずかしくありません。**手術で病巣をとり除けば、多くの場合は完治できます。**ただし進行している場合は、手術での完治は困難。薬物治療や放射線治療の助けも必要です。

肺がんは進行するまで症状が出にくく、一般的な健康診断で見つかるとも限りません。そのため気づかぬうちに悪化し、治療に難渋することがあります。ほかのがんよりも治療成績がよくないのは、そのためです。

早期に見つからず、悪化しやすい理由

初期には自覚症状がない

肺がんは、進行するまで症状が出ないことがほとんど。多くはせきや痰で、がんに特異的なものではない。そのため受診をせず、悪化させてしまうことがある。

健康診断だけでは見落とされることも

肺がんを早期に見つけるには、胸部CT検査がもっとも役立つ。しかし一般的な健康診断では胸部X線検査しかしないことが多く、早期のがんは見つかりにくい。

肺がんで命を落とす人が増えている

部位別に見たがんの罹患率

肺がんは年々増加しており、現在では3番目に多いがん。60〜80歳代と、高齢で見つかることが多い。

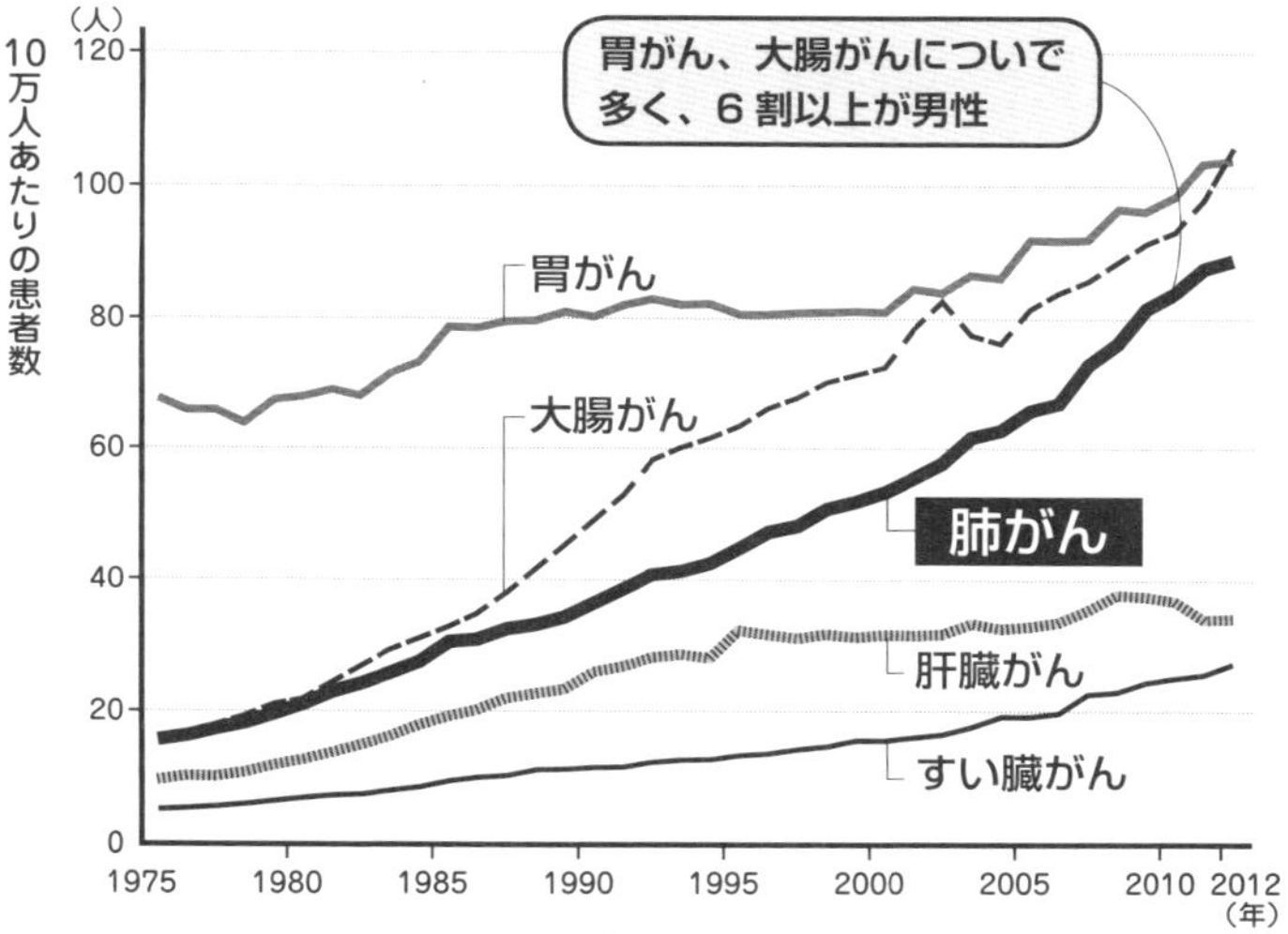

↓

部位別に見た5年生存率

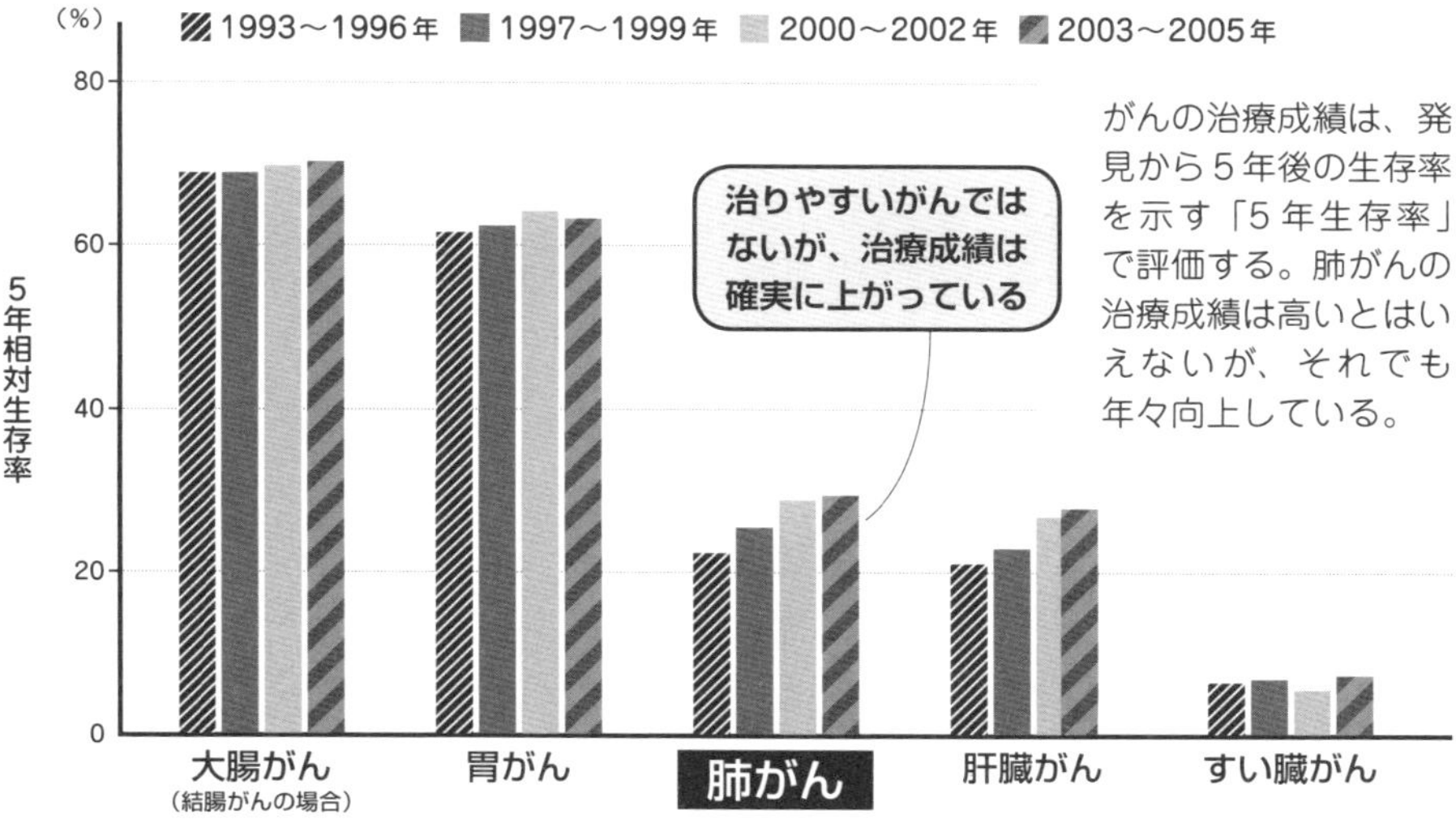

がんの治療成績は、発見から5年後の生存率を示す「5年生存率」で評価する。肺がんの治療成績は高いとはいえないが、それでも年々向上している。

(国立がん研究センター がん情報サービス『がん登録・統計』、2017より引用)

肺がんの特性

はじめは無症状。進行すると痛むこともある

診断された時点では、症状のない人がほとんどでしょう。この先どのような症状が起こりうるかを理解しておくことも大切です。

症状はなく「やぶにらみ」で見つかる

肺がんになっても、ほとんどの場合、自覚症状はありません。**肺のなかには痛みを感じる神経がないため、がんが大きくなっても、自分では気づきにくいのです。**

症状が出る場合も、せきや痰など、かぜに似た症状が中心です。

そのため別の病気でCT検査をしたときに、偶然見つかることもよくあります。「やぶにらみ」といって、肺の影からがんを疑い、くわしい検査を経て診断に至るものです。

進行するまでは、かぜに似た症状しかない

症状がほとんどないのが肺がんの特徴。あってもかぜに似た症状で、がんとは気づきにくい。

初期

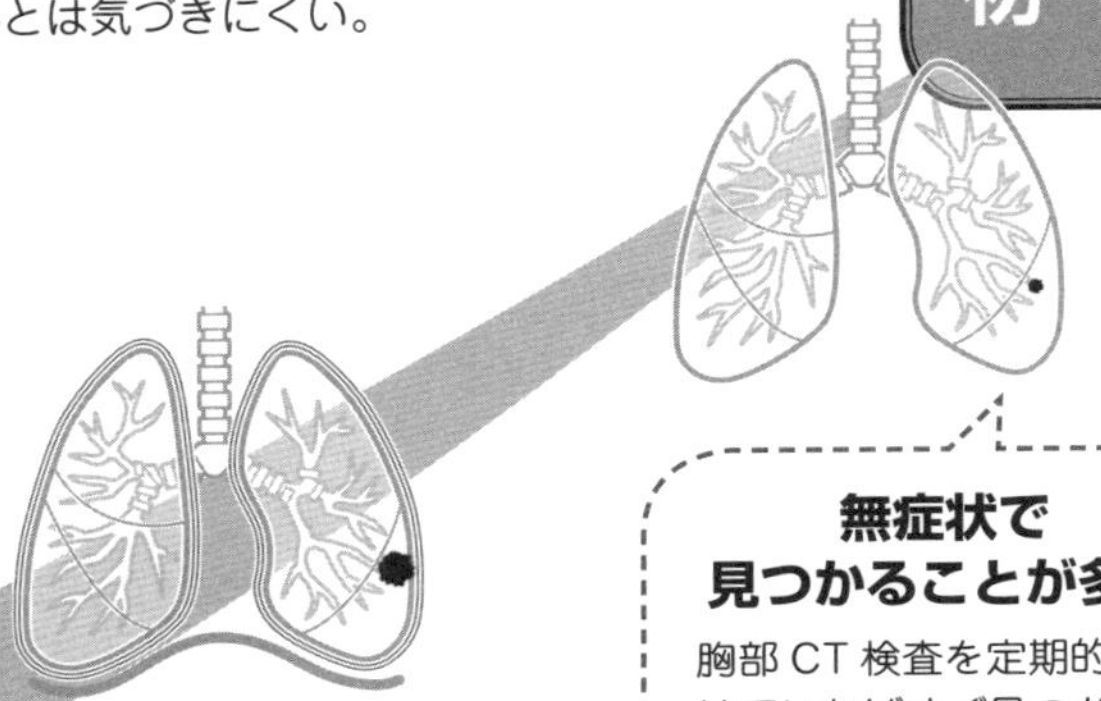

無症状で見つかることが多い

胸部CT検査を定期的に受けていればすぐ見つかるが、実際には別の病気で病院に行ったときや、健康診断を受けたときに、はじめて肺がんとわかる人が多い。

せき

症状としてせきが出ることがあるが、喫煙者の場合はもともとせきが出やすく、異変に気づきにくい。
また、ぜんそくなどの症状と間違えることもある。

胸の痛み

肺を包む胸膜《きょうまく》にまでがんが広がると、胸がひきつれるような痛みが出る。肋骨《ろっこつ》が痛むこともある。胸膜と肺のあいだに水がたまったときには、肩がはるような痛みを感じる。

全身の痛み

骨や脳には痛みを感じる神経が通っているため、がんが転移《てんい》すると痛む。のどや食道周辺に広がった場合には、食べものが飲み込みにくくなったり、声がかすれるといった症状も出る。

痰

進行してくると痰がよく出たり、からんだりするようになる。タバコを吸う人はとくに、痰がたまる。肺の入口にできるがんの場合、呼吸時にヒューヒューと音がすることも。

息苦しさ

肺の入口にできるがんに多い症状。太い気管支に痰が詰まり、片肺全体に空気が届かなくなることも。肺のなかの空気量が減り、肺がつぶれる「無気肺《むきはい》」を起こす人もいる。

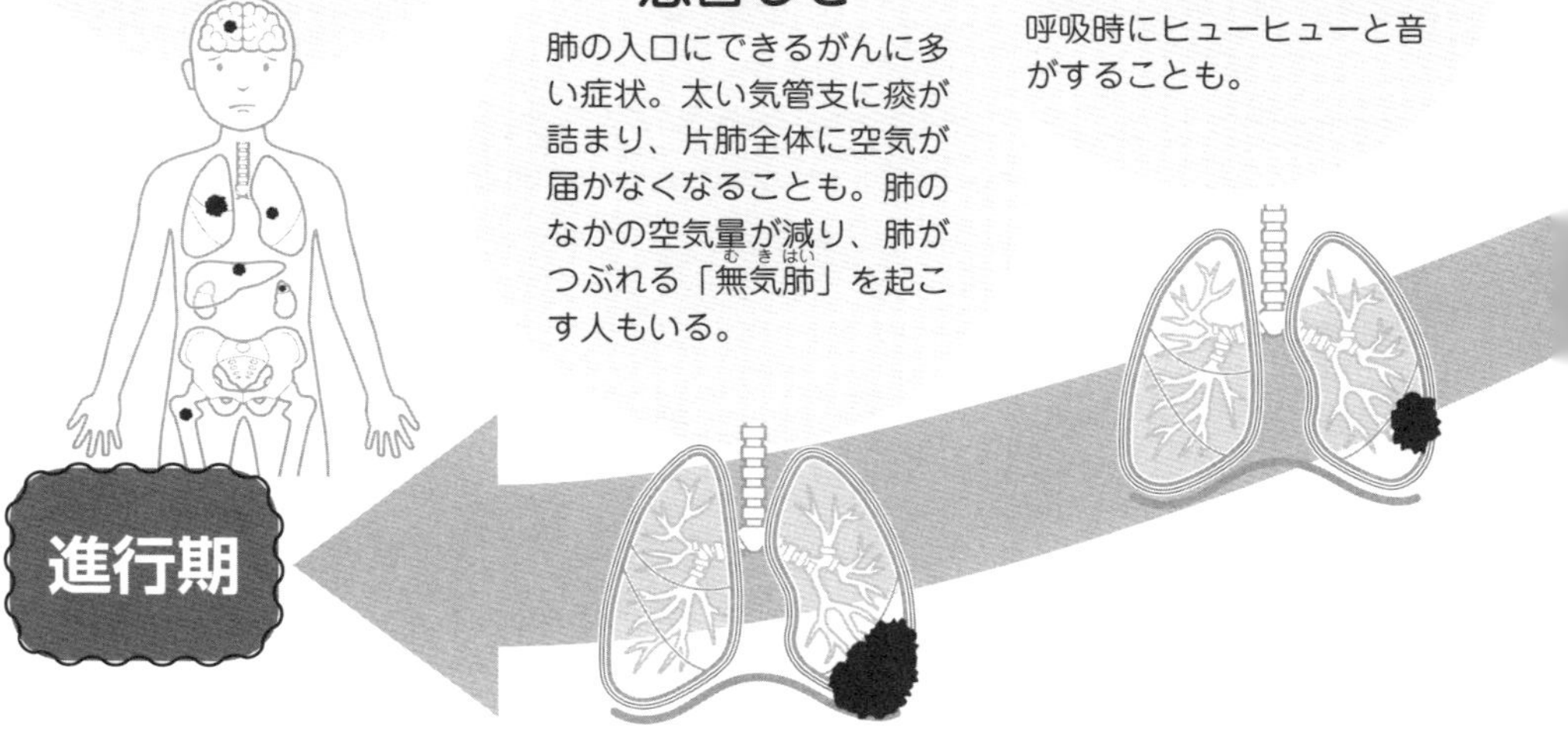

肺の周囲に広がると胸や肩の痛みが出る

がんが進行してくると、痰が気管支に詰まるなどして、痛みが出ることがあります。気道がふさがれ、急な息苦しさに襲われることも。

痰や痛みなどの症状は、がんの位置にも関係します。肺の入口にできるがんでは、太い気管支が圧迫されるため、症状が出やすいのが特徴。早期から血痰が出る人もいます。

さらに進行し、肺をおおう胸膜《きょうまく》にがんが広がってきたり、肺以外の部位に転移《てんい》したりすると、痛みをはっきり感じるようになります。

ただ、これらの症状は、薬で抑えられるものです。進行しても、**薬でコントロールすることで**、**いい時間を長く過ごすことができます。**

肺がんの特性

肺は血流の中心。他の臓器に転移しやすい

治療法を考えるには、肺のしくみとはたらきを知ることも大切。肺は血液循環にかかわるため、がんが血流にのって全身に広がることもあります。

心臓に血液を送り、血液が全身に届く

症状が出るころにはがんが進行し、大きくなっていると考えられます。がん細胞が肺の外に出て、ほかの臓器を侵していることもあります。

肺は心臓とともに、血液循環の中心としてはたらく臓器。そのため、**がん細胞が血液の流れにのって運ばれ、ほかの臓器に巣食うことが多いのです。これを「転移《てんい》」といいます。**

さらに肺の近くのリンパ節にがんが広がり、全身に転移することもあります。

血液は肺と心臓を通り、全身に送られる

体内を循環した血液は、心臓から肺に流れ込む。肺で酸素を受け取ったのち、心臓へと戻り、再び全身に送られる。そのため肺のがん細胞は、血液の流れにのって、さまざまな臓器に転移《てんい》しやすい。

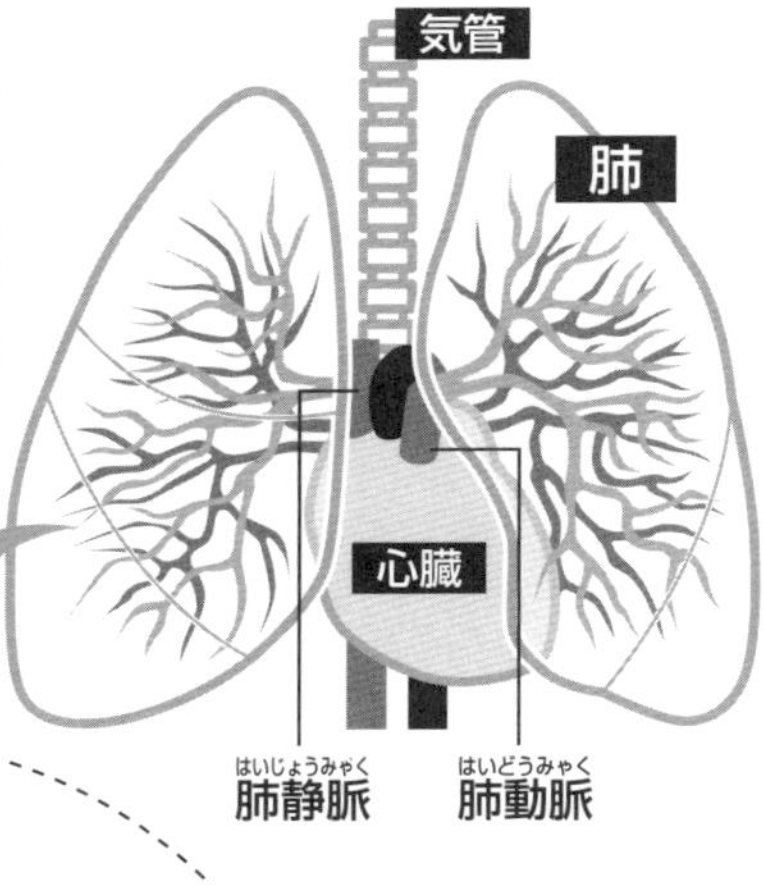

左右の肺の内部では、気管支が枝分かれし、すみずみまで広がっている。その先にあるのは、ブドウの房のような形の肺胞。ここで酸素と二酸化炭素の交換をしている。

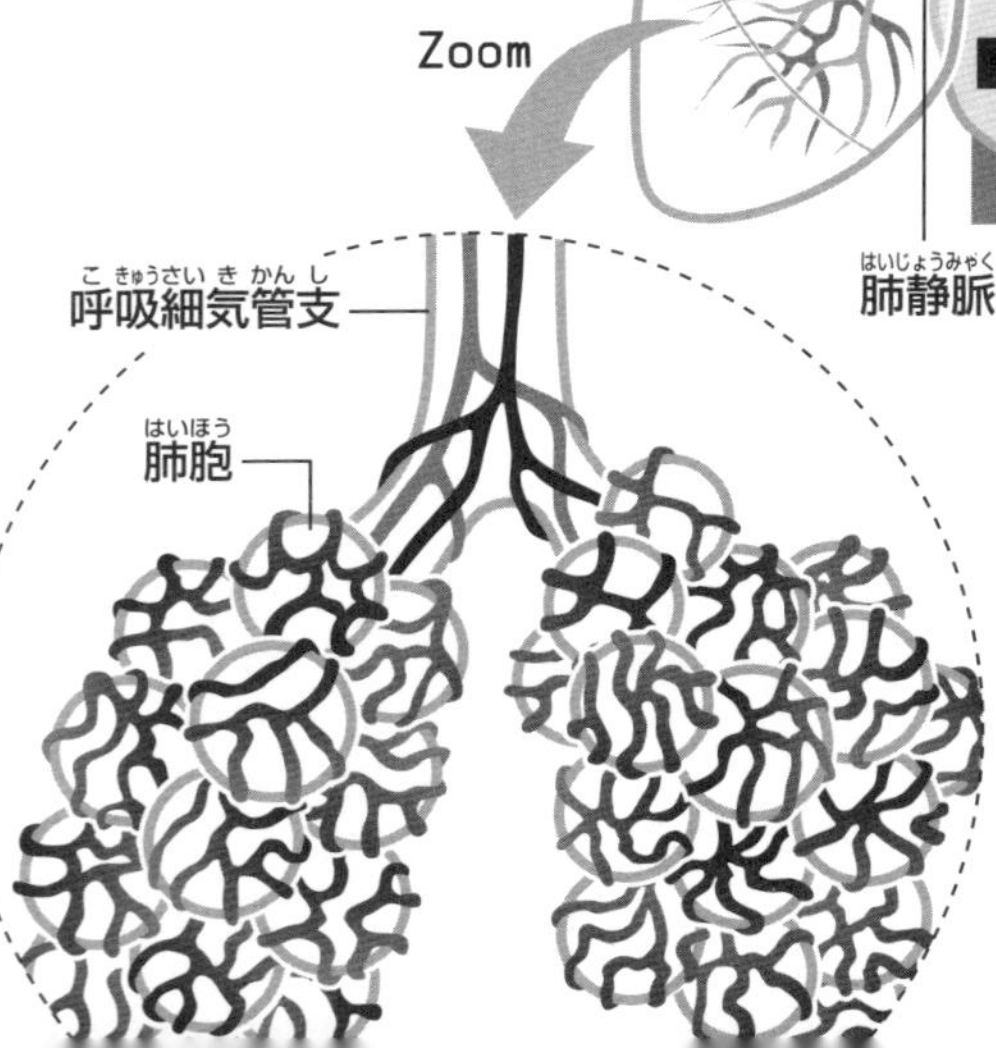

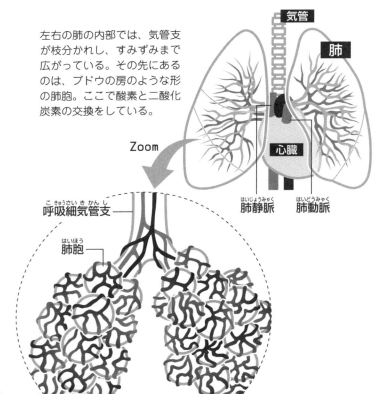

血流にのったがんが脳や骨にも転移する

肺にできたもとのがん病巣（原発巣）から、がんが転移する可能性がある。

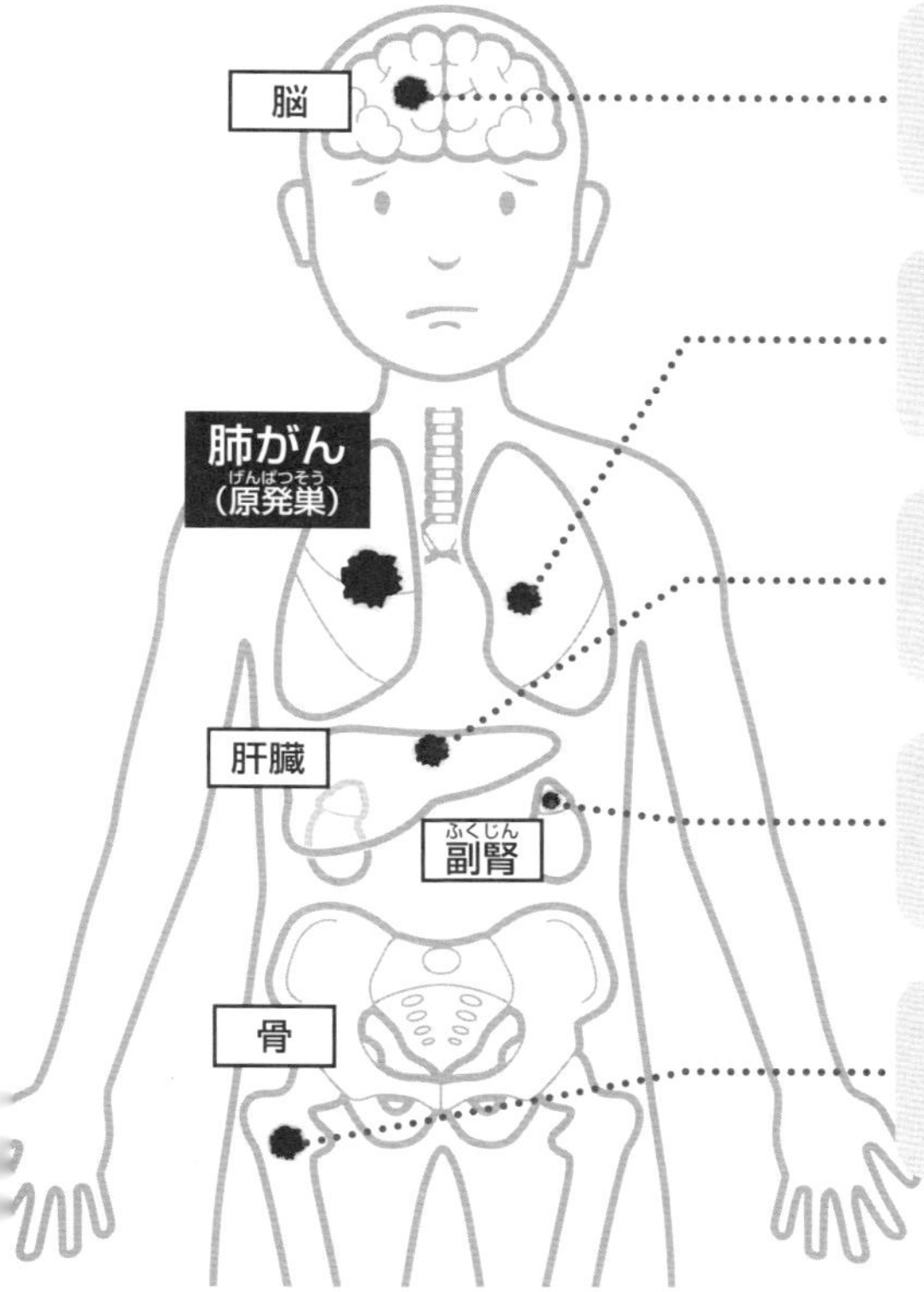

脳への転移

脳に転移すると、頭痛や吐き気が起きたり、歩行障害、麻痺に至ることも。

反対側の肺への転移

左右どちらかの肺にできたがんが、反対側の肺に転移することが多い。

肝臓への転移

肝臓は血流が豊富なうえ、肺と距離が近く、転移しやすい部位のひとつ。

副腎への転移

腎臓の上にある副腎に転移すると、ホルモンが過剰に増えたり、減ったりする。

骨への転移

血流にのって、背骨や骨盤《こつばん》、股関節《こかんせつ》、太ももの骨、ひざ関節などに転移する。

進行するとがんが全身に転移する

肺がんが進行し、転移が起きているときは、一般には手術の対象にはなりません。**転移した先の病巣を手術しただけでは、その通り道である血管やリンパ管に、がん細胞をとり残してしまうためです。**

その場合には、薬物治療や放射線治療などで、がんを小さくする治療法を考えます。現在は治療法が進化し、選択肢が広がっています。仕事や家庭生活をつづけながら、外来治療を受けている人もたくさんいます。

完治できない場合も、少しでも長く、自分らしい生活を送れることが大切。がんと闘うだけではなく、がんと上手につきあっていく方法を考えましょう。

肺がんの特性

薬の選択肢が増えて治療成績が上がっている

肺がんは、ある段階を超えると、治りやすいがんとはいえません。それでも治療法は確実に進歩し、免疫系の新薬も使えるようになりました。

早期なら、手術によって いままでどおりに暮らせる

ほかのがんに比べ、肺がんは「治りやすいがん」とはいえません。しかし治療成績は年々向上しています。肺がんの治療は手術による切除が基本。**早期なら、病巣をきれいにとり除けます。**手術の技術も進歩し、病状に応じた選択肢があります。現在は、呼吸機能をできるだけ温存する方法も普及しています(→P60)。

近年は**放射線治療の進歩もめざましく、病状しだいでは、手術と同等の効果を期待できます。**

大きいがんでも手術は可能。あきらめずに治療を

肺は左右にふたつあり、片肺をとり除いても、呼吸機能を何とか維持できます。**病巣が片肺だけなら、大きながんでも完治を期待できることがあります。**

がんがあちこちに転移している場合は、手術での完全切除は期待できません。それでも、**薬や放射線などの治療でがんを小さくできる見込みはあります。**がんが小さくなれば、手術でとれる可能性が出てくることもあります。

免疫系の薬も登場。進行がんでもあきらめない

がんの薬といえば、吐き気や脱毛などの副作用を思い浮かべる人がほとんどでしょう。しかし、現在は、支持療法といって、副作用を抑える方法が進んでいます。

抗がん剤そのものの選択肢も年々広がっています。従来の薬と違って**全身を攻撃せず、病巣をねらいうちする「分子標的薬」のほか、がん細胞による免疫細胞のブレーキを外す「免疫チェックポイント阻害薬」も認可されました。**

薬の治療成績はここまで上がった!

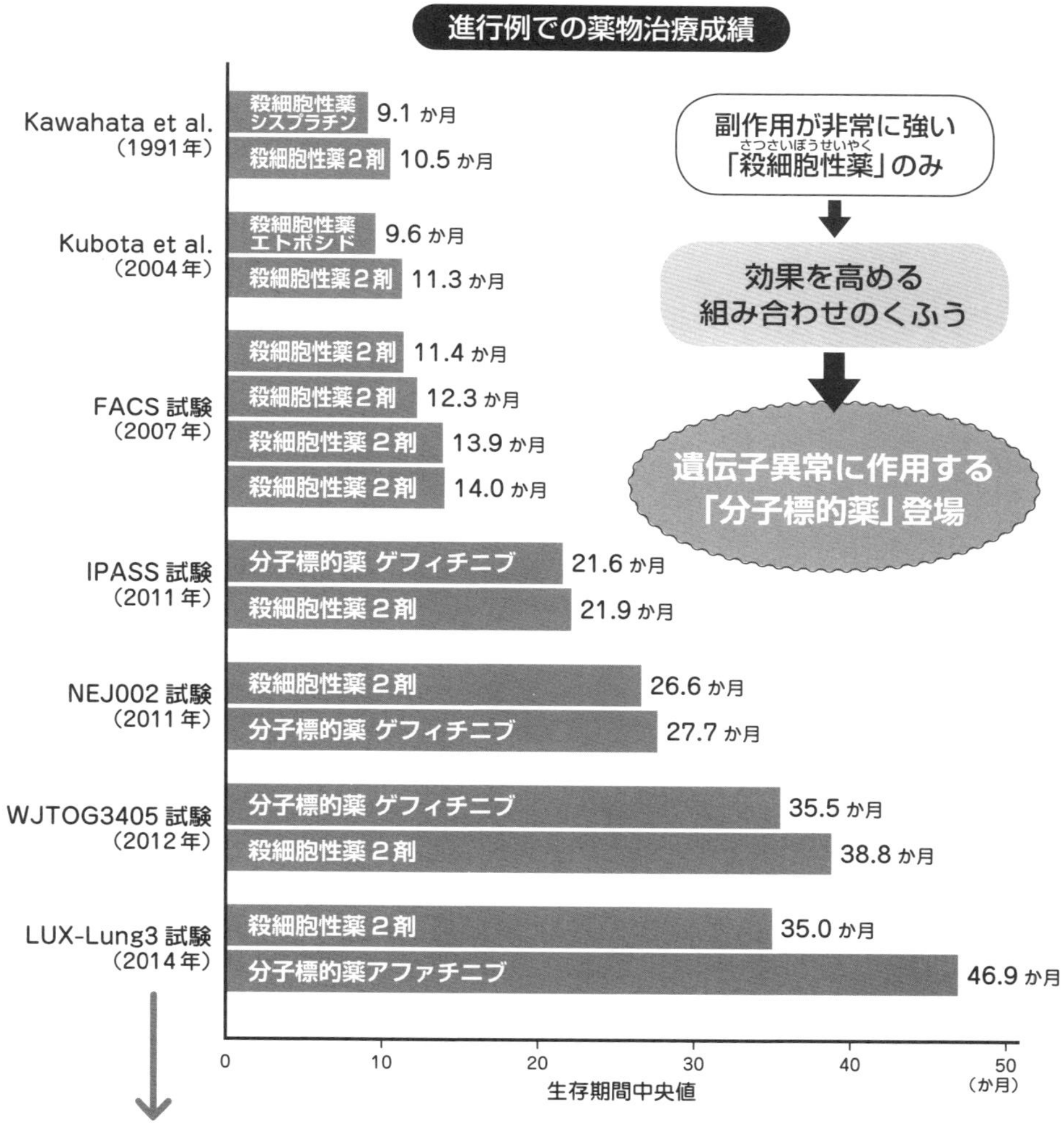

2016年〜

免疫チェックポイント阻害薬 登場

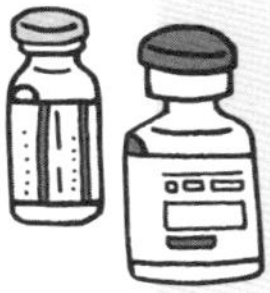

2016年には、がん細胞によって抑えられていた免疫細胞を活発にする薬「ニボルマブ（商品名オプジーボ）」「ペムブロリズマブ（商品名キイトルーダ）」が登場。今後は免疫チェックポイント阻害薬の種類も増え、さらなる効果が期待される。

上のグラフは、薬物治療の臨床試験の結果を年次推移で比べたもの。かつては正常な細胞までも傷つける「殺細胞性薬」しかなかったが、現在は分子標的薬が普及。治療開始後の生存期間が大幅にのびている。

肺がんの種類

治療方針を決めるには まず、がんの種類を知る

肺がんには、がん細胞の種類がいくつかあります。どの治療が適しているかを考えるために、まず自分のがんのタイプを知っておきましょう。

肺がんの顔つきは多彩。顔を見て治療法を選ぶ

肺がんは病態が多彩であるといわれます。**代表的なタイプだけでも4種類あり、がん細胞の形や性質がそれぞれに異なります。**進行の速さ、転移《てんい》のしやすさなども、タイプによって違うことがわかっています。

肺がんの治療にとりくむには、**あなたのがんのタイプを知ることが大切。**とくに進行期のがんでは、診断時に病理検査の結果が出ています。どのタイプのがんなのかを、まずは主治医に確認しましょう。

がんができた位置によって治療の選択肢も変わる

進行の速さは、がんができた部位によっても異なります（下図参照）。

肺の奥にできる「肺野型《はいやがた》肺がん」は、発見が遅れることがある一方で、ゆっくり育つタイプもあります。一方、肺の入口にできる「肺門型《はいもんがた》肺がん」は、悪性度が高く、進行の速いがんが多い傾向があります。P23の「小細胞《しょうさいぼう》がん」などがその典型です。

診断を受けたときには、**どの部位に、どのくらいの大きさのがんがあるのかも、あわせて確認しましょう。**

部位別では「肺門型」「肺野型」がある

肺野型《はいやがた》肺がん

気管支の 先端側 にできる
症状の出にくいがん

肺の奥の細い気管支や、その先の肺胞《はいほう》にできる。非喫煙者にも増えている。健康診断の胸部X線検査では肋骨などに隠れて見えないことがあるが、胸部CT検査を受けていれば早期に見つかる。

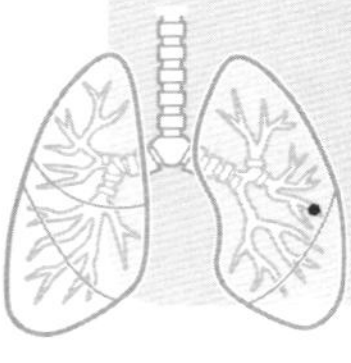

肺門型《はいもんがた》肺がん

気管支の 根もと側 にできる
喫煙者に多いがん

肺の入口側のがん。喫煙者に多く、「ブリンクマン指数（1日の喫煙本数×喫煙年数）」が400以上の人にできやすい。X線検査では、肋骨《ろっこつ》や心臓に隠れて見えにくく、発見が遅れることも。

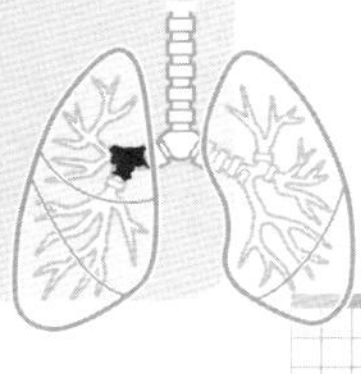

男女ともに増えている、肺野部のがん

I

腺《せん》がん

全体の50〜60％

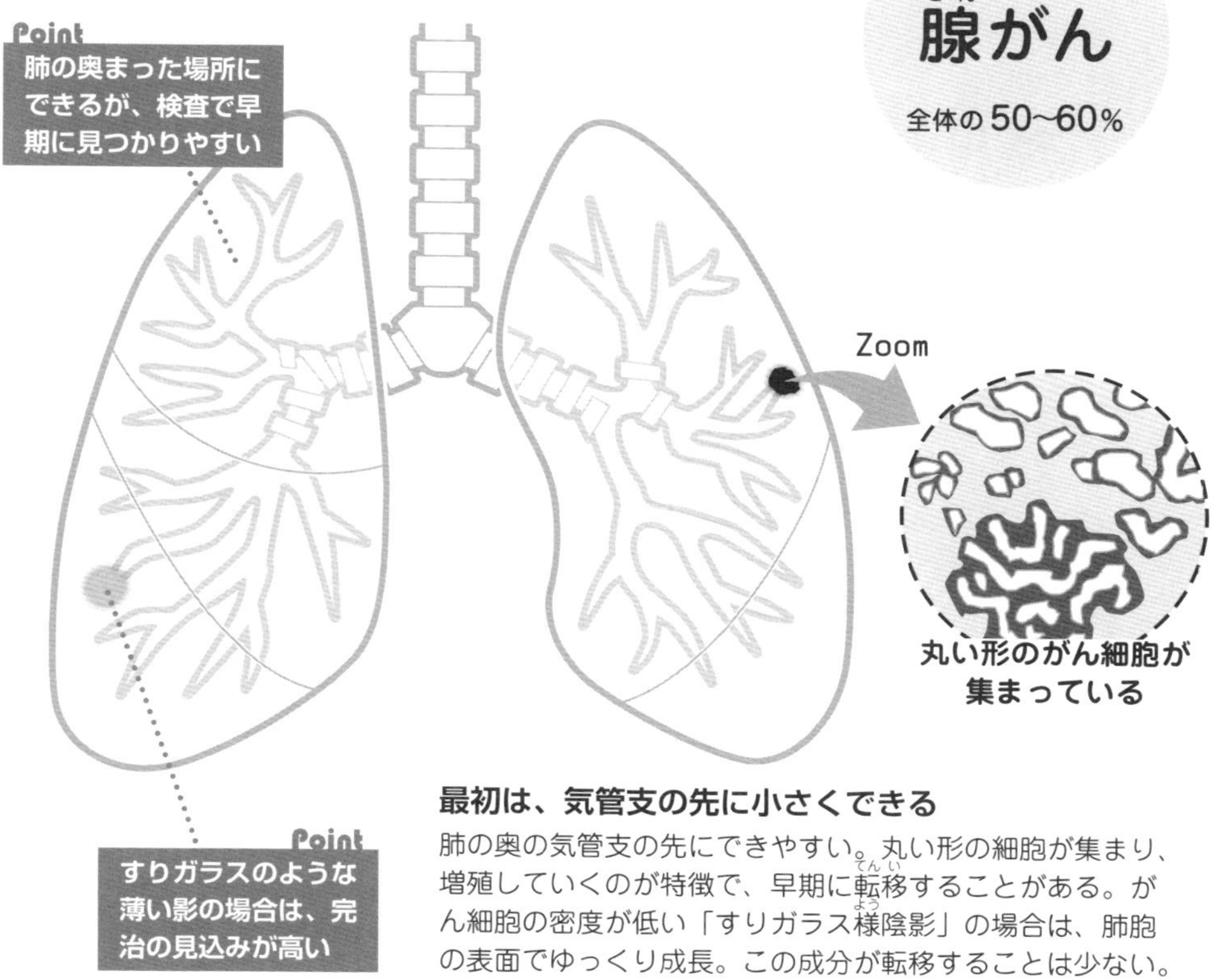
Point
肺の奥まった場所にできるが、検査で早期に見つかりやすい
Zoom
丸い形のがん細胞が集まっている
Point
すりガラスのような薄い影の場合は、完治の見込みが高い

最初は、気管支の先に小さくできる

肺の奥の気管支の先にできやすい。丸い形の細胞が集まり、増殖していくのが特徴で、早期に転移《てんい》することがある。がん細胞の密度が低い「すりガラス様《よう》陰影」の場合は、肺胞の表面でゆっくり成長。この成分が転移することは少ない。

早期の腺がんは手術で根治を見込める

肺がんの半数は「腺《せん》がん」というタイプ。**健康診断の胸部X線検査や胸部CT検査で発見されることの多いがんです。**1㎝以下の小さな病巣でも血流にのって転移しやすく、注意を要します。喫煙者だけでなく、タバコを吸わない女性にも起こります。

なお、喫煙者と非喫煙者とでは、がんの悪質度が違うことがあります。**一般に、喫煙者の場合はがん病巣が画像にくっきり写り、進行も速いのが特徴です。**

一方の非喫煙者では、進行の速度が比較的ゆっくりです。**上図の「すりガラス様《よう》陰影」というタイプで、影を含めて2㎝以下のがんであれば、手術でほぼ100％治ります。**

ヘビースモーカーの男性に多い

Ⅱ

扁平上皮《へんぺいじょうひ》がん

全体の 25〜30%

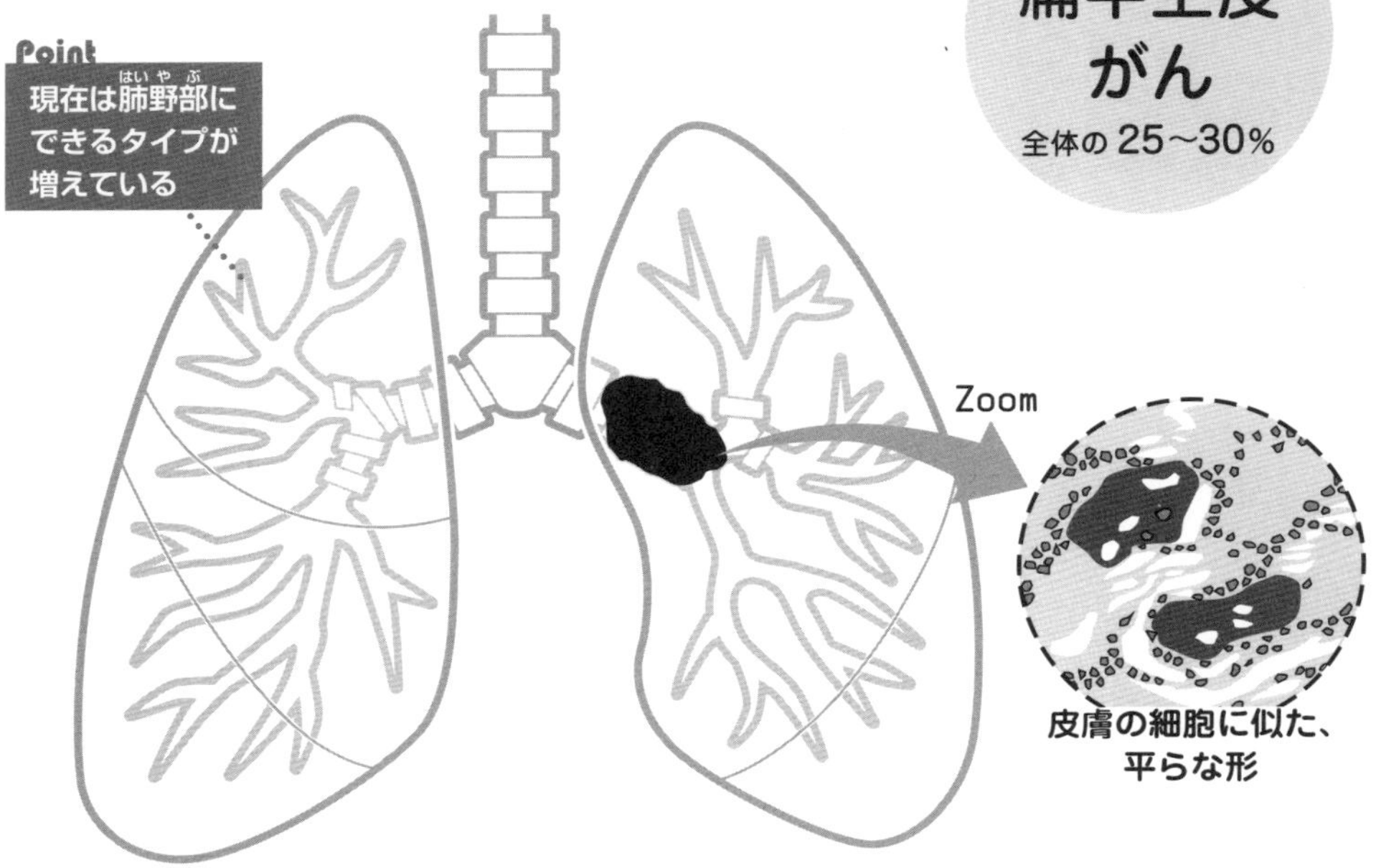

Point
現在は肺野部《はいやぶ》にできるタイプが増えている
Zoom
皮膚の細胞に似た、平らな形

太い気管支に局所的に広がる

皮膚や食道粘膜の細胞に似た形のがん細胞が、肺の入口の太い気管支で増殖する。タバコの有害物質をはじめとする刺激で、細胞の形や分裂のしかたに異常が起こり、がん細胞になると考えられる。

肺の奥にできる扁平上皮がんが増加中

腺《せん》がんについで多い「扁平上皮《へんぺいじょうひ》がん」は、肺の入口にできやすいがんです。

最大の発症要因はタバコ。ヘビースモーカーの男性に多く、かつては喫煙者のがんの代表でした。現在はフィルターつきタバコが一般化し、有害物質の吸収量も減ったことから、発症率は目に見えて低下しています。

ただしフィルターつきタバコには、有害物質が肺の奥まで入り込むという欠点も。そのため、肺の奥にできるケースが以前より増えています。

局所的に増殖し、遠くの臓器に転《てん》移《い》していない場合には、**手術でとり除くか、放射線で焼くという治療がしやすいがんといえます。**

低悪性度、高悪性度の２種がある

Ⅲ
神経内分泌《しんけいないぶんぴつ》
腫瘍《しゅよう》
全体の 25〜30%

【低悪性度】

カルチノイド

進行がゆっくりでおとなしいがん

おとなしい性質のがんで、再発・転移《てんい》も少ない。早期に治療すればほぼ 100％治せる。ただし頻度は肺がん全体の 1％以下。

【高悪性度】

小細胞《しょうさいぼう》がん

大きく広がり手術ではとりにくい

小さな細胞が密集し、急速に増えていく。診断時には進行していることが多く、肺がんのなかでもとりわけ悪性度が高い。

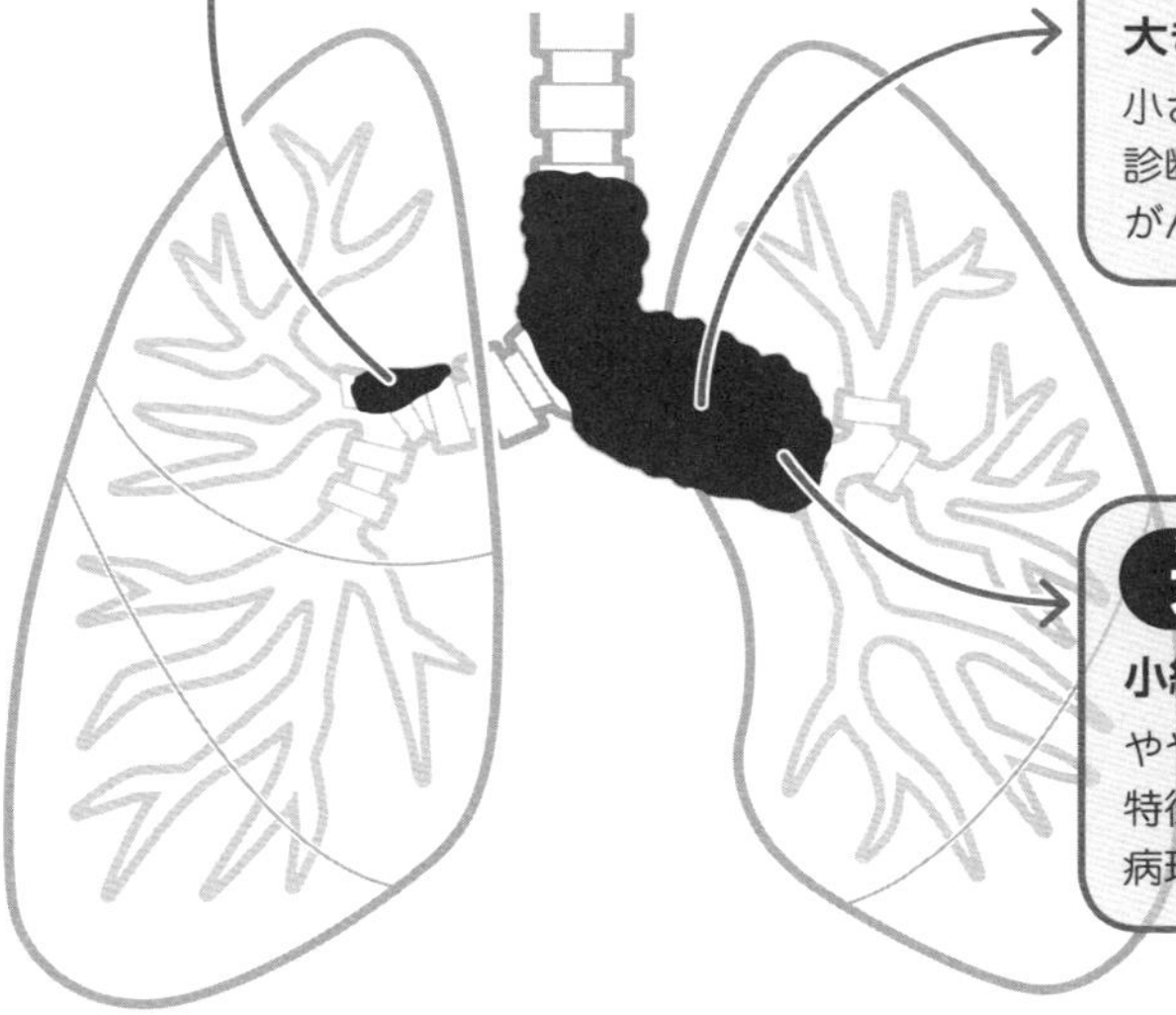

【高悪性度】

大細胞神経内分泌《だいさいぼうしんけいないぶんぴつ》がん

小細胞がんと顔が似ている

やや大型のがん細胞が密集しているのが特徴。病巣は小細胞がんとよく似ていて、病理検査で調べないと区別しにくい。

低悪性度か高悪性度か病理検査で調べる

神経内分泌腫瘍《しんけいないぶんぴつしゅよう》は、ＷＨＯ分類で新たにできた区分。「小《しょう》細胞《さいぼう》がん」「大細胞神経内分泌《だいさいぼうしんけいないぶんぴつ》がん」「カルチノイド」の３つがあります。

このうち多くを占めるのが、悪性度の高い小細胞がん。進行が速く、見つかったときにはほかの臓器に転移していることがよくあります。その場合は薬で治療をします。

腺がんや扁平上皮がんとは、治療の進めかたも異なります。そのためガイドラインなどの分類では、小細胞がん以外のがん（非小細胞がん）とは別に扱われます。

Ｐａｒｔ２以降の治療法でも、小細胞がんか、非小細胞がんかで分けて治療法を紹介しています。

進行は速いが、凶悪ではない

Ⅳ 大細胞がん

全体の5%前後

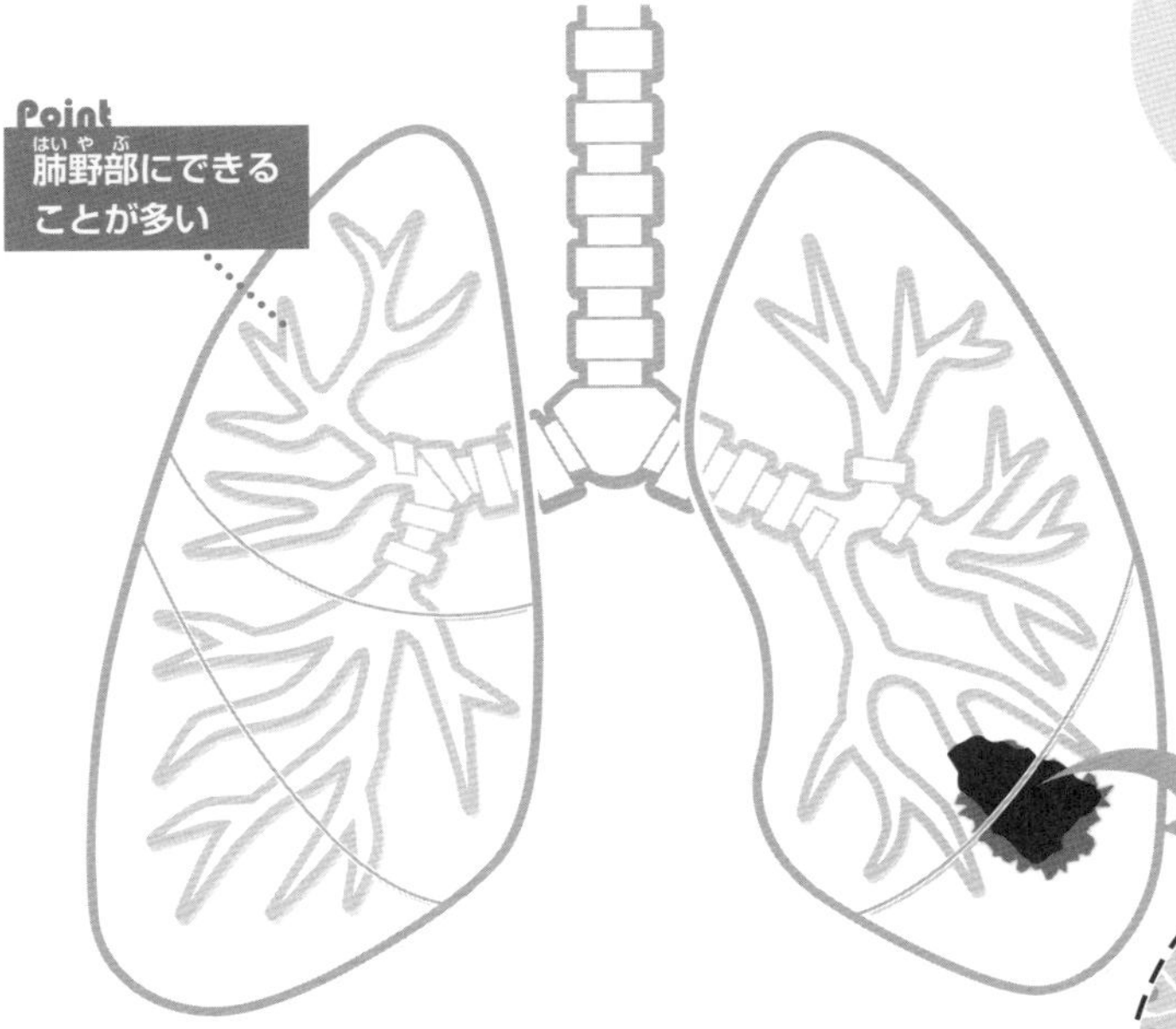
Point
肺野部《はいやぶ》にできることが多い

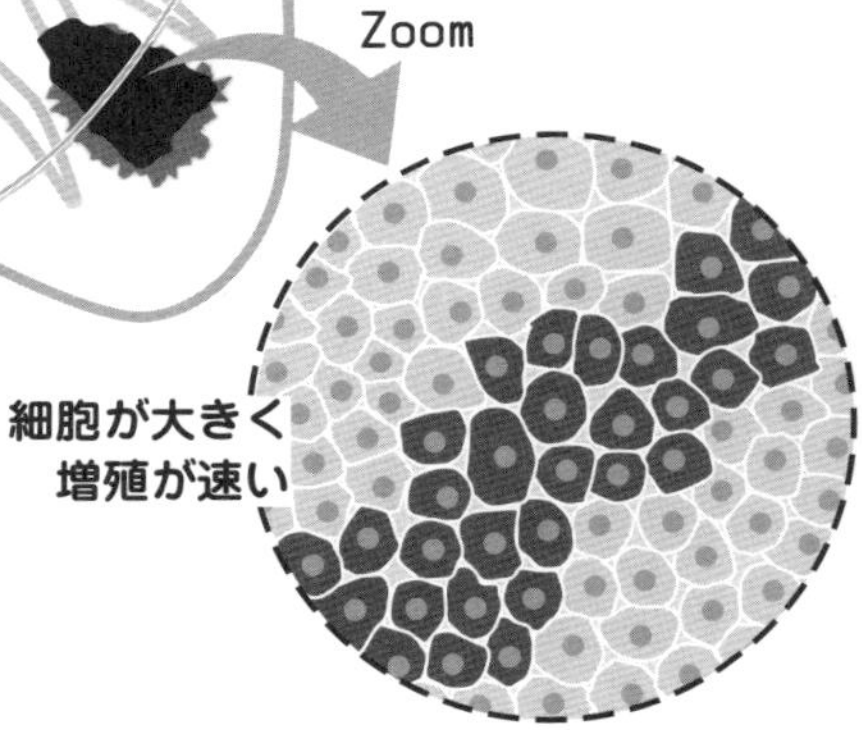
Zoom
細胞が大きく増殖が速い

肺の奥で一気に増えていく

細胞の性状にめだった特徴はなく、大型のがん細胞がバラバラと集まって病巣となる。増殖のスピードが速く、肺の奥で大きく成長。X線検査でも比較的簡単に見つかる。

大きくなっていても切除できる可能性はある

大細胞《だいさいぼう》がんは、全体の5%前後を占めるタイプです。病巣にめだった特徴はなく、**「腺《せん》がん」「扁平上皮《へんぺいじょうひ》がん」「神経内分泌腫瘍《しんけいないぶんぴつしゅよう》」にあてはまらないことが、重要な診断基準。**大細《だいさい》胞《ぼう》神経内分泌《しんけいないぶんぴつ》がんと似ているため、病理検査で両者を判別します。

喫煙の影響、遺伝子変異も明確でなく、男性にも女性にも起こります。肺がんのなかでは、もっとも原因のわかりにくいタイプといえます。

腺がんや扁平上皮がんより増殖のスピードが速く、**発見時には、病巣が大きくなっているケースが大半です。**薬物治療、放射線治療が効きにくい傾向があります。早期であれば手術による切除を検討します。

胸膜の腫瘍、転移がんも増えている

V
その他の腫瘍

転移性肺がん

血流にのって、肺に転移する

肺は血流の中心のため、肺からの転移《てんい》だけでなく、他臓器から肺への転移も起こりやすい。とくに転移しやすいのは、以下のがん。それぞれの診療科の治療方針に基づき、治療を進める。

骨のほかに、肺に転移することも **前立腺《ぜんりつせん》がん**	薬による全身治療が必要 **乳がん**
骨盤《こつばん》内から、肺まで転移することも **子宮頸《しきゅうけい》がん**	手術でとれる可能性もある **大腸がん**
肝臓、腹膜のほか、肺にも転移しうる **胃がん**	肺への転移がもっとも多い **骨肉腫《こつにくしゅ》**
おなかのリンパ節や肺に転移する **精巣《せいそう》がん**	気管に広がり、肺に転移する **甲状腺《こうじょうせん》がん**
内臓に転移することもまれにある **皮膚がん**	転移がひとつなら、手術も可能 **腎臓がん**

中皮腫《ちゅうひしゅ》

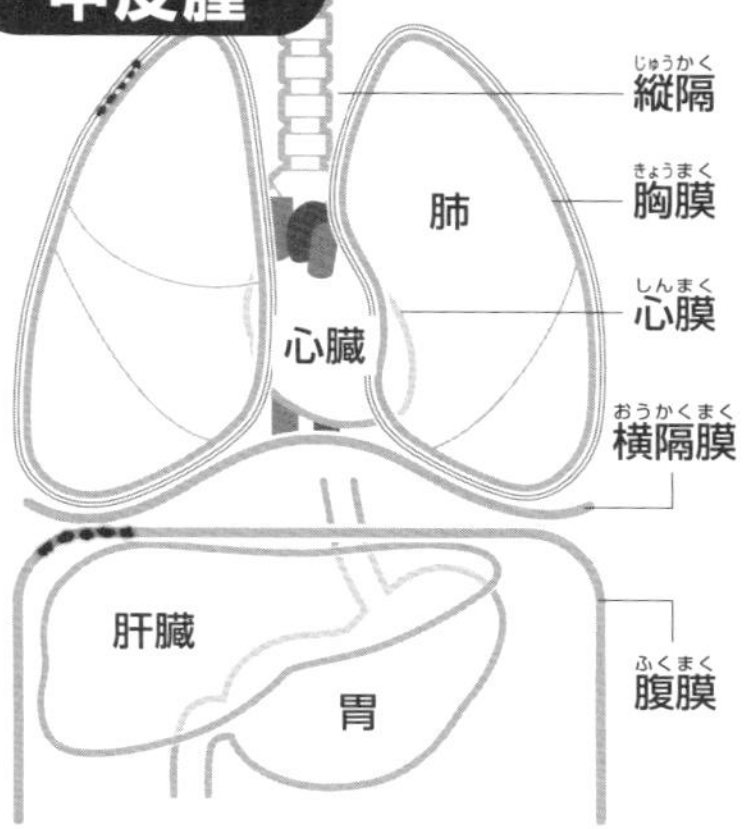

肺をおおう胸膜に、腫瘍が広がる

空気中に浮遊するアスベストを吸い込むと、石綿が気道に刺さって半永久的にとどまり、中皮腫を発症。胸膜のほか、肝臓などをおおう腹膜、心臓をおおう心膜を侵すこともある。

アスベストが原因で胸膜に腫瘍ができる

肺がんに近い病気として注目されているのが、「中皮腫《ちゅうひしゅ》」。**肺をおおう胸膜《きょうまく》に悪性腫瘍ができるもので、原因の多くはアスベスト(石綿《いしわた》)です。**過去に建築現場ではたらいていた人、学校でアスベストにふれたことのある人が、高齢になって発症します。多くは「胸水《きょうすい》」といって、胸に水がたまった状態で見つかります。手術での切除は容易ではありません。

その他には、**ほかの臓器のがんが肺に転移《てんい》する「転移性肺がん」があります。**病巣の性質はもとのがんと同じで、原発性肺がんの治療をしても、多くは効果が出ません。大腸がんであれば、大腸がんの一般的な治療方針をもとに治療します。

大きさ、転移の有無から病期を把握する

がんのタイプがわかったら、今度は大きさや広がり具合を確認。これによって、進行の度合いを示す「病期（ステージ）」がわかります。

あなたのがんの「T」「N」「M」をチェック

がんの進行度は、「TNM 分類」という国際的分類をもとに診断される。自分のがんの進行度をよく理解しておこう。

T umor 腫瘍《しゅよう》

がんの大きさ、広がりを「Tis」～「T4」の段階であらわす。明確ながんが認められない場合は「TX」または「T0」と診断される。

Tis 上《じょう》皮《ひ》粘膜《ねんまく》のみのがん

肺胞《はいほう》の膜（上皮）のなかにがんがとどまっている。がん細胞が密集した部分（充実成分）は認められず、3cm以下の小さなすりガラス様《よう》陰影がある。

T1 がんが3cm以下

たちの悪い充実成分が 3cm以下で、主気管支におよんでいない。充実成分の長径によって、「T1mi」「T1a」「T1b」「T1c」に分けられる。

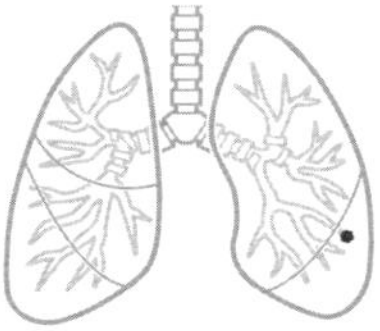

T2 がんが5cm以下 (T2a/T2b)

充実成分が 3cmより大きく、病巣全体は5cm以下。または太い気管支や臓側胸膜などに広がっている。

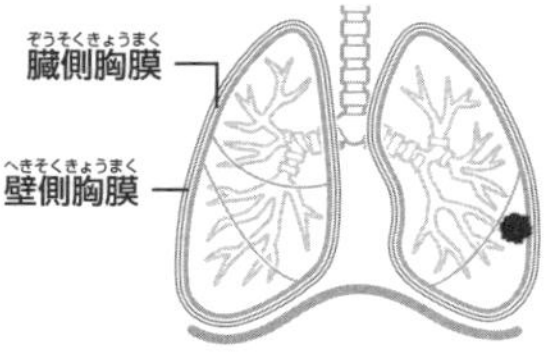

T3 がんが7cm以下

充実成分が 5cmより大きく、全体は 7cm以下。または壁側胸膜や、その外側の胸壁《きょうへき》などに広がっている。

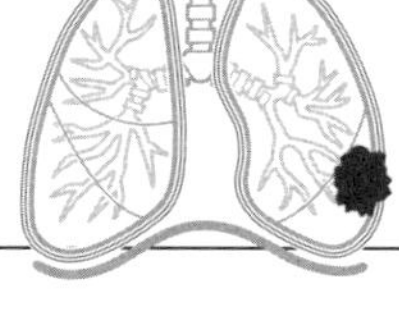

T4 7cm以上か、他臓器に浸潤《しんじゅん》

充実成分が 7cm以上に大きくなっている。または横隔膜、左右の肺のあいだの縦隔《じゅうかく》、心臓、食道などに広がっている。

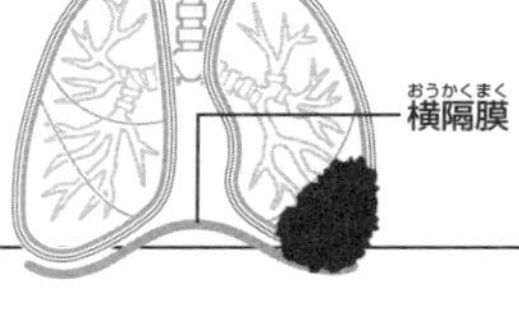

「T(腫瘍)」「N(リンパ節)」「M(転移)」で病期が決まる

治療にあたってはまず、がんの進行度を理解します。**病期またはステージといって、大別すると0期～Ⅳ期に分類されます**(→P28)。

その判断材料となるのは、「T」「N」「M」の3つの要因。Tはがんの大きさと広がり具合です。Nはリンパ節への転移《てんい》の有無と、その程度をさします。Mはほかの臓器への転移の有無と、その程度のことです。

肺がんと診断されたらまず、自分のがんのT、N、Mがどの段階にあるのかを、主治医に聞いてみましょう。そのうえで、「手術で病巣をとりきれそうか」「薬物治療も組み合わせたほうが確実か」など、治療の選択肢を話し合っていきます。

Lymph Node リンパ節

周囲のリンパ節にがんがおよんでいるかをチェック。明確な病巣がなければ「NX」または「N0」となる。

N1 肺の入口を含め近くのリンパ節に浸潤

もとのがん病巣(原発巣《げんぱつそう》)と同じ側の肺、気管支周囲のリンパ節に、がんが広がっている。

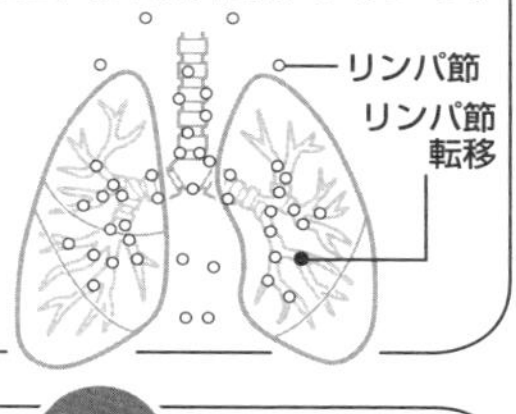

N2 気管や食道のまわりに転移

原発巣と同じ側の縦隔や、気管支の枝分かれ部分の周囲にあるリンパ節に、がんが転移。

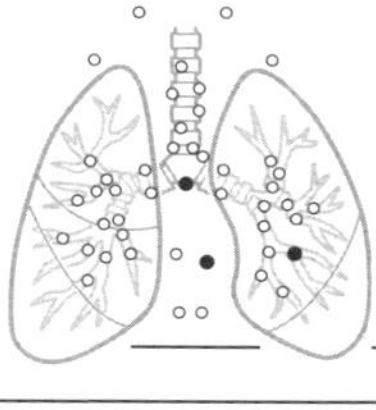

N3 反対側の肺の入口のリンパ節に転移

反対側の縦隔や、肺門部《はいもんぶ》に転《てん》移《い》。または原発巣と同じ側の筋肉、大きなリンパ節に転移。

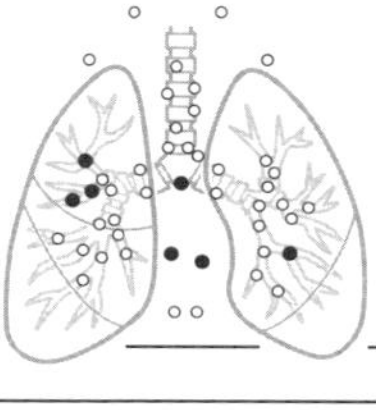

Metastasis 転移

遠隔転移といって、他臓器や骨への転移の有無と、その個数をチェック。遠隔転移がなければ「M0」となる。

M1a 近くの臓器に転移

反対の肺、胸膜、心《しん》膜《まく》(心臓をおおう膜)などにがんがあるか、がん細胞を含む水が胸膜にたまっている(がん性胸水《きょうすい》)、など。

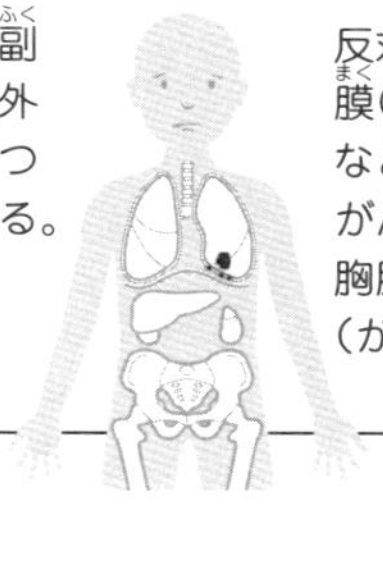

M1b 遠くの臓器にひとつ転移

骨、肝臓、脳、副《ふく》腎《じん》など、肺以外の臓器にひとつだけ転移がある。

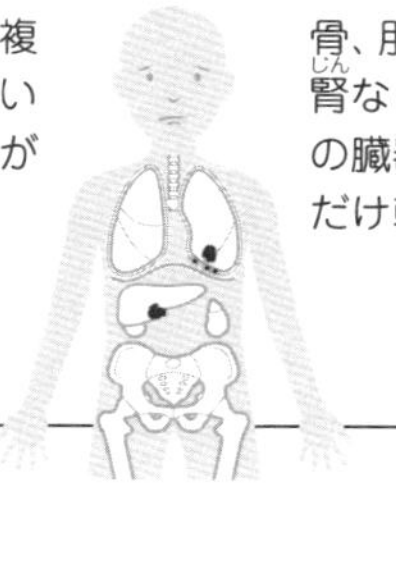

M1c 複数の臓器に転移

ひとつまたは複数の臓器に、いくつもの転移が認められる。

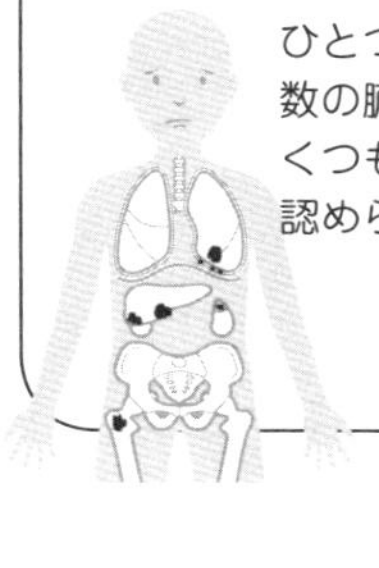

← 病期はP28へ

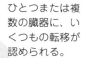

「T」「N」「M」の組み合わせから、あなたの病期がわかる

病期	T	N	M
0期	Tis	N0	M0
ⅠA1期	T1mi	N0	M0
	T1a	N0	M0
ⅠA2期	T1b	N0	M0
ⅠA3期	T1c	N0	M0
ⅠB期	T2a	N0	M0
ⅡA期	T2b	N0	M0
ⅡB期	T1a	N1	M0
	T1b	N1	M0
	T1c	N1	M0
	T2a	N1	M0
	T2b	N1	M0
	T3	N1	M0
ⅢA期	T1a	N2	M0
	T1b	N2	M0
	T1c	N2	M0
	T2a	N2	M0
	T2b	N2	M0
	T3	N1	M0
	T4	N0	M0
	T4	N1	M0
ⅢB期	T1a	N3	M0
	T1b	N3	M0
	T1c	N3	M0
	T2a	N3	M0
	T2b	N3	M0
	T3	N2	M0
	T4	N2	M0
ⅢC期	T3	N3	M0
	T4	N3	M0
ⅣA期	anyT ※1	anyN ※2	M1a
	anyT	anyN	M1b
ⅣB期	anyT	anyN	M1c

※1 anyT……T分類でどの段階かは問わない
※2 anyN……N分類でどの段階かは問わない

T、N、Mそれぞれの組み合わせから、あなたの肺がんの病期をチェック。大きくは0～Ⅳ期の5段階に、細かく見ると12段階に分けられる。

0期～Ⅳ期の5つの病期に大別される

「T」「N」「M」の各段階がわかったら、その組み合わせから病期を確認します。病期は0期、Ⅰ期、Ⅱ期、Ⅲ期、Ⅳ期の5つに大別されます。

0期は「前がん病変」で、進行期別の治療方針からは除外されます。

Ⅰ期は早期のがん。病巣が3㎝以下と小さく、転移《てんい》はありません。がんがさらに大きくなったり、リンパ節に広がると、Ⅱ期に分類されます。

がんの大きさが5㎝以上になったり、さらに広範囲にリンパ節転移を起こすと、Ⅲ期に分類されます。**遠くの臓器に転移していれば、がんの大きさを問わずⅣ期と診断されます。**

中皮腫のTNM分類、病期をチェック

中皮腫《ちゅうひしゅ》の進行も、TNM分類でわかる。腫瘍がどこまで広がっているかによって、5つの病期に分けられる。

Metastasis 転移

他臓器への転移の有無。近くの臓器に転移する傾向がある。とくに多いのは、心臓をおおう心膜《しんまく》への転移。

- **M0** 遠隔転移なし
- **M1** 遠隔転移あり

Lymph Node リンパ節

リンパ節の転移の有無と、転移の範囲。進行すると、肺の入口だけでなく、肺の奥や反対の肺にも転移する。

- **N0** リンパ節転移《てんい》なし
- **N1** 肺の入口のリンパ節に転移
- **N2** 肺の奥や縦隔《じゅうかく》のリンパ節に転移
- **N3** 反対の肺などのリンパ節に転移

Tumor 腫瘍《しゅよう》

腫瘍の大きさと広がり具合。肺から離れた「壁側胸膜」のみの腫瘍ならT1a、肺に接する「臓側胸膜」にも腫瘍があれば、T1b、T2に分類される。左右の肺のあいだの縦隔まで広がっていれば、T3以上。

- **T1a** 腫瘍は壁側胸膜《へきそくきょうまく》のみ
- **T1b** 臓側胸膜《ぞうそくきょうまく》にも腫瘍あり
- **T2** 臓側全面に広がっているなど
- **T3** 縦隔《じゅうかく》などに広がっているが、切除可能
- **T4** 胸部全体に広がり、切除不可能

病期

病期	T	N	M
ⅠA期	T1a	N0	M0
ⅠB期	T1b	N0	M0
Ⅱ期	T2	N0	M0
Ⅲ期	T3	N0〜3	M0
	T1〜2	N1〜2	M0
Ⅳ期	anyT	N3	M0
	anyT	anyN	M1
	T4	anyN	M0

中皮腫はおもに4つの病期に分けられる

中皮腫《ちゅうひしゅ》の病期も、「T」「N」「M」の組み合わせからわかります。

肺がんと異なるのは、遠隔転移は少なく、周囲にじわじわ広がること。

初期には、肋骨《ろっこつ》や肋間筋《ろっかんきん》などに接する「壁側胸膜《へきそくきょうまく》」にがんがとどまっています。進行すると、肺を包む「臓側胸膜《ぞうそくきょうまく》」にまで広がり、左右の肺のあいだの「縦隔《じゅうかく》」へと、その範囲は広がりを見せます。壁側胸膜までにとどまっているような腫瘍であれば、「胸膜剥皮《きょうまくはくひ》」という手術も、選択肢として検討できます（↓P65）。

さらに進行し、胸部全体の組織にがんが広がると、Ⅳ期と診断されます。残念ながら、完治がむずかしい段階と考えられています。

あなたのがんの状態を正しく理解する

肺がんの特性、分類などがわかったら、いよいよあなたのがんと向き合う段階です。現状を正確に理解することが、そのスタートです。

恐れるのはあたりまえ。でも、できる治療を前向きに

肺がんであると主治医に告げられ、動揺しない人はひとりもいません。診断後すぐは、何も考えられなくて当然です。しかし今後の人生で、あなたが望む生きかたをつづけるには、病状を正しく受け止め、納得のいく治療を検討する必要があります。

肺がんの一般的な分類、特性を理解したあとは、あなたのがんの状態を一度整理しておきましょう。主治医や家族と話し合うときや、別の医師に意見を聞くときにも役立ちます。

医師に記入してもらい現状を正確につかむ

主治医と話し合うときは、まず肺がんのタイプと病期を聞きます。**左のシートを活用し、位置や大きさも書き込んでもらうといいでしょう。**情報を正しく共有できます。

なかには、「残された時間をまず聞きたい」という人もいるでしょう。しかし**生存率や余命宣告は、ただの確率論。どれほどすぐれた専門医でも、正確にいいあてることはできません。**どうしても聞きたい場合にも、参考程度に考えてください。

療養手帳をつくりがん治療と上手につきあう

今後の診察と治療にあたっては、療養ノートをつくっておくと便利です。あなたの病状が記録された左のシートもコピーし、貼りつけます。

ノートには、受診日とともに、医師の話を書きとめておきます。次回の受診時に聞きたいこともまとめておくと、話し合いがスムーズです。

治療がはじまったら、日ごとの体調、症状も記録（→P38）。診察時に主治医に見せると、薬の種類や量の調節などに役立ちます。

病状を正確に知るための肺＆全身MAP

本を持参するか、コピーを持参し、あなたの病状を主治医に記入してもらおう。

がん病巣を赤で、
リンパ節転移《てんい》を青で
記入してください

肺

肺のどこに、どのくらいの大きさのがんがあるかを、赤で書き込む。
反対の肺への転移やリンパ節転移は、青で印をつける。

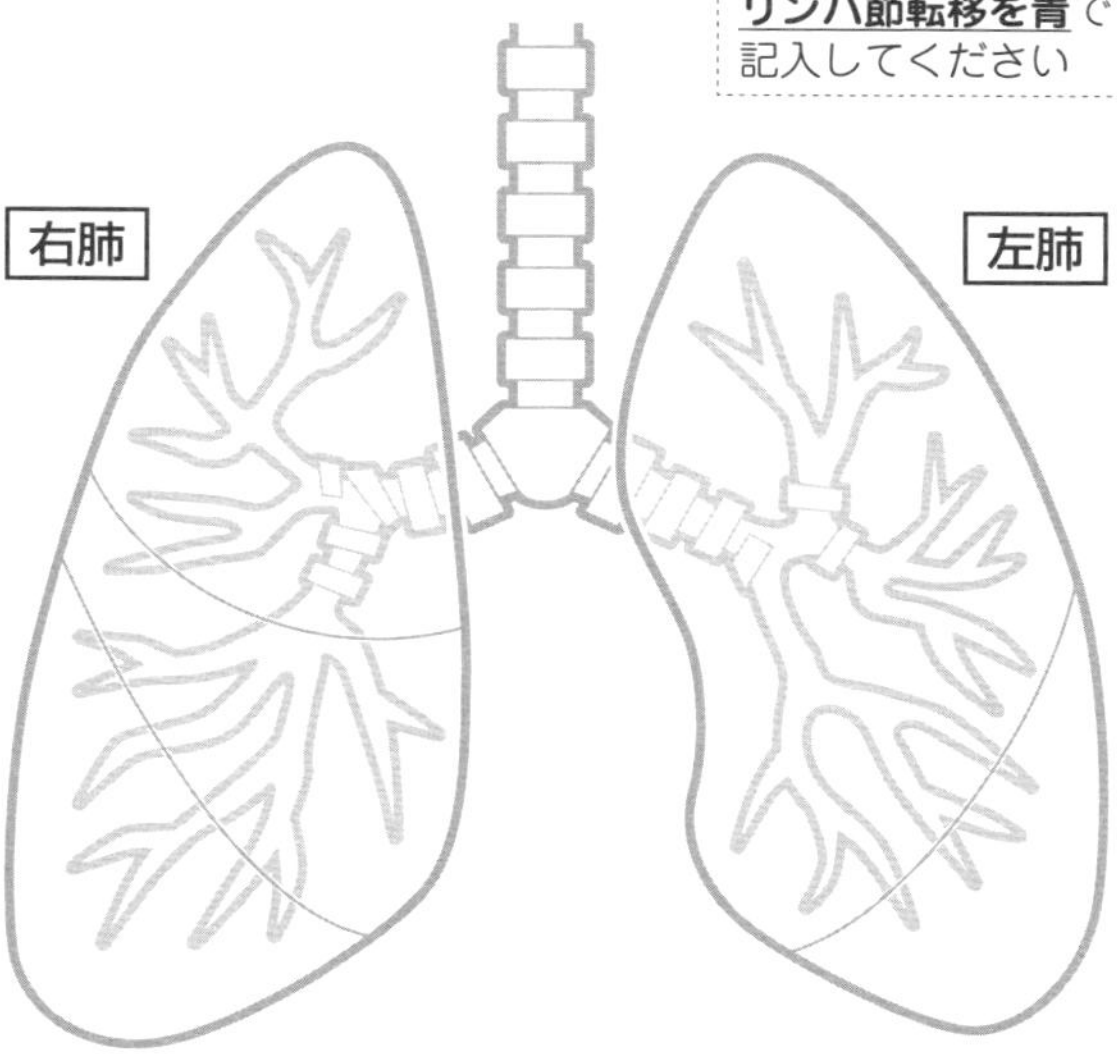

がんの種類

☐ 腺《せん》がん
☐ 扁平上皮《へんぺいじょうひ》がん
☐ 小細胞《しょうさいぼう》がん
☐ 大細胞内分泌《だいさいぼうないぶんぴつ》がん
☐ 大細胞がん
☐ 中皮腫《ちゅうひしゅ》

病期（ステージ）

Ⅰ期
（☐ ⅠA1期　☐ ⅠA2期
☐ ⅠA3期　☐ ⅠB期）

Ⅱ期
（☐ ⅡA期　☐ ⅡB期）

Ⅲ期
（☐ ⅢA期　☐ ⅢB期　☐ ⅢC期）

Ⅳ期
（☐ ⅣA期　☐ ⅣB期）

全身（転移）

肺以外に転移している場合は、どの臓器にどのくらいの大きさで転移しているか、青で書き込んでもらう。

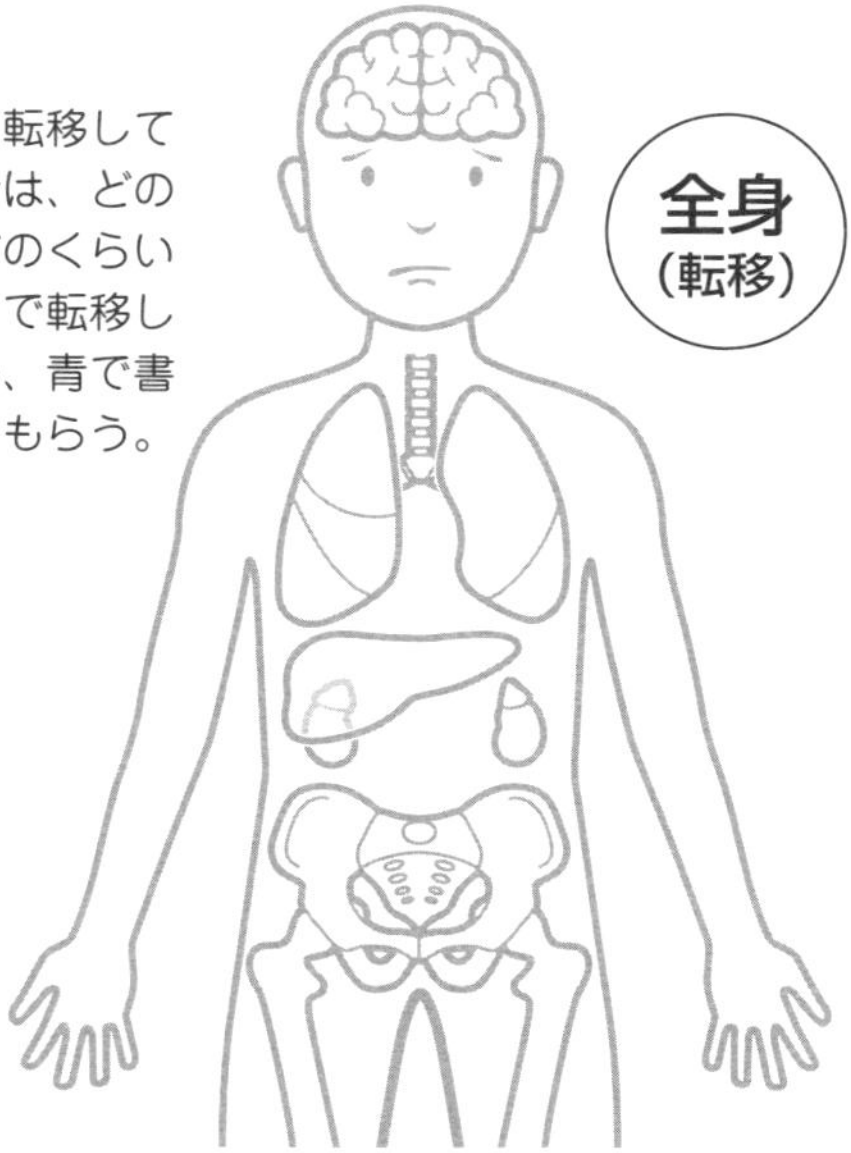

病期ごとの標準的治療を知っておこう

医師が勧める治療には根拠があり、標準的治療として確立されたものです。概要を理解しておくと、治療法の選択に役立ちます。

主治医が勧める治療の根拠がわかる

同じタイプ、同じ病期の肺がんでも、医師によって治療法が違う――かつてはこのような問題が見られました。**そこで一定の質を保ち、科学的根拠にもとづくがん治療を全国どこでも受けられるようにしたのが「治療ガイドライン」**です。「腺《せん》がんのステージⅡAなら、手術を推奨」というように、効果的な治療法（標準的治療法）が決められています。

標準的治療を知っておくと、主治医が勧める治療の根拠がわかります。

小細胞がんの標準的治療

悪性度の高い小細胞《しょうさいぼう》がんの場合は、下記の3分類をもとに標準的治療が定められている。

早期限局型 ➡ **手術＋術後の薬物治療が勧められる**

TNM分類のⅠ期にあたるのが、「早期限局型」。サイズが小さく、がんがあちこちに広がっていない。手術が困難とされる小細胞がんのなかでも、がんを完全に切除し、長生きできる可能性がある段階。手術を最優先で検討。

限局型 ➡ **手術または全身療法が勧められる**

TNM分類のⅠ～Ⅲ期に相当。がんが成長しているが、がん性胸水《きょうすい》(→ P27)はない。手術可能なら、Ⅰ期のみ手術を検討。体力があれば薬と放射線の治療を同時に、体力がなければ薬物治療単独か、薬物治療後に放射線治療をおこなう。

進展型 ➡ **薬物治療が勧められる**

TNM分類のⅣ期に該当。またはⅢB期で、がん性胸水もたまっている状態。過去の比較試験の結果から、2剤以上を組み合わせた薬物治療がもっとも推奨されている。体力によって、薬の組み合わせは異なる。

非小細胞がんの標準的治療

非小細胞がんは、TNM 分類をもとに標準的治療が決められている。

- **Ⅳ期**（Ⅳ）→ 薬物治療
- **Ⅲ期**（ⅢC　ⅢB　ⅢA）→ 薬物治療／放射線治療＋薬物治療／手術＋術後の薬物治療
- **Ⅱ期**（ⅡB　ⅡA）→ 手術＋術後の薬物治療
- **Ⅰ期**（ⅠB　ⅠA〔ⅠA1・ⅠA2・ⅠA3〕）→ ⅠB：手術＋術後の薬物治療／ⅠA：手術

薬物治療

放射線治療で小さくすることはむずかしく、複数の薬で治療する。

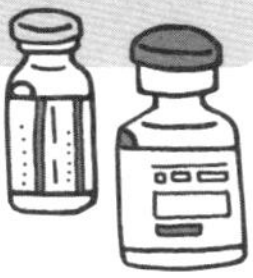

放射線治療＋薬物治療

放射線治療でがんの縮小をめざす。薬を併用することも多い。

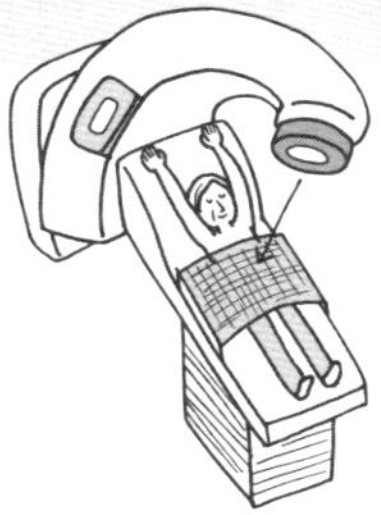

手術＋術後の薬物治療

手術でがんを切除する。再発を防ぐために、術後に薬を使うことが多い。

手術

がんが小さく、周囲に広がっていない段階のため、手術による切除が理想的。

手術を受けたくないとき、できないときは

放射線治療

ほかの病気があり、手術に耐えられない場合などは、放射線治療でがんを死滅させる。

肺がん全体の治療成績

病期	症例数	5年生存率
Ⅰ期	6794人	83.8%
Ⅱ期	1236人	50.1%
Ⅲ期	4237人	22.4%
Ⅳ期	4668人	4.8%
全症例	1万7183人	44.7%

（全国がん〈成人病〉センター協議会の生存率調査〈2017年6月集計〉による）

Point
あくまで統計上の数であることを忘れずに！

2006～2008年に診断・治療を受けた人の、病期別の生存率。早期であるほど治癒の可能性が高い。
ただし確率論としての報告であり、Ⅲ期、Ⅳ期でもあきらめる必要はまったくない。いい時間を少しでも長く過ごすために、治療に臨みたい。

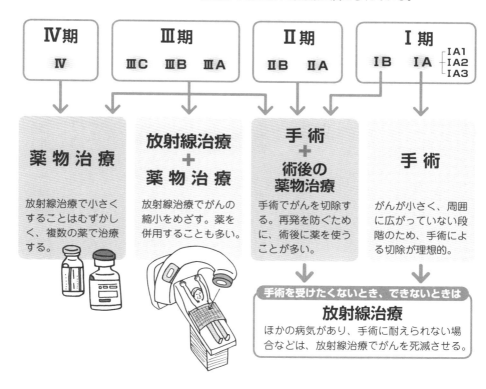

治療法の選択

手術で治す？薬を使う？あなたの希望を決める

治療は医師のものではなく、あなた自身のもの。治療に意欲的にとりくめる体力、気力があるかもよく考えて、治療法を選択します。

治療するための「気力」「体力」はあなたしだい

治療法を決めるときは、**「組織型（肺がんのタイプ）」「病期」に加え、「体力」「気力」をもとに主治医と話し合い、最終的な決定をします。**

組織型と病期は前述のとおりです。P32の標準治療をもとに考えます。

体力、気力についてはあなたしだい。手術を受けるなら、体力だけでなく、リハビリへの意欲が必要です。

薬物治療や放射線治療では、治療生活を自分で管理できるか、その意欲があるかどうかが鍵となります。

階段を休まず上る体力があれば、手術を受けられる

体力は、手術するかどうかを考えるうえで、とりわけ重要な条件です。**とくに問題となるのが、肺、心臓、肝臓、腎臓の４つの機能。**これらの臓器の状態を、医師が確認します。

階段を上り下りしたり、6分間つづけて歩ける距離をしらべるテストなどで、呼吸機能もチェックします。

全身機能があまりに低下していると、肺炎などの合併症を起こす危険も。**体力が心配な人は、リスクを主治医にくわしく聞くようにします。**

いい時間を長く過ごしたい。その気持ちがあれば大丈夫

「何としても治したい」「いい状態でこの先の時間を過ごしたい」という気持ちがあれば、手術であれ、全身療法であれ、望む効果を期待できます。反対に治療への意欲が低いまま、家族の勧めで治療を受けても、望ましい結果は得られません。

手術の場合は、手術前後のリハビリに意欲的にとりくめるかどうかも重要。気力の影響はとても大きいのです。前向きな気持ちで臨めそうかどうか、よく考えてみましょう。

4大要因から手術の適否を考える

Ⅰ 組織型

非小細胞がんは手術で完治を期待できる

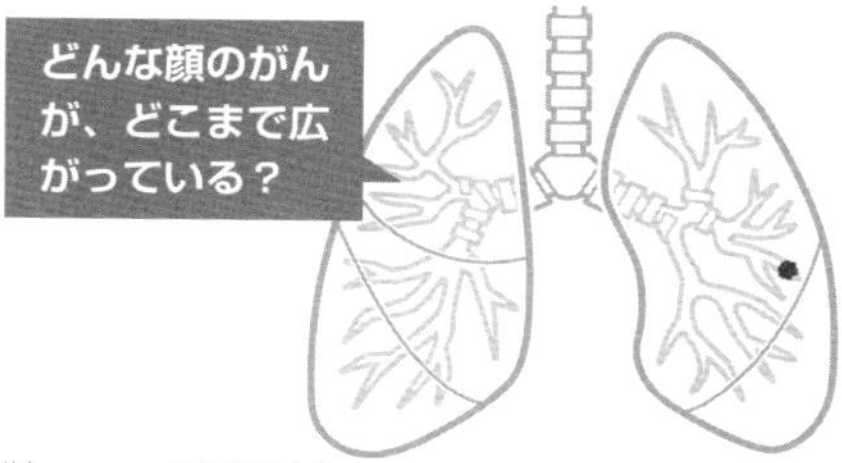

腺《せん》がん、扁平上皮《へんぺいじょうひ》がんなどは手術で切除可能。小細胞《しょうさいぼう》がんの場合は早期のみ手術が勧められる。ただし完治の見込みが低くても、「手術に懸けたい」という思いは尊重されるべき。医師に気持ちを話し、相談してみよう。

Ⅱ 病期

Ⅰ期、Ⅱ期はまず手術。Ⅲ期以降は相談を

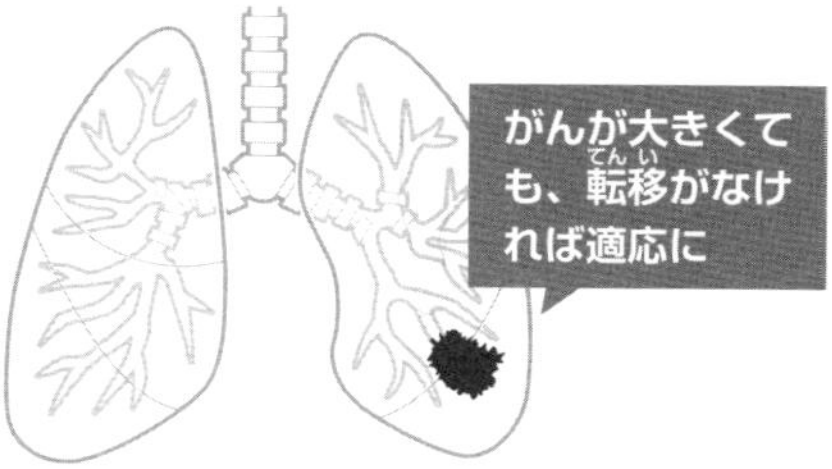

がんが大きくても、転移がなければ、手術で完治できる可能性がある。非小細胞がんであれば、Ⅱ期とⅢＡ期の一部までが対象。それ以降は薬物治療、放射線治療が標準治療となる。

Ⅲ 体力

心肺機能と肝臓、腎臓をチェック

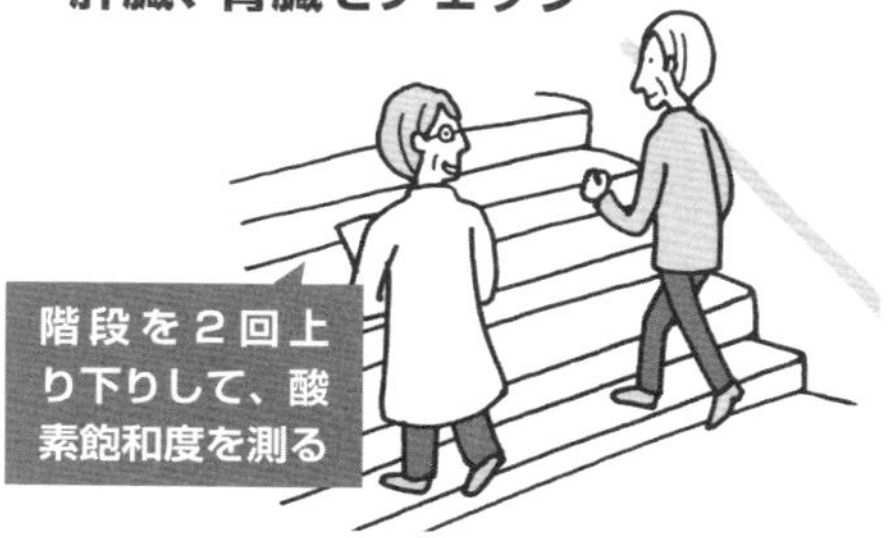
階段を２回上り下りして、酸素飽和度を測る

心肺機能は、上の「two-flight test」などでわかる。息切れなどのようす、血液中の酸素の量などから心肺機能を見る。
重い肝障害や腎障害があると、手術中に命を落とすこともあり、手術はむずかしい。

Ⅳ 気力

無気力にならず、前向きにリハビリできるか

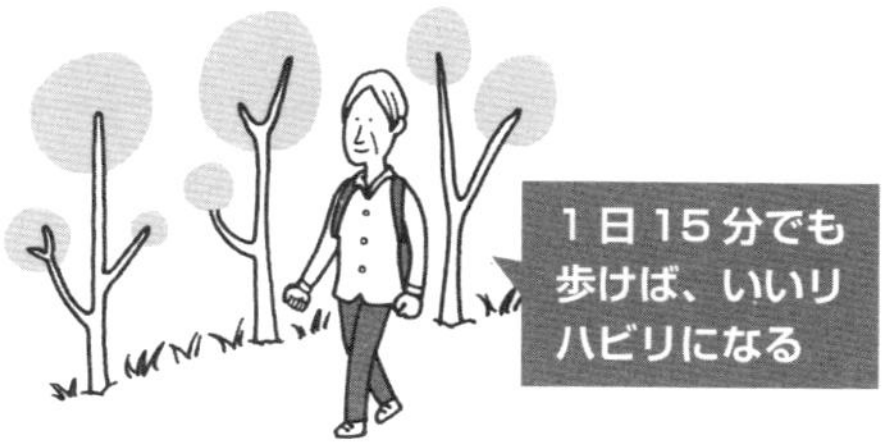
１日15分でも歩けば、いいリハビリになる

気力はがん治療の基本。気力を失って寝てばかりいると、心肺機能も筋力も低下し、手術はむずかしくなる。反対に、積極的にリハビリにとりくめるなら、手術後の回復も早い。タバコを吸う人は禁煙の意思も大事。

治療法の選択

セカンド・オピニオンで「納得の治療」を受ける

主治医との話し合いで十分に納得できれば、そのまま治療へと進みます。判断に迷うときには別の医師の意見を聞く方法もあります。

まずは、診断した主治医とよく話し合う

治療に関する希望は、すぐにかたまらなくてもかまいません。**納得いくまで何度でも診察の予約をし、主治医と話し合います。**自分にとっていちばんの優先事項は何か、どんな生活を送りたいかを伝えたうえで、決めることが大切です。**主治医の考えが理解できないときには、わかるまで質問しましょう。**

「その間に進行したらどうしよう」と不安なときは、進行のめやすについて、早めに主治医に確認します。

家族といっしょに診察を受ける

がん治療は人生を左右するもの。家族の今後にも大きく影響します。診察時には、**信頼できる人といっしょに行くといいでしょう。**家族全員で受診してもかまいません。

このような方法は、がん治療では一般的な診察スタイルです。「話がまとまらず、先生に迷惑かも」などと気兼ねする必要はありません。

いっしょに行くのは、最初は身内以外でも大丈夫。独居の人は信頼できる友人などに頼みましょう。

主治医と治療方針を話し合うときのポイント

ひとりで行くとき

家族や身近な人が行けない場合には、ひとりでの受診でもかまわない。主治医の話をメモに残しておくと、あとで誰かに説明するときに役立つ。メモがとりきれないときは、主治医に許可をとり、録音するのも手。

家族と行くとき

パートナーや子どもとともに受診し、状況を共有しておく。家族の目から見て気がかりな点、家族が今後おこなうべきケアについても、遠慮せず主治医に質問を。自宅に帰ってからの話し合いがスムーズにできる。

主治医と連携し、セカンド・オピニオンを受ける

セカンド・オピニオンをとるには、主治医の協力が必須。ほかの医師の意見を聞いたら、主治医のもとに戻り、報告を。

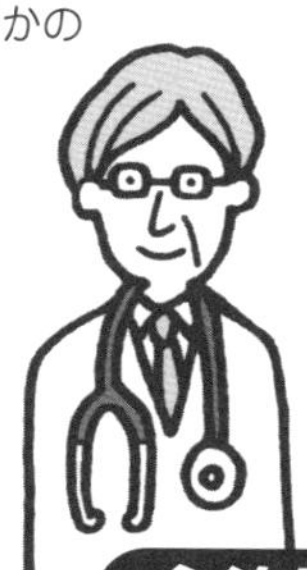

主治医

主治医に依頼してデータをもらう

セカンド・オピニオンを受けたい旨をまず相談。セカンド・オピニオン先の医師が状況を把握できるよう、紹介状と検査データを用意してくれる。

セカンド・オピニオン依頼

- 画像検査結果
- 病理検査結果
- 紹介状

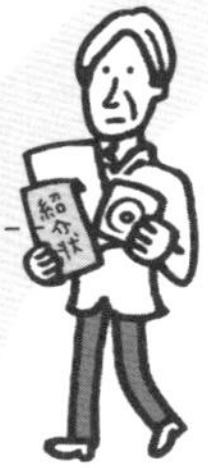

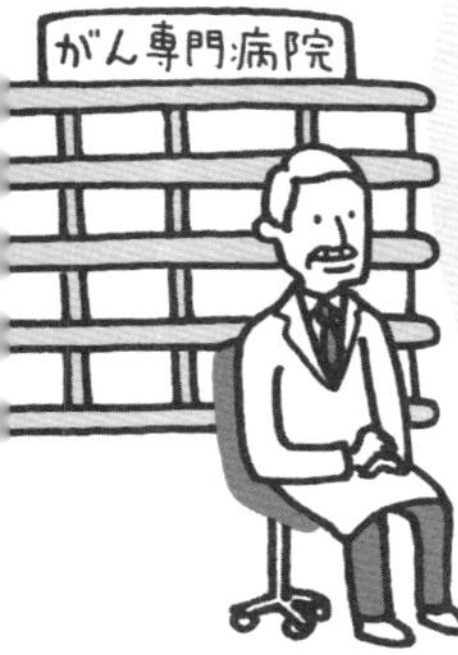

ほかの医師

（がん診療連携拠点病院の専門医など）

意見はいうが、検査・診断はしない

予約時間内に、聞きたいことを明確に聞く

拠点病院なら全国どこでも、専門医のセカンド・オピニオンを聞ける。ただし30分～1時間という限られた時間のなかで、データを見て意見をいうのが一般的。相談ごとは事前にまとめておこう。

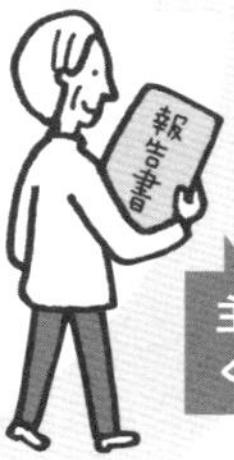

報告

主治医への報告書をくれることもある

☞がん診療連携拠点病院はHPでチェック
https://hospdb.ganjoho.jp/kyotendb.nsf

一生をかけた治療。意見を聞くのは当然の権利

主治医との話し合いで判断に迷うとき、納得できないときは、セカンド・オピニオンをとります。主治医以外の医師に意見を求める方法です。「主治医に失礼なのでは」などと心配する必要はありません。命にかかわることですから、別の医師の判断をあおぐのは当然の権利。「迷っているので、別の先生の意見も聞いてみたい」と素直に申し出ましょう。

別の医療機関で治療したい場合も、主治医に話して紹介状を依頼します。ただし**複数の医療機関を転々とし、貴重な時間を失うことは避けたいもの。**転院しなければ解決できない問題なのかをよく考え、どうしても必要な場合に限り、転院を検討します。

治療日記をつけて上手に治療とつきあう

治療計画とともに、体調・服薬状況を記録するノートをつくっておきましょう。P40〜41の白紙をコピーして使うと便利です。

記入例

私の治療日記

治療において大切にしたいこと

・できるだけ、これまでどおりの生活をつづけながら治したい。生活のこともあり、仕事はやめたくない
・入院が必要な場合も、なるべく短期間にしたい
・体力的な負担やリスクがあっても、完治をめざしたい

これからの治療計画

10月〜11月9日	術前の検査と呼吸トレーニング
11月10日	入院
11月11日	手術
11月18日	退院予定
11月27日〜	術後補助薬物療法

（2週間服薬＆1週間休薬を1コースとして、1年間）

治療のために協力してほしい人

家族	妻（毎日の生活の支え。病院への同伴なども）
友人・知人	友人Aさん（肺がんを経験しているので、アドバイスがほしい）
そのほかの人	総務部長Bさん、部下Cさん（治療の状況をその都度知らせる）

毎日の生活で心がけたいこと

肺がんとわかってから半月、何もする気が起こらなかったが、手術には体力・気力が必要とのこと。仕事や人間関係も含め、これまでどおりの生活をつづけて、体力を維持したい

11月27日（月）

＊5段階の目盛りのうち、あてはまるものに丸をつけます

食欲

おいしくたくさん食べた　普段どおりに食べた　食欲がなく食べられなかった

活動量

普段どおりに活動できた　必要最低限は動けた　ほとんど動けなかった

気持ち

明るく前向きに過ごせた　普段どおりに過ごせた　気持ちが沈んでつらく感じた

痛み

痛みはまったくなかった　中程度の痛みがあった　最悪の痛みだった

気になる症状　腕を上げると手術の傷が少し痛む。
心配していた抗がん剤の副作用は、今日は何も起こらず

服薬の記録
＊服薬がはじまったら記録しましょう
テガフール・ウラシル配合剤（UFT）を朝・夜で
1包ずつ。計400mg

11月28日（火）

＊5段階の目盛りのうち、あてはまるものに丸をつけます

食欲

おいしくたくさん食べた　普段どおりに食べた　食欲がなく食べられなかった

活動量

普段どおりに活動できた　必要最低限は動けた　ほとんど動けなかった

気持ち

明るく前向きに過ごせた　普段どおりに過ごせた　気持ちが沈んでつらく感じた

痛み

痛みはまったくなかった　中程度の痛みがあった　最悪の痛みだった

気になる症状　痛みは昨日と変わらず、傷あとのみ。
抗がん剤の副作用が心配で、昨日はずっと家にいたが、
今日は妻とスーパーへ出かけ、普通に過ごせた

服薬の記録
＊服薬がはじまったら記録しましょう
UFT　朝・夜1包ずつ。計400mg

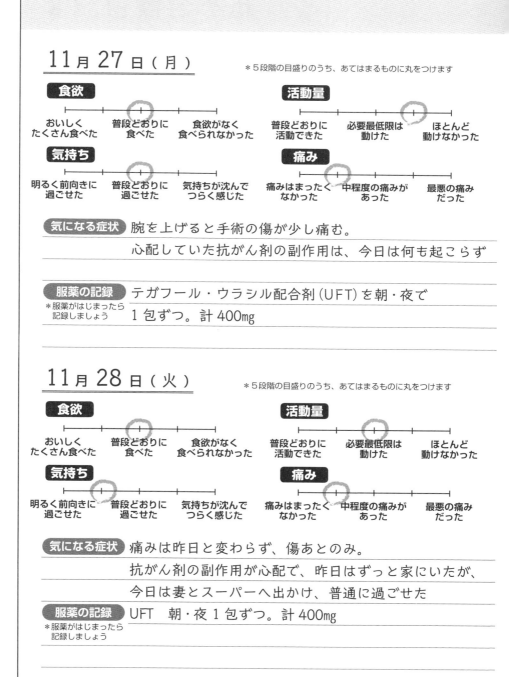

コピーしてくり返し使いましょう

私の治療日記

治療において大切にしたいこと

これからの治療計画

治療のために協力してほしい人

家族

友人・知人

そのほかの人

毎日の生活で心がけたいこと

月　　日（　　）

＊５段階の目盛りのうち、あてはまるものに丸をつけます

食欲

おいしくたくさん食べた ― 普段どおりに食べた ― 食欲がなく食べられなかった

活動量

普段どおりに活動できた ― 必要最低限は動けた ― ほとんど動けなかった

気持ち

明るく前向きに過ごせた ― 普段どおりに過ごせた ― 気持ちが沈んでつらく感じた

痛み

痛みはまったくなかった ― 中程度の痛みがあった ― 最悪の痛みだった

気になる症状

服薬の記録

＊服薬がはじまったら記録しましょう

月　　日（　　）

＊５段階の目盛りのうち、あてはまるものに丸をつけます

食欲

おいしくたくさん食べた ― 普段どおりに食べた ― 食欲がなく食べられなかった

活動量

普段どおりに活動できた ― 必要最低限は動けた ― ほとんど動けなかった

気持ち

明るく前向きに過ごせた ― 普段どおりに過ごせた ― 気持ちが沈んでつらく感じた

痛み

痛みはまったくなかった ― 中程度の痛みがあった ― 最悪の痛みだった

気になる症状

服薬の記録

＊服薬がはじまったら記録しましょう

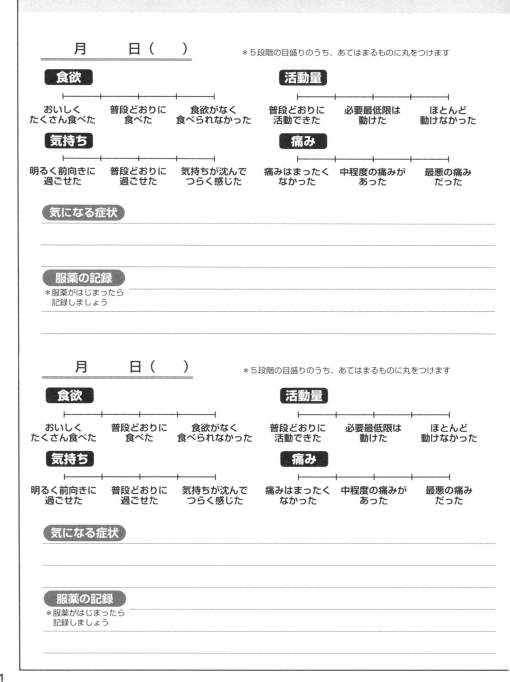

家族や親しい人と状況を共有する

これからの治療に向けて、大切な家族や友人に状況や思いを伝えます。包み隠さず話すことで、安心して治療生活を送ることができます。

感情的になってもいい。家族にはすべて話す

肺がんの治療生活には、物理的にも精神的にも支えが必要です。家族と暮らしている人は、家族に包み隠さず状況を話し、治療生活をサポートしてもらいましょう。

「いまはショックで話せない。落ち着いてから冷静に話したい」という人もいますが、**問題をひとりで抱えておくことは、解決にはつながりません**。感情的になることを恐れず、あなたがいま感じている気持ちをそのまま伝えてください。

子ども、親、きょうだい。離れて暮らす人にも連絡を

子どもに対しても、包み隠さず話しておくのが理想です。よけいな不安を感じさせたり、あとからショックを与えることも避けられます。物心がつく年齢であれば、父親や母親が苦しい状況にあること、支えが必要なことは理解できます。

離れて暮らす親きょうだいにも連絡を。2人に1人ががんになる時代ですから、困ったときはお互いさま。**頼れる人には頼り、家族に負担が集中しないようにしましょう**。

相談支援センターや患者会も利用

ひとり暮らしの人は、親しい友人、知人に時間をつくってもらい、状況や思いを伝えましょう。

専門家と話をしたいときは、相談支援センターが役立ちます。がん診療連携拠点病院に設けられた相談窓口で、がん治療にくわしい看護師、社会福祉士、臨床心理士などが相談にのってくれます。診察後に外来看護師と話をするのもよいでしょう。患者どうしで思いを話したいときは、患者会に参加するのもいいですね。

思いに寄り添うことが、家族の役割

肺がんとわかれば、誰しもショックを受け、不安にさいなまれるもの。
下記の点に気をつけながら、思いを聞いてあげよう。

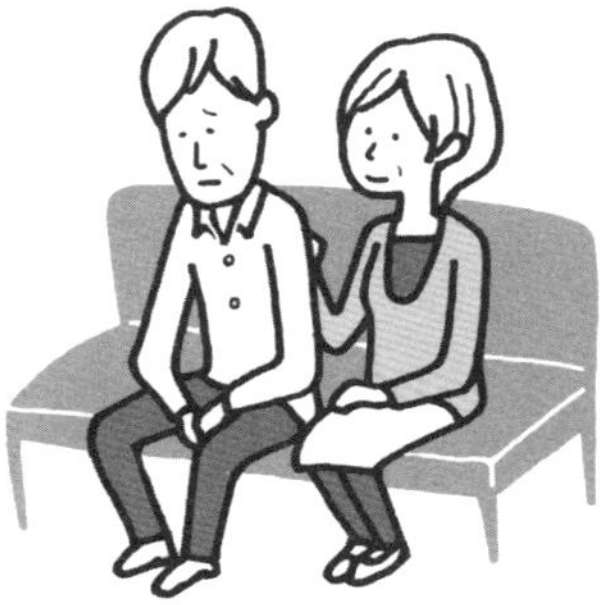

Point 1 「つらいよね」のひと言でいい

落ち着いて話せるようになるまでは、「つらいよね」という相づちだけでいい。アドバイスや励ましの言葉はかけず、本人の話に耳を傾けて。「思いをわかってくれている」という安心感から、心が徐々に落ち着いてくる。

Point 2 これからの希望を語り合う

少し落ち着いて話せるようになったら、今後の治療生活を相談。とくに心配なことは何か、優先したいことは何かを聞き、ともに考える。完治がむずかしい場合にも、いい時間を少しでも長く過ごせる方法を考えよう。

Point 3 普段どおりに接し、孤立させない

本人の体調や気分に気をつかいすぎると、家庭内がぎくしゃくしがち。これまでと違う扱いに本人が戸惑い、孤立感をつのらせてしまうこともある。治療が長引く可能性も考え、これまでどおりに接するようにしたい。

家族は「第二の患者」。自身の心もしっかりケア

あなた自身ではなく、家族の肺がん治療のためにと、本書を手にとった人もいるでしょう。

家族ががんになると、心身のケアのほか、経済的な問題にも対処が必要。**患者さん本人と同じかそれ以上に、心の負担がかかるとされます。**あまり無理はせず、家族自身の心のケアも大切にしてください。相談支援センターを訪ね、話を聞いてもらうことも助けになります。

そのうえで、**患者さんの気持ちに寄り添い、つらい気持ちを聞いてあげましょう。**心が少しずつ落ち着いて、治療について考えられるようになったら、どんな治療を望むのか、時間をかけて話し合っていきます。

生活、お金の不安を解消する

「がんのことは話せても、お金の悩みは他人にいえない」という人もいるでしょう。経済的な支援制度も、治療前に把握しておくと安心です。

現役並みの収入があれば月8万円ほど必要

とかく高額になりがちながん治療。肺がんの場合は1回の手術と入院で、150万円前後の医療費がかかります。「がん保険に入っておけばよかった」と、頭を抱えてしまう人も。

しかしがんの標準治療は、いずれも保険適用の範囲内。1～3割の負担ですみます。**高額医療費制度を活用すれば、支払い上限額は月8万円ほど。**超過分は、後日戻ってきます。年金生活を送る70歳以上の人では、上限額がさらに下がります。

治療費の多くは、1～3割の自己負担

がん治療にかかるお金の内訳は以下のとおり。保険適用分は高額医療費制度の対象になるが、入院時の食費や差額ベッド代などは全額自己負担。

保険適用分

高額医療費制度の対象で、自己負担は一部

外来診療	初診料2820円～、再診料は720円～
検査	胸部X線検査は1回数千円、胸部CT検査は1万円台～
入院	1週間前後のことが多く、100万円以上かかる
手術	手術方法により異なるが、100万円前後必要
薬剤	年35万円前後～。一部の高額な薬では800万を超える
放射線治療	放射線をあてる目的と、部位や範囲で異なる
リハビリ	術前・術後の管理と、呼吸・運動機能などのリハビリ料

保険適用外

全額自己負担で支払いをする

入院時食事、差額ベッド	1食360円の食事代と、個室希望時の差額ベッド代
先進医療	重粒子線《じゅうりゅうしせん》治療、陽子線《ようしせん》治療（→P78）や、未承認薬など
証明書類	保険会社に提出する入院・手術証明書（診断書）など

＋ その他の費用

病院以外に支払う

- 交通費
- 日用品代
- 薬物治療時の医療用かつら
- 代替医療（試す場合）
- お見舞いのお礼 など

健康保険組合で限度額適用認定証をもらう

高額医療費制度には、最初から自己負担上限額のみを支払う方法もあります。まずは**健康保険組合などに申請し、「限度額適用認定証」を受け取りましょう。**医療機関で提示すれば、自己負担上限額のみの支払いですみます。70歳以上で「高齢受給者証」「後期高齢者医療被保険者証」をもっている人は、これを提示します。

医療費だけでなく、「休職・退職で収入がとだえないか」を心配する人もいるでしょう。現在は治療のほとんどが外来で受けられ、手術のための入院もごく短期間。**多くの人が1か月ほどで復職しています。**サポートグループなども活用し、職場と話し合ってみてください（→P47）。

年齢＆所得から、自己負担額をチェック

70歳未満

＊自己負担上限額および多数回該当は 1か月あたり

所得区分		自己負担上限額	多数回該当
区分ア	平均収入 月83万円～（年収 約1160万円～）	25万2600円＋（医療費－84万2000円）×1%	14万100円
区分イ	平均収入 月53万～79万円（年収 約770万～1160万円）	16万7400円＋（医療費－55万8000円）×1%	9万3000円
区分ウ	平均収入 月28万～50万円（年収 約370万～770万円）	8万100円＋（医療費－26万7000円）×1%	4万4400円
区分エ	平均収入 月26万円未満（年収 約370万円未満）	5万7600円＋（医療費－55万8000円）×1%	4万4400円
区分オ	低所得者（住民税非課税）	3万5400円	2万4600円

↑高額医療費制度を利用する場合の、70歳未満の人の負担額。過去1年間に3回以上制度を利用している人はさらに金額が下がり、「多数回該当」欄の額になる。

70歳以上

＊自己負担上限額および多数回該当は 1か月あたり

所得区分	自己負担上限額 世帯単位（外来＋入院）	自己負担上限額 個人単位（外来）	多数回該当
現役並み所得者	8万100円＋（医療費－26万7000円）×1%	4万4000円	4万4000円
一　般	4万4000円	1万2000円	適用されない
低所得者Ⅱ（住民税非課税）	2万4600円	8000円	適用されない
低所得者Ⅰ（世帯全員の収入から経費・控除額などを除くと所得なし）	1万5000円	8000円	適用されない

↑70歳以上になると、夫婦ともに医療費がかかりがち。そのため本人だけでなく、世帯全体での上限額も設定されている。

がん治療の情報収集力、活用力を高める

後悔のない治療生活に必要なのは、適切な情報。情報の渦に巻き込まれないために、どのように集めればよいかを知っておきましょう。

情報が多すぎると迷子になってしまう

治療の主体は、医師ではなくあなた自身。**納得のいく治療生活を送るには、最低限の知識が必要です。**本書のような書籍も利用し、適切な判断ができる患者をめざしたいもの。

ただ、がんにまつわる情報は玉石混交。やみくもに情報を集めると、何を信じてよいかわからなくなってしまいます。的を絞って情報を集めましょう。どの情報が正しいかわからず悩むときは、相談支援センターなどで意見を聞いてみてください。

インターネットの情報は発信もとしだい

最近では、インターネットでもがん治療の情報を入手できます。

インターネットで情報を得るときに確認したいのが、発信もとです。**がん治療の専門病院、専門医、学会が発信する内容なら、信頼してよいでしょう。**誰が書いたかわからない記事は、避けたほうが賢明です。

また、関連記事を次から次へと閲覧していると、時間を浪費しやすく、重要な情報が頭に残りません。1、2サイトに絞って閲覧しましょう。

知り合いのアドバイスはいいとこどりする

2人に1人ががんになる時代。がん経験者は周囲に少なからずいるものです。体験談を聞き、治療生活への意見を求めるのもよいでしょう。

ただし、経験者の話は古い情報であることもしばしば。「薬をやめて、サプリを飲んだら治った」といった根拠に乏しい体験談も多いものです。

体験談を聞くときは、役に立つ部分だけを聞くのが正解。根拠のない情報に振りまわされ、治療方針を変えたりしないよう、注意してください。

正しい知識、情報、サポートを得る

情報を集めたいとき、サポートが必要なときは、下記のようなサイトを見てみよう。

情報サイト

週刊がん もっといい日
http://www.gekkan-gan.co.jp/
週1回届く、がん治療にまつわるメールマガジン。闘病記やインタビューなど、共感しながら読める記事が多い。

国立がん研究センターがん対策情報センターがん情報サービス
http://www.ganjoho.jp/
国立がん研究センターによる情報提供サイト。診断と最新治療の情報、療養生活の注意点まで網羅されている。

肺がん治療ネット
http://www.haiganchiryo.info/
米国国立癌研究所の情報を翻訳した、肺がんに特化したサイト。医学的情報をくわしく調べたいときにチェック。

キャンサーネットジャパン
http://www.cancernet.jp/
がん患者自身の立場に立って、情報を提供。患者向けセミナー情報、講演動画も無料で視聴可能。体験者の声も。

西日本がん研究機構
http://www.wjog.jp/
登録受付中の臨床試験の情報が掲載されている。全国各地で開かれる市民公開講座の予定もわかる。

がん情報サイト
http://cancerinfo.tri-kobe.org/
米国国立がん研究所による、世界最大の包括的ながん情報「PDQ®」の日本語版。科学的根拠に基づく最新の治療情報がわかる。

サポートグループ

がんサポートコミュニティー　http://www.csc-japan.org/
心理的・社会的なサポートを受けられる。サポートグループの集会がほぼ毎日開催されていて、心のケア、社会・職場復帰に役立つ。

職場復帰を支える支援グループもある

「なぜ私ががんに？」というショック状態から、がんと上手につきあう心境に至るまでには、少しの時間とサポートが必要。このようなときは、**体験者の生の声を聞けるセミナーや患者会が役立ちます**（上記「情報サイト」参照）。実際に体験した人にしかわからない思いを語り合うことで、ストレスが軽くなります。

職場復帰を支援する団体もあります。**職場復帰が心配なとき、会社への報告・相談が不安なときには、相談してみましょう**。職場復帰経験者のほか、ソーシャルワーカー、社会保険福祉士、産業カウンセラーなどの専門家が力になってくれます（上記「サポートグループ」参照）。

Column

医師の話がわかる

がん治療の用語を知っておこう

主治医と話をするときや、肺がんに関する情報を集めているときに出てくるおもな用語です。覚えておくと、情報を正しく理解できます。

【悪性腫瘍《あくせいしゅよう》】 正常な細胞が変異して生じ、増えつづけるものを腫瘍という。体内の栄養をうばって体を衰弱させるもの、周囲に広がったり転移したりするものが悪性腫瘍（がん）

【化学療法】 抗がん剤を使った薬物治療。がん細胞の増殖・分裂を抑えることができる

【原発巣《げんぱつそう》（原発がん）】 最初にできたがんのこと。転移巣と区別するためにこのようによぶ

【寛解《かんかい》】 目に見えるがんがなくなるか小さくなり、症状や腫瘍マーカーの数値も改善されること

【緩和ケア】 重い病気によって起こるつらさをやわらげるケア。体の痛みのほか、心もケアする

【胸水《きょうすい》】 胸膜《きょうまく》にたまった水。がん細胞を含む場合は〝がん性胸水（悪性胸水）〟ともいう

【胸膜播種《きょうまくはしゅ》】 胸膜にがん細胞がちらばること。肺をおおう胸膜への転移の一種

【抗がん剤】 がん治療に使う薬。新しい作用をもつ分子標的薬、免疫チェックポイント阻害薬も含まれる

【5年生存率】 治療を受けた人の何％が5年後に生存しているか。がん治療における、治りやすさのめやす

【再発】 治療後に消えたように見えたがんが、目に見える病巣として再びあらわれること

【浸潤《しんじゅん》】 がんの病巣が周囲に広がっていくこと。離れた場所で増殖する場合は〝転移〟という

【治癒】 病気が治ること。がんの徴候が見られない状態が5年以上つづけば、治癒とされる

【転移《てんい》】 がん細胞が血液やリンパ節を通り道として移動し、別の場所で増殖すること

【転移巣《てんいそう》（転移がん）】 がん細胞が血液やリンパ節を介して移動し、別の部位で目に見える病巣となったもの

【播種《はしゅ》】 肺のまわりなどにがん細胞がバラバラとこぼれること。数多くの転移巣に成長する

【病期】 がんの大きさ、転移の有無などで、病状の進行度合いをあらわす。ステージともいう

【予後】 病気の診断後にたどる経過のこと。治療の効果も含めた、これからの見通しをさす

【レジメン】 使用する薬の種類、量、投与スケジュールなどを明記した治療計画。本書では日本肺癌学会による、肺がん治療ガイドラインのレジメンを掲載

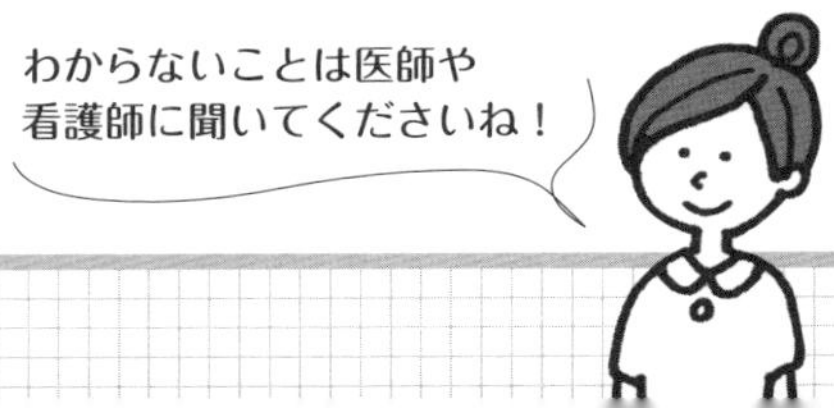
わからないことは医師や
看護師に聞いてくださいね！

Part 2

手術で完治をめざす

手術でがんをとりきることが、再発を防ぐうえでもベストの選択肢。
でも、病状によっては手術が受けられないこともあります。
転移の有無をはじめ、手術を受けられる体力はあるか、
メリット、デメリットは何かなどをよく理解して、
主治医と話し合いましょう。

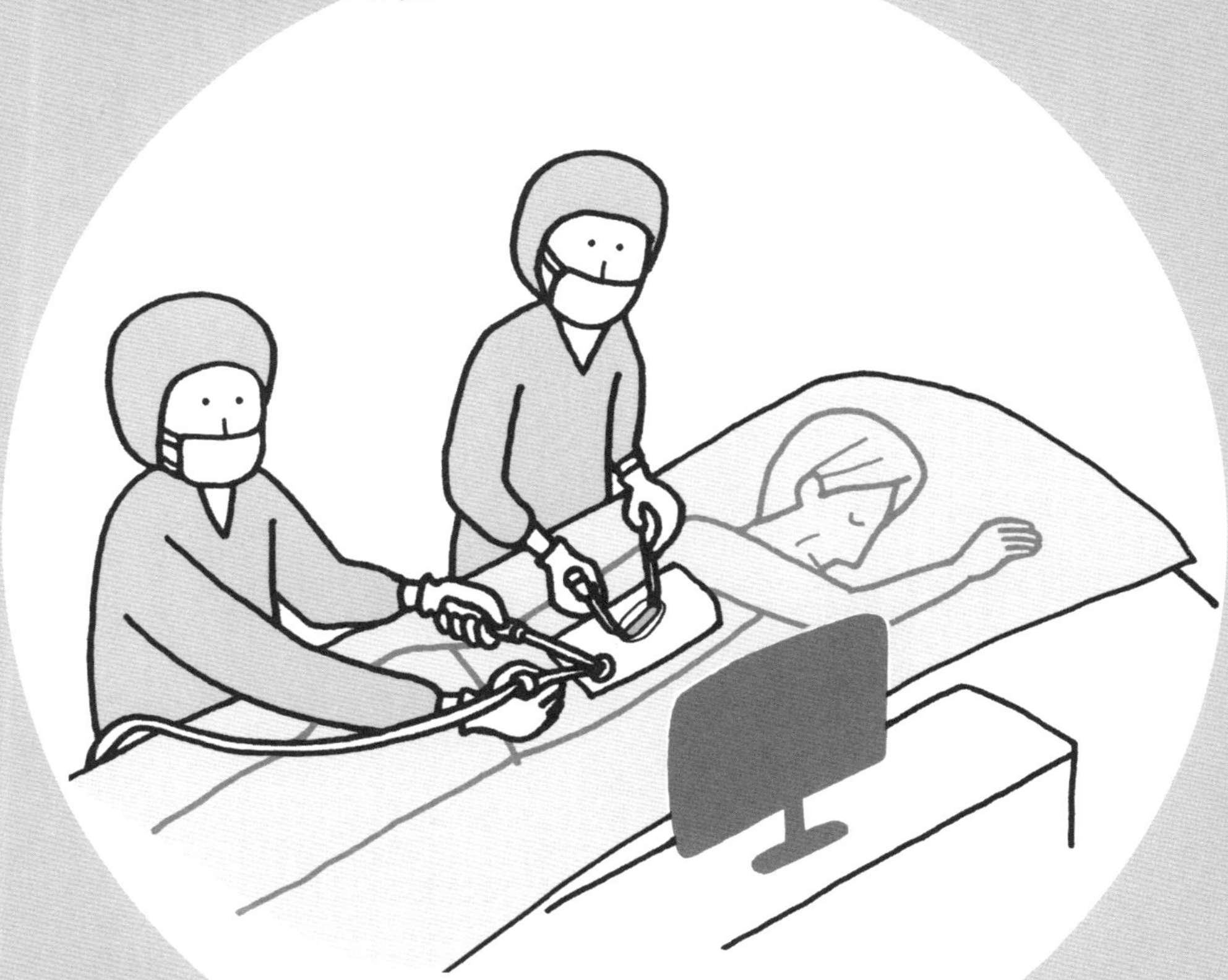

手術という選択

転移していなければ手術でとり除ける

肺がん治療で最初に検討されるのが、手術。では、どのくらいのがんなら手術が可能なのか。その基準を知っておきましょう。

Ⅰ期のがんにはもっとも適した治療法

小細胞《しょうさいぼう》がん以外の腺《せん》がん、扁平上《へんぺいじょう》皮《ひ》がんなどでは、手術をまず検討します。３㎝以下の早期がん（Ⅰ期）では、切除で完治する人が8割以上。見つかるのが早ければ早いほど、治る可能性は高まります。

最近は胸部ＣＴ検査（→Ｐ68）が普及し、超早期の段階で見つかる人が増えました。とくに「すりガラス様《よう》陰影」（→Ｐ21）が影の大半を占めるようながんは、ほぼ１００％の人が手術で完治します。

小細胞がんでもⅠ期なら手術ができる

小細胞がんは進行が速く、悪性度の高いがん。ほかのがんに比べて薬物治療が効きやすいため、手術を勧められることはあまりありません。

でも、**３㎝以下のＩＡ期で見つかれば、手術をおこなうことがあります。**病巣をとり除き、体力が許せば術後に薬物治療もおこなうことで、完治の見込みが出てきます。

３㎝以上の小細胞がんはリンパ節などに転移していることが多いので、薬と放射線治療を組み合わせます。

手術を受ける人は、Ⅰ期がもっとも多い

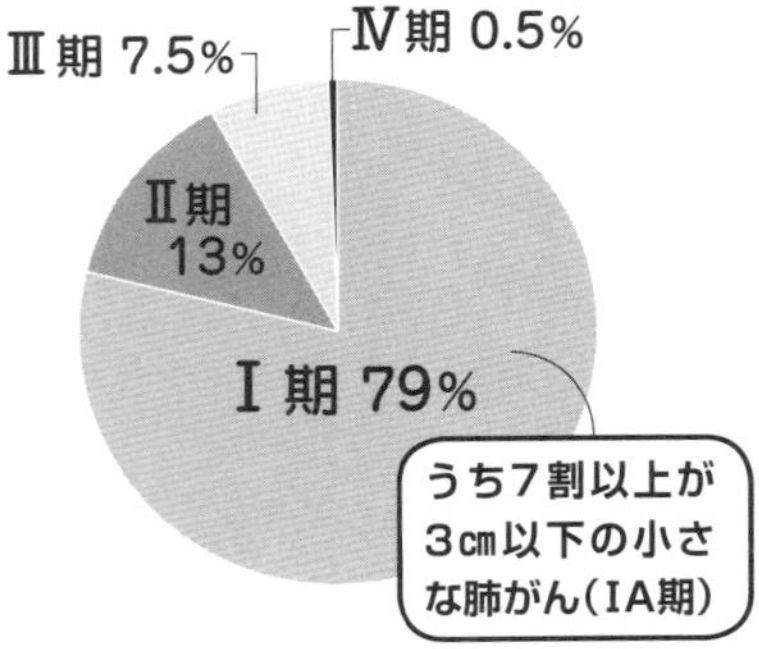

全国で肺がん手術を受けた2万2809人の病期をしらべた結果。8割近くは早期の肺がん。ただし医師によっては、患者さんの希望と病状を鑑みて、進行がんでも手術を検討することがある。

（「Thoracic and cardiovascular surgery in Japan during 2014」日本胸部外科学会より引用）

ⅢA期までは手術でとれる可能性がある

一般に手術が勧められるのは、以下のような進行度のがん。これより進行している場合は、手術の適否を主治医とよく話し合って。

転移《てんい》がない場合（Ⅰ期、ⅡA期、ⅢA期の一部）

がんがリンパ節にも、ほかの臓器にも転移していない場合。がんが5㎝、10㎝と大きく成長していても、片側の肺のなか、肺の入口にとどまっていれば、手術で治せる可能性がある。

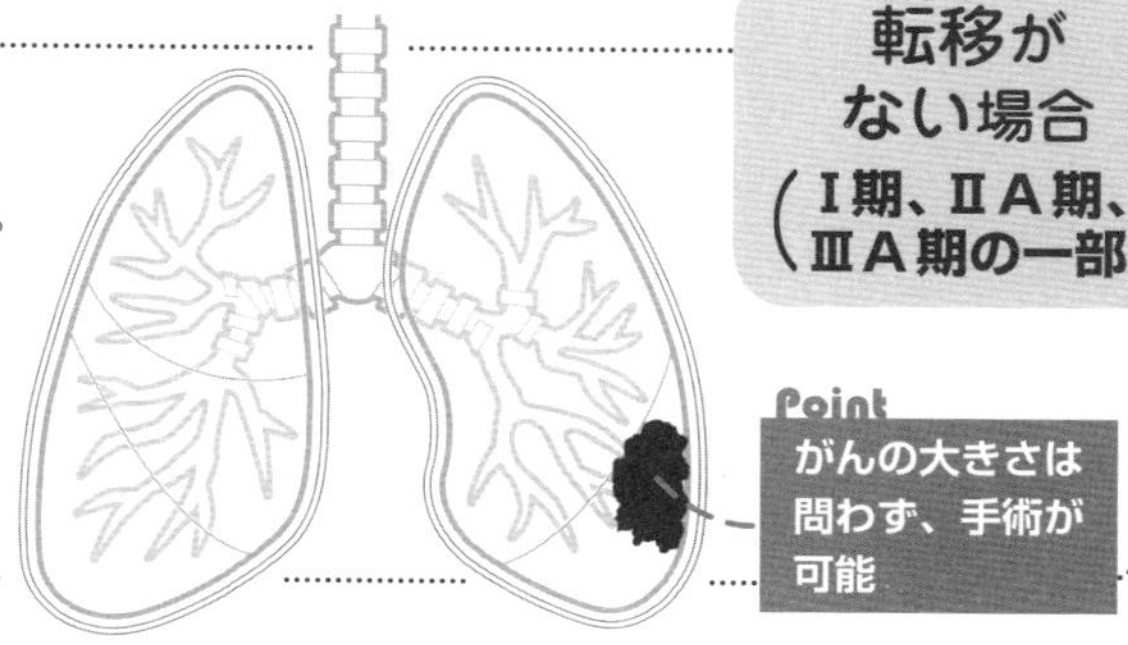
Point
がんの大きさは問わず、手術が可能

リンパ節に転移している場合（Ⅱ期、ⅢA期）

片方の肺のリンパ節転移だけなら、手術を受けられる可能性はある。反対側の肺のリンパ節まで転移していれば、ほかの治療法のほうが効果的な場合が多い。

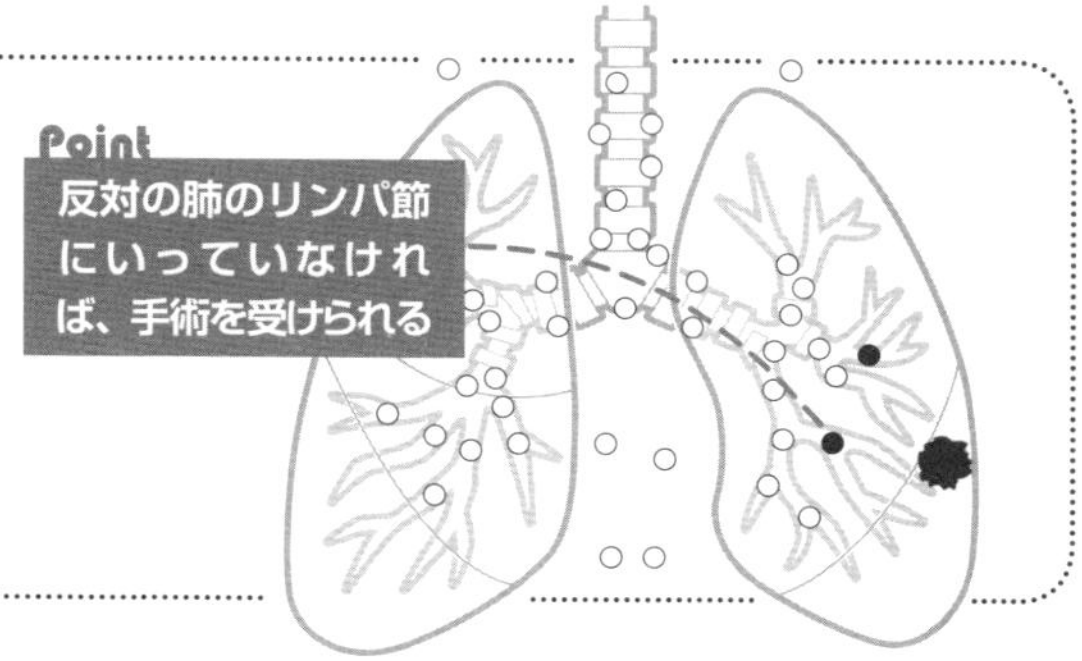
Point
反対の肺のリンパ節にいっていなければ、手術を受けられる

遠くへの転移がなければ進行していても大丈夫

では、Ⅱ期、Ⅲ期まで進んだがんでは、手術は無理なのでしょうか？そんなことはありません。「必ず治ります」とはいえませんが、検討する余地はあります。

判断基準は、がんができた場所にとどまっているかどうか。**リンパ節転移があっても、肺のなか、肺の入口（肺門部）にとどまっていれば、多くは手術の対象となります。**Ⅲ期であればⅢA期の一部までが対象です。

ただし**進行した小細胞がんに限っては、**体への負担が大きな手術より、薬物治療、放射線治療を選んだほうが、よりよい生活を送れます。薬への感受性が高いがんでは、薬で治ることもあります。

手術という選択

肺の外に広がったがんも手術できる可能性はある

反対の肺、遠くの臓器に転移しているⅣ期でも、薬や放射線治療を組み合わせることで、手術が可能に。進行がんでも希望は必ずあります。

薬と放射線で小さくなれば手術ができる

ⅢA期の一部と、ⅢB期、Ⅳ期の進行がんでは「手術はできません」といわれることが一般的。しかし、最近ではこの流れが少し変わりつつあります。

薬と放射線で治療したあとで、その近くにがんが再発してきた場合には、手術する可能性が出てきます。これを「サルベージ手術（救済手術）」といいます。がん専門医のあいだでは、サルベージ手術の割合が少しずつ増えてきています。

完治をめざしてより前向きに、積極的に

サルベージ手術が増えた理由は、薬が進化し、がんを小さくできるようになったことです。科学的根拠はまだ十分にありませんが、**「先に薬と放射線、次に手術」という方法が検討されるようになっています。**

〝救済〟よりも前向きな治療法として、「コンバージョン手術」とよぶこともあります。コンバージョンとは「変換、転換」の意。0期への転換をめざす積極的な治療姿勢をあらわします。

ぜったいに必要なのは禁煙の覚悟

手術を望む場合は、患者側にも積極的な治療姿勢が求められます。

ひとつは、禁煙の覚悟。**タバコを吸いつづける限り、肺の状態はよくなりません。**手術後に肺炎を起こし、亡くなることも多いのです。

そのため国立がん研究センター東病院では、禁煙をしない人には、原則手術をおこないません。なかには手術してくれる医療機関もありますが、危険な手術となることを知っておいてください。

体力と基礎疾患によっては、手術で悪化することも

体力は「PS（パフォーマンス・ステータス）」で評価。さらに心肺機能の程度、基礎疾患（持病）の有無や状況から、手術できるかどうかを考える。

心肺機能

- **スパイロメトリー**
- **心電図**
- **two-flight test** など

肺活量を見る「スパイロメトリー」（→P67）と、心臓の機能を見る「心電図」は、必ずおこなわれる。そのほかに、階段を上り下りする「two-flight test」や、歩行時の心肺機能を見る「6m歩行」がおこなわれることも。

基礎疾患の有無

- **血液検査（血糖値など）**
- **間質性肺炎、認知症** など

糖尿病などの基礎疾患があり、数値をコントロールできていない場合は、手術がむずかしい。「隠れ間質性肺炎《かんしつせいはいえん》」といって、肺に慢性的な炎症がある場合も要検討。認知症の場合は、手術を避けることも多い（→P56）。

＋

PS（パフォーマンス・ステータス）

グレード	全身状態
0	無症状で社会活動ができ、制限を受けることなく発病前と同等にふるまえる
1	軽度の症状があり、肉体労働は制限を受けるが、歩行、軽労働や座業はできる。たとえば、軽い家事、事務など
2	歩行や身のまわりのことはできるが、ときに少し介助がいることもある。軽労働はできないが、日中の50%以上は起居している
3	身のまわりのある程度のことはできるが、しばしば介助を必要とし、日中の50%以上は就床している
4	身のまわりのこともできず、つねに介助を必要とし、終日就床している

グレード0～2までの体力があれば、手術にもリハビリにも耐えうるとされる。

リスクを理解して手術を受けるか決める

もうひとつ、手術に欠かせないのが体力です。とりわけ、進行期のがんでは切除範囲が広範にわたります。それに耐えられる体力がなければ、手術中や手術後に心肺機能が停止し、命を落とす可能性もあります。

COPD（慢性閉塞性肺疾患《まんせいへいそくせいはいしっかん》）、CPFE（気腫合併肺線維症《きしゅがっぺいはいせんいしょう》）などの呼吸器疾患、心不全などの病気も、大きなリスク。多くの場合、手術以外の治療法を勧められます。

このような基礎疾患がある人は、手術を受けられる可能性があるかどうか、主治医にまず聞いてみましょう。検討の余地があるといわれたら、リスクを負ってでも受けたいかどうかをよく考えます。

完治を望めることが手術の最大のメリット

手術は、病状、体力などの条件だけでは決められません。メリット、デメリットをよく考え、あなたの希望を決めましょう。

手術後の生存率は、年々上がっている

下表は、がん治療を専門的におこなう、全国計 32 の医療機関のデータ。肺がんで外科手術を受けた人の治癒率（5年生存率）は、過去に比べてよりよくなっている。
ただし、むずかしい手術を積極的におこなった結果、治癒率が下がることもある。統計上の数値だけにとらわれないようにしたい。

	Ⅰ期	Ⅱ期	Ⅲ期	Ⅳ期
1998 年	78.5%	55.5%	37.4%	10.7%
2000 年	82.2%	51.0%	36.0%	21.3%
2002 年	81.6%	50.7%	39.4%	8.3%
2004 年	83.9%	57.0%	42.0%	7.2%
2006 年	86.0%	63.2%	49.7%	31.8%
2008 年	84.6%	60.4%	49.2%	5.3%

手術の成績は年々向上している

Point
Ⅳ期は手術例数が少なく、年ごとのばらつきが大きいため、参考程度に

（全国がん〈成人病〉センター協議会の生存率共同調査〈2017 年 6 月集計〉による）

見える範囲のがんをすべてとり除く

手術では、肉眼で見えるがんをすべてとり除きます。**どの治療法よりも即効性があり、完治の可能性があることが、最大のメリットです。**

リンパ節に転移《てんい》している場合は、脂肪組織に包まれたリンパ節もあわせて切除します（リンパ節郭清《かくせい》）。

転移がないⅠ期でも、周囲のリンパ節を切除。病理診断で、目に見えない転移がないかをしらべます。手術前の診断が本当にあっているかどうか、確認する意味合いがあります。

術後の薬物治療で、効果がアップ

手術の効果を補完するために、薬物治療をおこなうこともある。

Ⅰ期
ⅠB、ⅠC期の人に限り、内服薬を1～2年間飲む

ごく早期のⅠA期では、術後の薬物治療は不要。ⅠB期、ⅠC期では、内服の抗がん剤（UFT）を1～2年間飲むことで、生存率が高まるという報告がある。
ただし飲む場合と飲まない場合とで、生存率の違いは5%程度。体への負担を考え、主治医と相談して決めよう。

Ⅱ期
2種の抗がん剤を3週間ごとに点滴する

「シスプラチン・ビノレルビン療法」（→P117）といって、複数の抗がん剤を点滴で使うことで、術後の生存率が高まる。3週間に1回、外来で点滴をする。内服よりも体への負担は大きいので、体力だけでなく、望む生活スタイルとあわせて考えたい。

Ⅲ期
ⅢA期ではⅡ期と同じく抗がん剤を点滴

Ⅱ期と同様に、複数の抗がん剤を点滴で使う。Ⅱ期に比べてがんが大きかったり、リンパ節転移《てんい》が多かったりするため、術後の薬物治療のメリットは大きいと考えられる。
術前に薬物治療をしたり、放射線治療を受けたりして、がんを小さくするという選択肢もある。

Ⅳ期
手術の症例数が少なく、効果はわからない

Ⅳ期は、血管やリンパ管のなかにがんが入り込み、がんが全身化した状態。手術は受けられない。ただし画像での病期診断は100%確実ではなく、「胸を開いてみたら、Ⅲ期だった」ということも。確定診断を兼ねた手術なら、検討の余地は残される。

リンパ節郭清& 薬物治療で再発を防ぐ

術後の薬物治療を受けると、目に見えないがんも攻撃でき、再発のリスクを抑えられます。ただ残念ながら、いまの薬で再発予防効果が期待できるのは、5人に1人程度。

対象は、Ⅰ期からⅢA期までの75歳未満の人です。またⅢA期で、縦《じゅう》隔《かく》リンパ節のがんのとり残しが疑われたときには、放射線治療を組み合わせることもあります。

75歳以上では、手術のみで経過を見るのが基本です。薬物治療は副作用が強く、体の負担となるためです。

とはいえ、75歳以上でも体力があり、自立した生活を送れている人もいます。**主治医と相談し、薬物治療を受けるという選択肢もあります。**

メリットとデメリット

手術の合併症で肺炎などにかかることも

手術を決めるにあたり、必ず知っておきたいのが合併症の危険です。とくに喫煙者や高齢者では、術後に命を落とす可能性もゼロではありません。

どんな手術にもリスクはつきもの

現在は「インフォームド・コンセント」といって、治療についてのわかりやすい説明が必須とされます。とくに手術は、体への負担が大きい治療。手術を受ける際には、主治医からリスクの説明があるはずです。

とりわけ注意したいのが合併症です。治療によって別の症状が生じてしまうもので、細心の注意を払って手術しても、術後に起きることがあります。**肺がんでは、左ページのような合併症が多く報告されています。**

術後の過ごしかたで防げる合併症もある

早急な治療が必要な合併症として、もっとも多いのが肺炎です。

喫煙歴が長く、手術前の時点で肺機能が損なわれている人は、とくに高リスク。禁煙を徹底できなければ、このリスクはついてまわることを知っておいてください。

手術は必須の選択ではありません。「あえてリスクを冒さず、タバコとともに残された時間を楽しみたい」という考えもあります。それもまた、尊重されるべき選択だと思います。

認知症の人は病状が進行しやすい

術前に知っておくリスクとして、認知症の悪化もあげられます。生活上の変化、理解不能なできごとが、進行や悪化のきっかけとなります。

認知症の初期には、家族が気づいていないことも。軽いもの忘れ程度でも、事前に主治医に相談し、検査を受けておくと安心です。

認知症とわかった場合は、**積極的な治療で悪化させるより、残された時間をおだやかに過ごしたほうがよい場合もあります。**

10～15%の人に、術後の合併症が起こる

軽いものから重いものまであわせると、10～15%の人が合併症を起こす。

自然に治りやすい合併症

声のかすれ

左肺の手術後に多い

嗄声《させい》ともいう。手術の影響で、声帯につながる神経が麻痺するのが原因。治療しなくても治ることがほとんど。

不整脈

術後2～3日後に起きる

心臓周辺の神経や血管、心臓を包む心膜《しんまく》が傷ついて起こる。多くは自然に治まるが、必要なら抗不整脈薬《こうふせいみゃくやく》を飲む。

出血

当日か翌日に起こりやすい

肋骨《ろっこつ》に沿って走る血管などが傷つき、出血することがある。量が多く、2時間以上つづくときは、再手術することも。

肺瘻《はいろう》

肺の外に空気がもれる

肺についた小さな傷などから空気がもれる。多くは1週間程度で自然に治る。肺が傷んだ喫煙者で起こりやすい。

無気肺《むきはい》

痰が詰まり、苦しくなる

気管支内に痰が詰まり、肺に空気が入らずしぼんで、息苦しくなる。術前に痰を出す練習をして、予防する。

重大な合併症

膿胸《のうきょう》

肺の外に膿がたまる

気管支瘻、肺瘻などが原因で細菌が入り込み、胸膜に膿がたまる。治療に難渋することが多い。

気管支瘻《きかんしろう》

発熱や胸水がその徴候

気管支の縫合部から空気がもれ、発熱や胸水貯留《きょうすいちょりゅう》が起こる。頻度は少ないが、対処が遅れると胸に膿《うみ》がたまる。

肺炎

術後4～5日ごろに起こる

肺組織がこわれる「間質性肺炎《かんしつせいはいえん》」と、口内細菌が原因の「誤嚥性肺炎《ごえんせいはいえん》」がある。高齢者では生命の危険をともなう。

乳《にゅう》び胸《きょう》

胸管《きょうかん》から液体がもれる

免疫をつかさどるリンパ系の要である胸管が傷つき、液体(乳び)がもれる。食事療法で治らなければ、再手術する。

心筋梗塞《しんきんこうそく》・脳梗塞《のうこうそく》

血栓が心臓や肺にいく

血栓が血管に詰まり、心臓や脳の血流をさまたげる。すぐに対処しないと、命の危険があり、後遺症も残りやすい。

肺塞栓《はいそくせん》

早期離床で予防する

手術中、手術後にできた血栓《けっせん》(血のかたまり)が肺動脈《はいどうみゃく》に詰まり、呼吸困難に。体を動かすことで予防できる。

①肺葉切除術 肺全体の20〜40％を摘出

どのような手術があり、どれがあなたにあった方法なのかを知っておきましょう。標準治療は、片肺の2〜3分の1を切り取る肺葉切除術です。

基本の手術法。周囲のリンパ節もとる

肺は5つの「葉《よう》」から構成されています。**がんのある葉をがんごと切除する術式が、「肺葉切除術《はいようせつじょじゅつ》」。**がんが2つの葉にかかる場合には、2つまとめて切除します。

さらに周辺のリンパ節を切除する「リンパ節郭清《かくせい》」（→P54）もおこない、とり残しがないようにするのが、現在の標準的治療です。

病巣より広い範囲を切除することで、**がんのまわりにある、目に見えない微小がんも残さずにすみます。**

胸腔鏡を補助的に使って安全性を高める

手術では、わきの下に近い位置を6〜12cm分切り、さらに小さな切開部をつくります。そこから胸腔鏡《きょうくうきょう》を入れ、モニターで内部を観察。大きな切開部からは、がんのある肺葉をとりだします。**この手術スタイルは「ハイブリッドVATS《バッツ》」とよばれ、もっとも安全性が高く確実な方法と考えられています。**

手術に要する時間は3時間〜4時間半ほど。入院日から1週間前後で退院できます。

肺葉切除術のここをチェック！

時間・入院日数
手術時間は3時間〜4時間半ほど。入院は1週間前後

メリット
がんの周囲をしっかり切り取るので、とり残しがない

適している人
がんが大きすぎず、肺全体を切除しなくても治せる人

デメリット
がん細胞が血管やリンパ管に流れ込んでいると、意味がないことが多い

手術時間や入院日数などはあくまでめやすです。病状によっても、医療機関によっても異なります。主治医に確認してください。

5つの肺葉のうち、がんのある肺葉をとる

肺葉切除術《はいようせつじょじゅつ》は、がんの種類を問わずに安全におこなえる手術。ただし片側の肺に広がる巨大ながん、肺の入口近くでリンパ節を巻き込んで大きくなったがんでは、片側の肺全体を摘出することも（肺全摘術《はいぜんてきじゅつ》 → P62）。

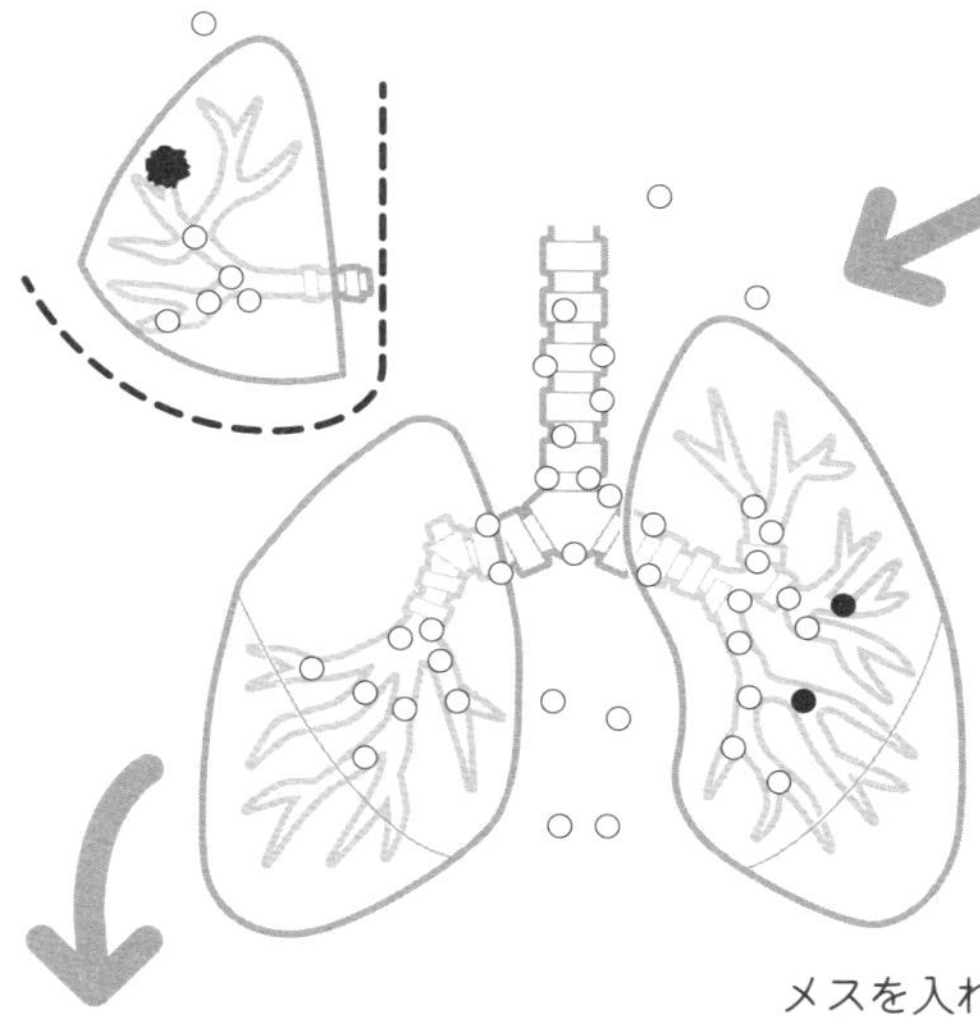

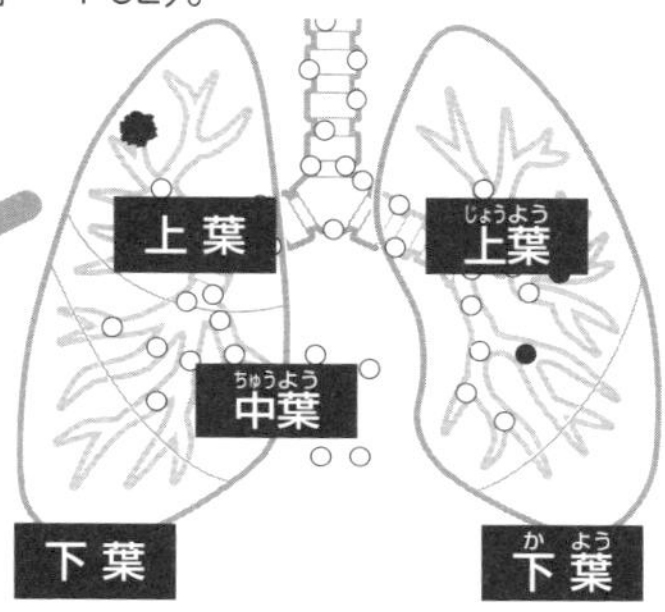

上葉《じょうよう》
中葉《ちゅうよう》

下葉《かよう》

肺葉は全部で5つ。右肺は「上葉」「中葉」「下葉」に、左肺は「上葉」「下葉」に分けられる。

切除後の空洞にはドレーン（チューブ）を入れて、よぶんな気体、液体を外に出す（胸腔《きょうくう》ドレナージ）

メスを入れて、がんのある肺葉を切りとる（図は右上葉の切除例）。隣接するリンパ節と、肺葉に空気を送っている気管支もあわせて切除。呼吸機能が低下するが、リハビリしだいで、生活に大きな支障がない程度まで回復できる。

術野とモニター、両方を見て手術（ハイブリッドVATS）

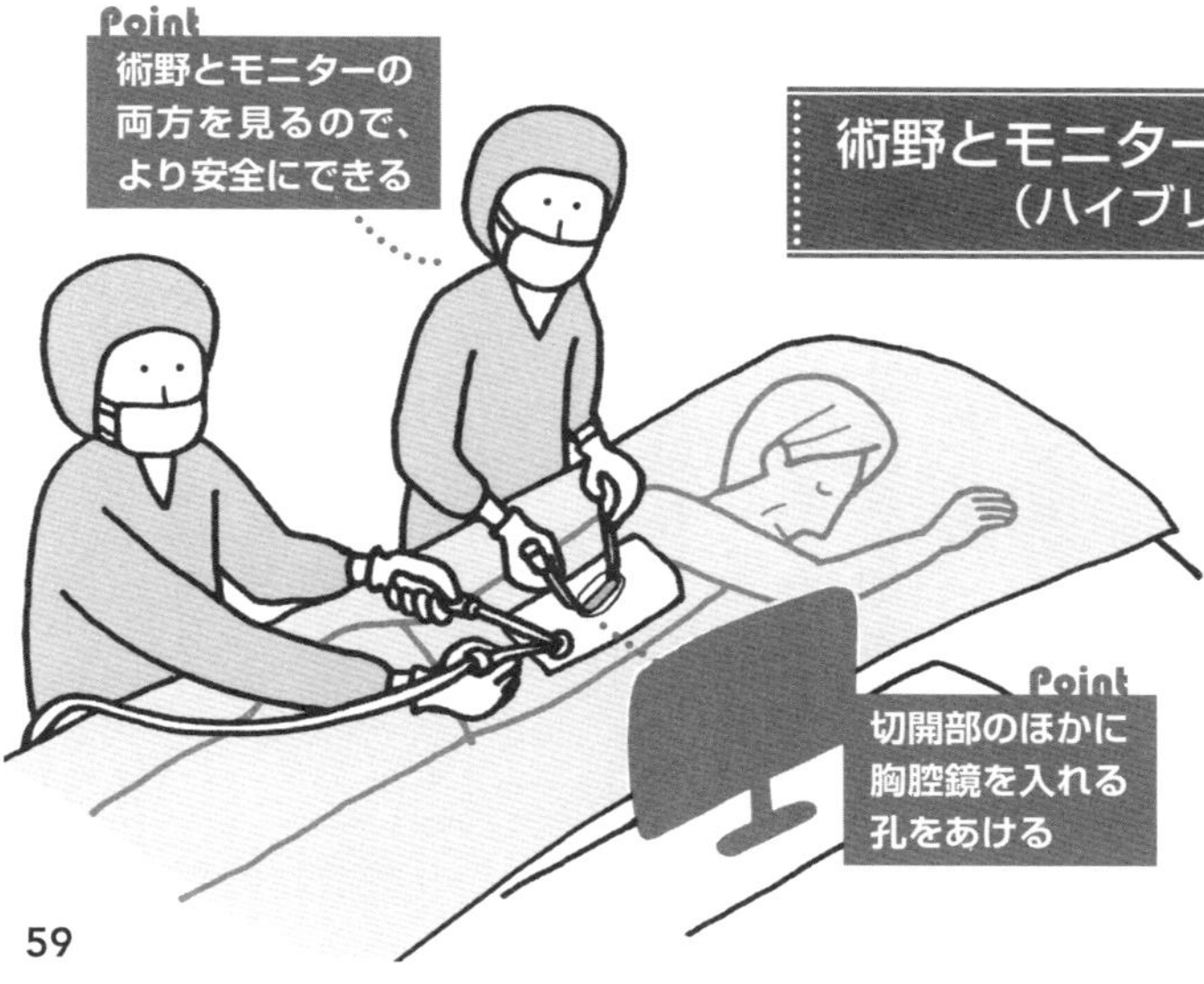

Point
術野とモニターの両方を見るので、より安全にできる
Point
切開部のほかに胸腔鏡を入れる孔をあける

切開部から病巣を直接確認でき、見えにくい位置は胸腔鏡《きょうくうきょう》につながったモニターで見る。出血などの問題が生じたときは切開部からすぐ対処できる。従来型の開胸手術をする施設もある。大きな切開部から肺を直接見て進める方法で、傷口は大きくなるが安全確実に進められる。

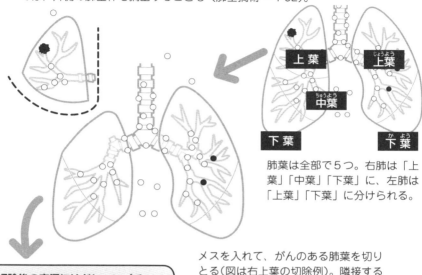

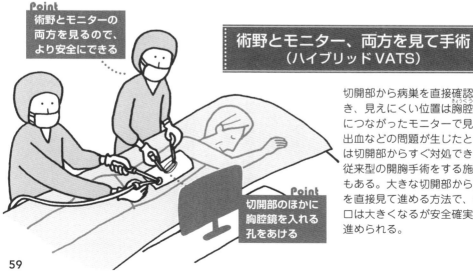

②縮小手術

標準手術より小さく切除

この十数年で広く普及してきた手術法です。肺を小さく切り取るので、呼吸機能が保たれるのが特徴。傷口も小さくてすみます。

縮小手術のここをチェック！

時間・入院日数
手術は１時間前後。
入院日数は３～４日間

メリット
呼吸機能が保たれる。
傷口が小さくてすむ

適している人
2㎝以下の早期がん、すりガラス様《よう》陰影のみ認められる人

デメリット
大きながん、リンパ節に転移したような進行期のがんには不向き

術後の呼吸機能が損なわれにくい

縮小手術とは、標準の「肺葉切除《はいようせつじょ》術《じゅつ》」よりも切除範囲をせばめた術式。呼吸機能をできるだけ温存する方法です。基礎疾患がある人、体力のない高齢者にも適しています。切除法は、**区域単位で肺を切除する「区域切除」、がんの周囲のみを切る「部分切除」に大別されます。**

切除範囲がせまく、がんのとり残しが心配されますが、２㎝以下のおとなしいがんならまず大丈夫。肺葉切除術と同等の効果が期待できます。

胸を大きく切らずにおこなう施設も多い

早期のがんが対象のため、胸腔鏡《きょうくうきょう》手術をおこなう病院が増えています。補助的に胸腔鏡を使う「ハイブリッド・バッツ」に対し、「コンプリート・バッツ」ともよばれます。

胸腔鏡手術とは、胸からわきの下にかけて、小さな孔を3～6か所あけておこなう方法。ここから胸腔鏡と手術器具を挿入し、モニターを見ながら手術を進めます。**出血などのトラブル時には、すぐに開胸手術に切り替えて、安全を確保します。**

2cm以下のがんなら、小さく切り取れる

肺の解剖学的区分は右図のとおり。左右の肺の形が違うため、同じ名称であっても、さす位置は異なる。背中側からしか見えない領域も。

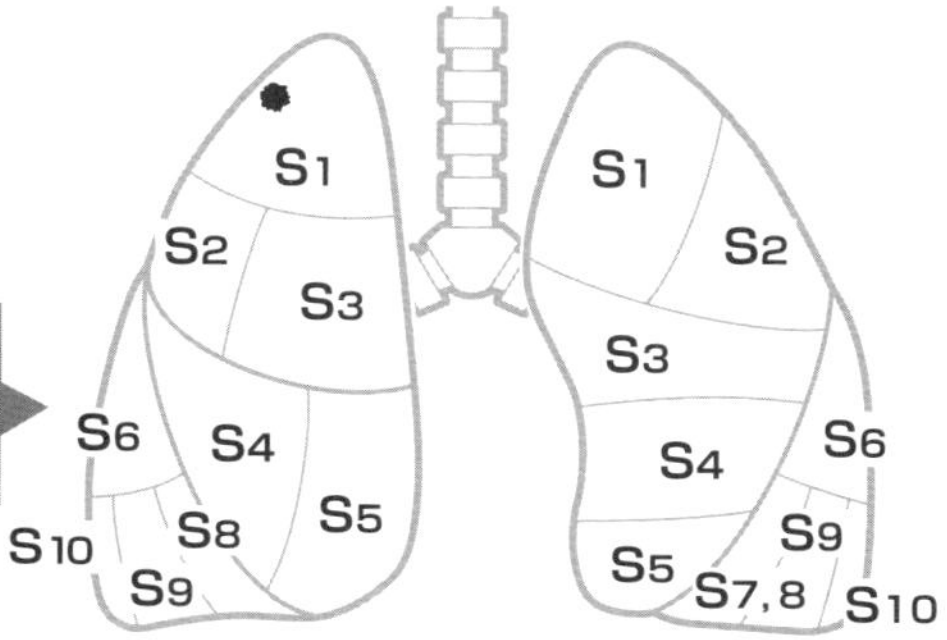

肺葉《はいよう》をさらに細かく分けると、左右各10区域ある

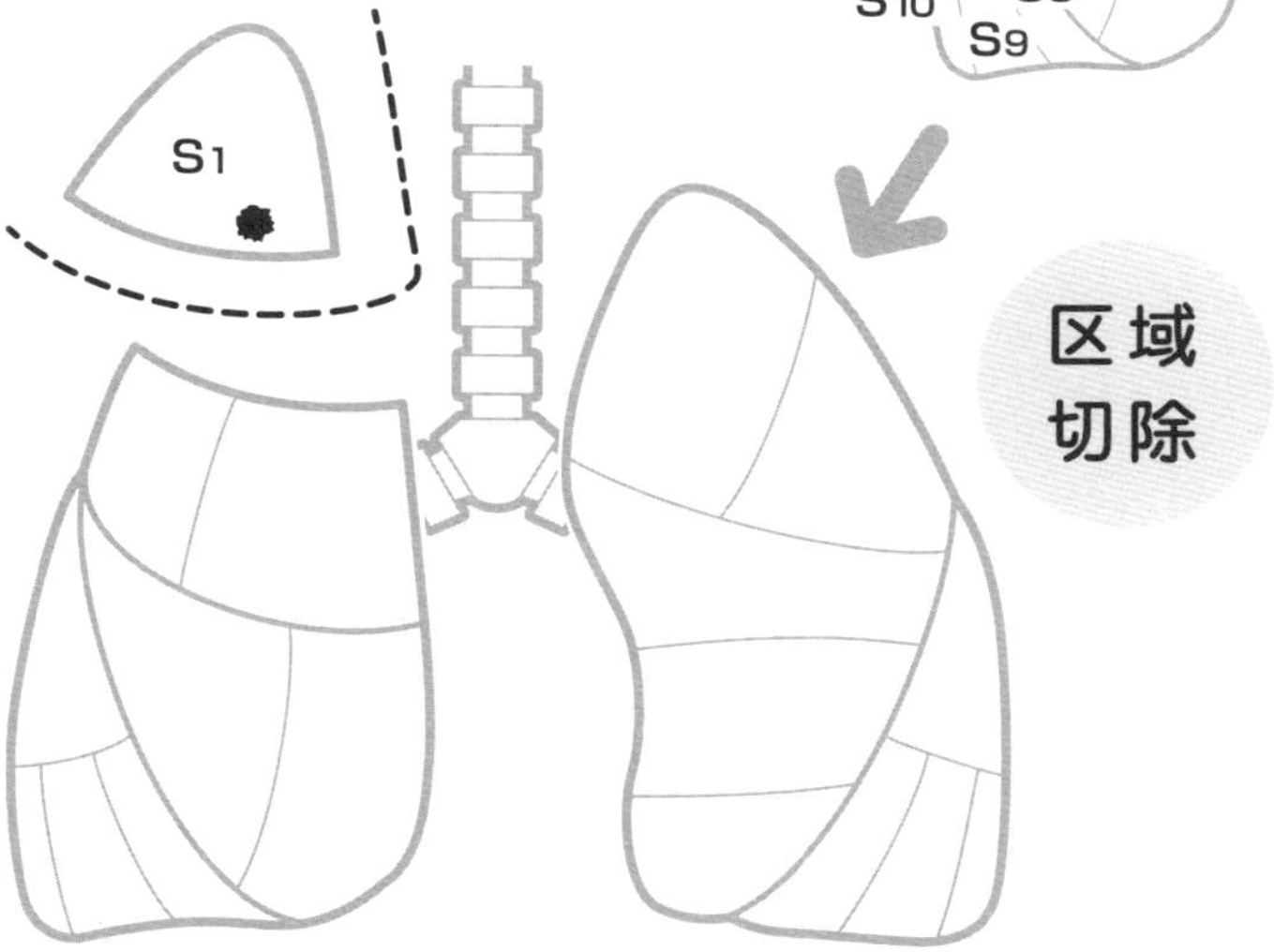

がんが内側⅔の範囲にある場合に、がんのある1区域のみを摘出。隣接するリンパ節も切除し、病理検査で転移《てんい》の有無を確認する。
進行の速いがんはすぐほかの区域に広がるため、この手術法は不向き。

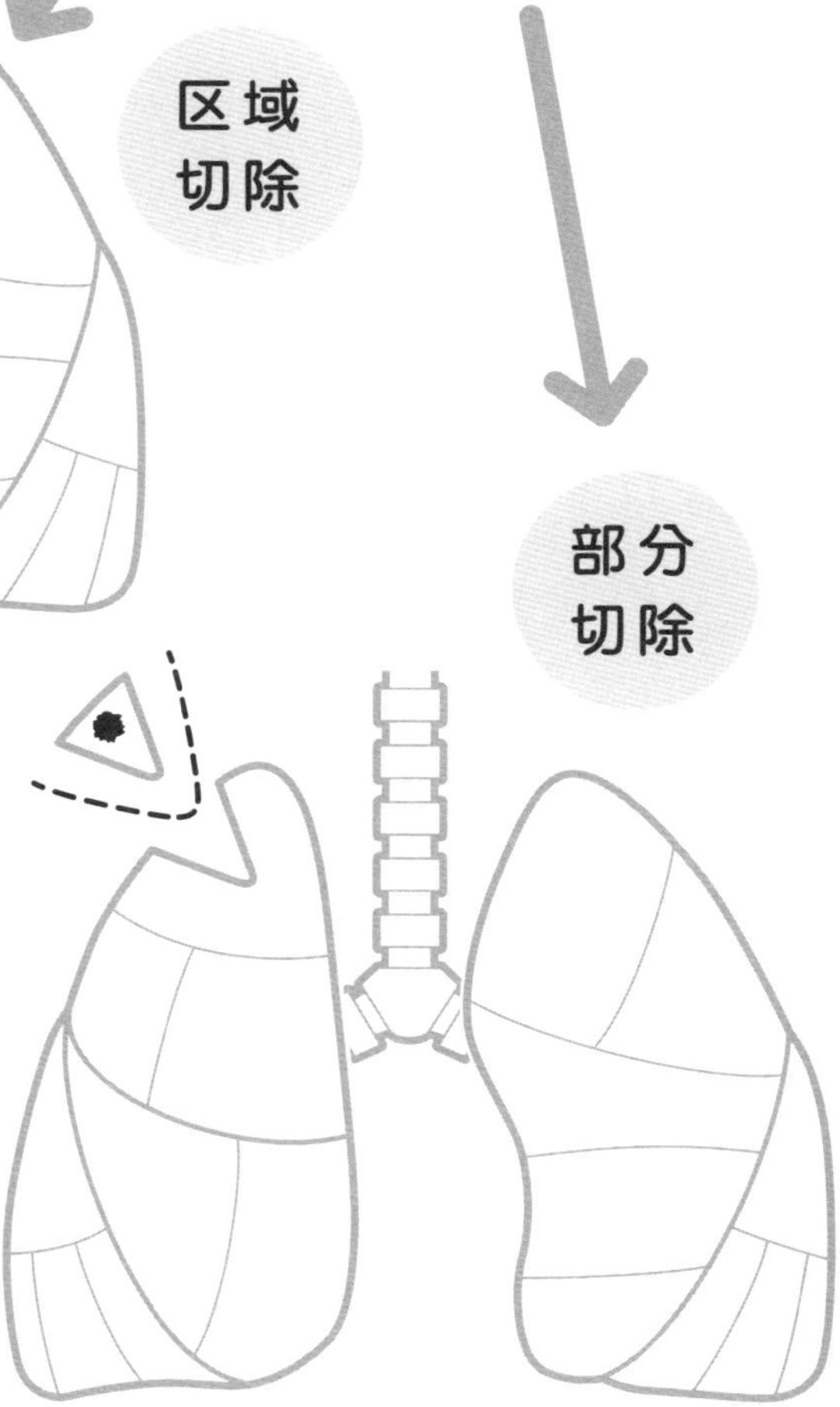

がんが外側⅓の範囲にある場合に、がんの周辺を楔形《くさびがた》に切除する方法。1㎝のがんであれば、周囲に1㎝ほどの間隔をあけて切り出すことが多い。区域切除と同様、進行の速いがんには向かない。

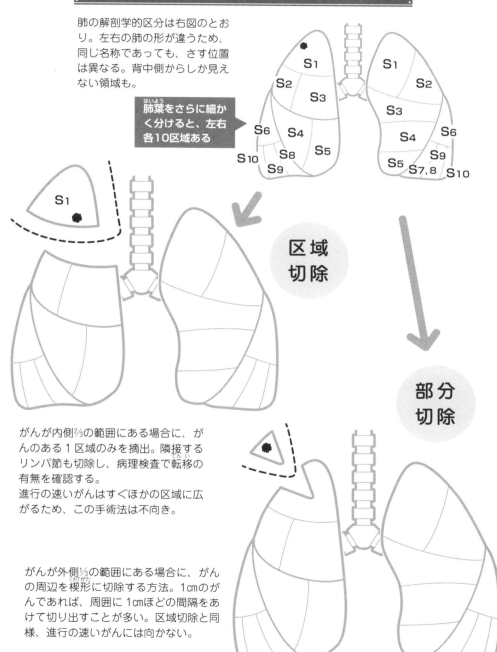

③肺全摘術
片肺全体を摘出する

肺葉切除術でがんをとりきれないときは、片側の肺全体をとりだします。体への負担も大きく、主治医とよく相談したうえで受けたい手術です。

肺全摘術のここをチェック！

時間・入院日数
手術は３～５時間前後、入院日数は7～10日

メリット
肺の入口のがん、進行がんを摘出できる

適している人
体力、心肺機能ともに十分な人

デメリット
体への負担が大きく、術後の合併症も多い

肺門部のがんや大きくなったがんが対象

片肺全体を切除する「肺全摘術《はいぜんてきじゅつ》」は、肺がんの手術でもっとも歴史のある方法です。肺の入口に広がる扁《へん》平上皮《ぺいじょうひ》がん、その他の進行がんなどで、多くおこなわれてきました。

しかし近年は、ヘビースモーカーに多い扁平上皮がんが減少。それにともない、**肺全摘術を受ける人の数も少なくなっています。**「呼吸機能をできる限り温存しよう」という流れもあり、どうしても必要な場合に限って選ばれる術式といえます。

心肺機能が低いともちこたえられない

肺の半分を切除するため、術後の呼吸機能が大幅に低下します。肺に隣接し、ともにはたらく心臓にも大きな負担がかかります。片肺が丸ごとなくなった結果、心臓の位置がずれ、循環機能に悪影響をきたすことも。心臓や呼吸器の状態がよく、積極的にリハビリできる人のための方法といえます。

術後の合併症の起こりやすさも、肺葉切除術《はいようせつじょじゅつ》の倍以上。リスクを十分に理解して手術を受けましょう。

根もとの気管支に広がったがんもとれる

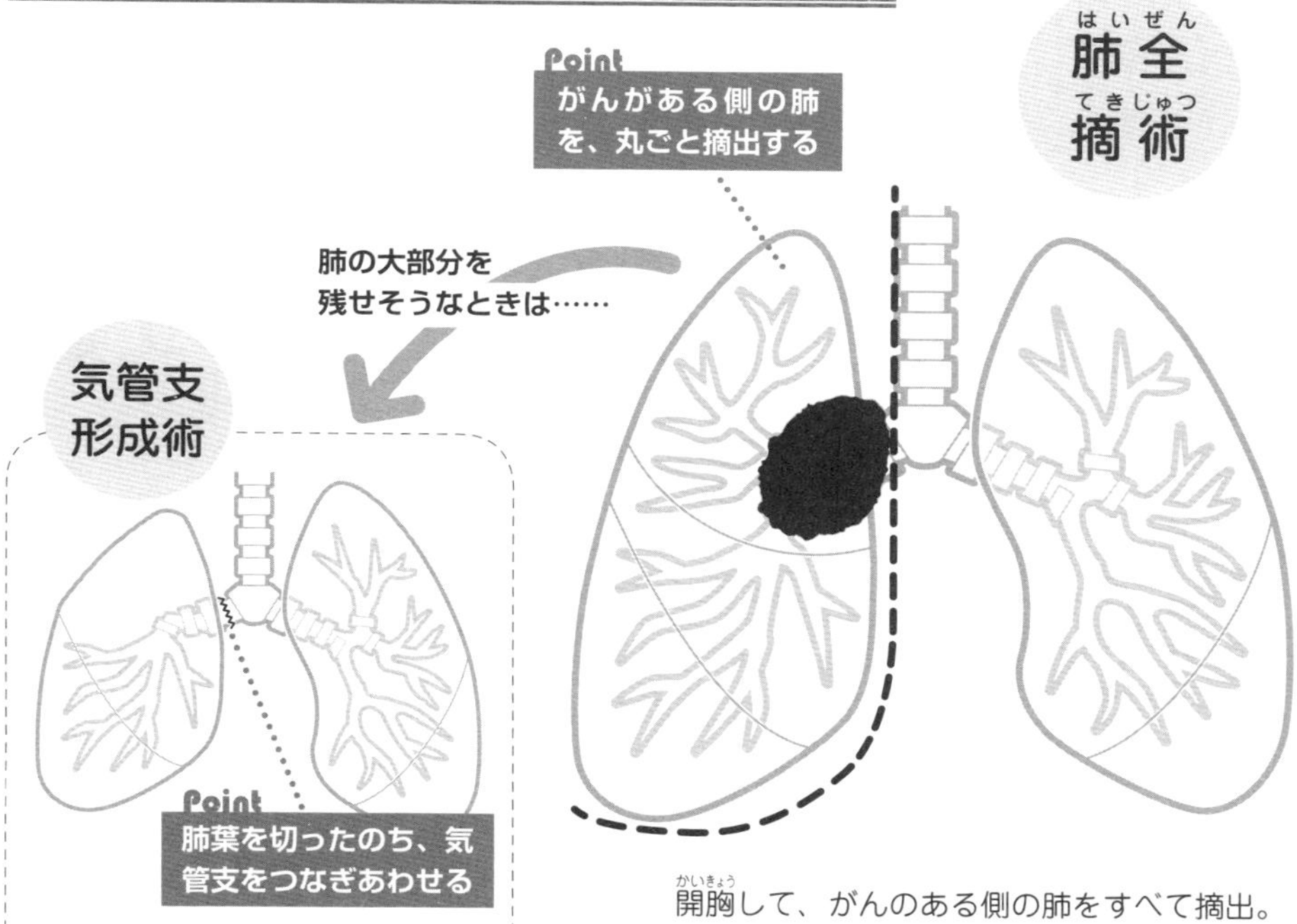
肺全《はいぜん》摘術《てきじゅつ》
Point
がんがある側の肺を、丸ごと摘出する
肺の大部分を残せそうなときは……
気管支形成術
Point
肺葉を切ったのち、気管支をつなぎあわせる

がんがある気管支を切り、残った気管支をつなぎあわせる方法。肺葉《はいよう》も一部切除する。

開胸《かいきょう》して、がんのある側の肺をすべて摘出。肺の入口にがんがある場合、片側の肺全体とそのリンパ節にがんが広がっている場合などにおこなう。右肺切除では呼吸機能全体の56%、左肺切除では44%が失われる。

気管支を縫いあわせて肺を残す方法もある

最近では、気管支を切除して再びつなぎあわせる「気管支形成術」も選択肢のひとつ。肺全摘術に代わる方法となりつつあります。

肺の入口(肺門部《はいもんぶ》)のがんに対して**肺全摘術と同等の治療効果が得られ、呼吸機能も一定の割合で保たれます。**切断した動脈どうしもつなぎあわせることで、肺への血流も確保されます。

気管支形成術は高度な技術が必要で、どこでも受けられるものではありません。気管支のつなぎ目(吻合《ふんごう》部《ぶ》)から空気がもれたり、動脈《どうみゃく》の吻合部から血液がもれるといった、合併症が起こることもあります。がん専門医で、症例数の多い医師に相談したほうが安心です。

④ 拡大手術
肺周囲の臓器も切除する

がんが肺の外の肋骨、胸膜、リンパ節など周辺の組織に広がっている場合は、肺とともに切除する「拡大手術」を検討します。

拡大手術のここをチェック！

時間・入院日数
手術は３～６時間以上。入院は７～10日前後

メリット
肺の外まで広がった進行がんを治療できる

適している人
Ⅲ期で、となりあった部分といっしょにとりきれる場合

デメリット
すべてのがんをとりきれるとは限らない。体への負担も大きい

胸膜や肋骨も肺といっしょに切除する

拡大手術の対象となるのは、肺の外まで広がっているがんです。病期でいうとⅡB期、ⅢB期の一部です。肺を包む胸膜《きょうまく》と肋骨《ろっこつ》、横隔膜《おうかくまく》、周辺のリンパ節、そして心臓をおおう心《しん》膜《まく》などに広がっている場合です。

手術の効果が得られやすいのは、がんが肋骨や胸膜に広がっているとき。**がんに侵された胸膜、肋骨もあわせて切除する「胸壁合併切除術《きょうへきがっぺいせつじょじゅつ》」により、５年生存率が高まります。**

一方、左右の肺のあいだの縦隔《じゅうかく》リンパ節や、心膜に広がっている場合は、手術の効果が限定的です。先に薬物治療を試すのも、ひとつの選択肢。どの程度の効果が見込めるか、主治医によく聞いてみましょう。

中皮腫では胸膜をとって肺を残す

中皮腫《ちゅうひしゅ》の場合、病巣は肺ではなく、胸膜にあります。そのため、胸膜を切除する手術を検討します。

ただ、胸膜に腫瘍が広くちらばった状態で、手術での完治を望むことはむずかしいでしょう。「腫瘍をできるだけとり、いい時間を少しでも

拡大手術では、周辺の骨や膜、臓器も切除

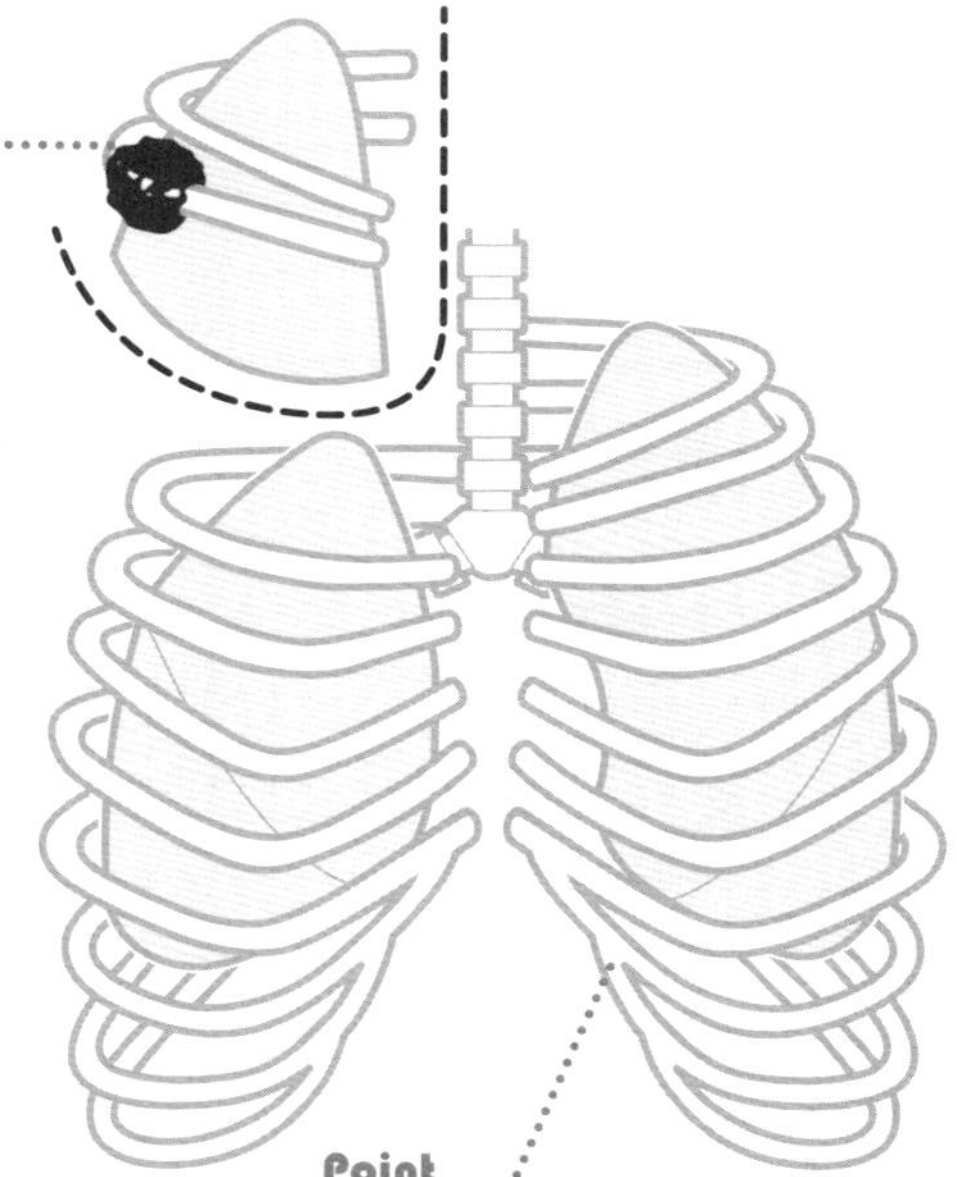
Point
がんが広がっている
肋骨《ろっこつ》も、切除する
心膜《しんまく》、横隔膜《おうかくまく》などを
切除することもある

がんが胸膜《きょうまく》に広がり、さらに肋骨に浸潤《しんじゅん》している場合の「胸壁合併切除《きょうへきがっぺいせつじょ》術《じゅつ》」。胸膜だけでなく肋骨も切除し、摘出する。がんがさらに広がっている場合は、片側の肺をすべて摘出することもある。

中皮腫では、肺を包む胸膜をはがす

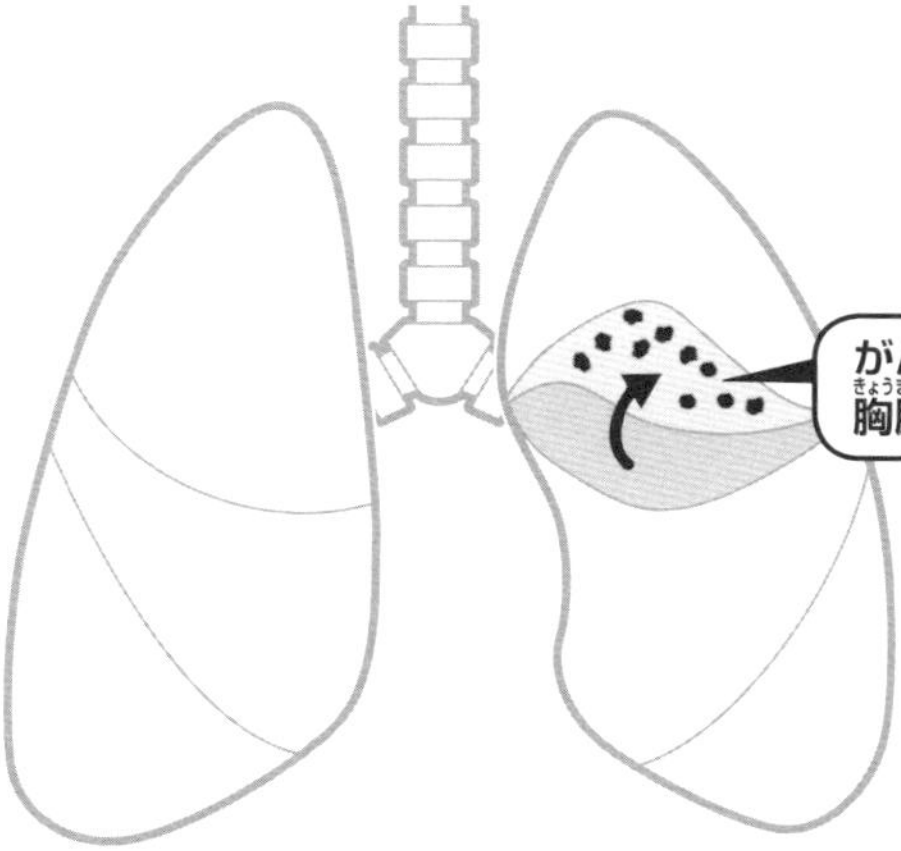
がんが広がっている
胸膜《きょうまく》を、全部はがす

内側の胸膜を「臓側胸膜《ぞうそくきょうまく》」、外側を「壁側胸膜《へきそくきょうまく》」といい、あいだに少し空間がある、袋状の構造。中皮腫では、腫瘍が広がっている片側の肺の臓側胸膜をすべてはがすことで、肺全摘《はいぜんてき》術《じゅつ》と同等の効果が期待できる。

長く過ごす」ことが手術の目的です。

手術では、肺をおおう胸膜のうち、肺に接している側の臓側胸膜《ぞうそくきょうまく》をはがします。「胸膜剥皮《きょうまくはくひ》」とよばれるこの方法なら、肺全摘術《はいぜんてきじゅつ》に比べ、呼吸機能を温存できます。

ただし、腫瘍が大きくなり、厚みがある場合は、手術でとりきれないことも。**薬物治療で腫瘍を小さくしてから手術に臨むことも考えます。**

手術の前に外来で検査を受ける

診断時には画像検査をはじめ、多くの検査をします。手術を受ける場合はさらにくわしい検査を受け、手術を安全にできるかどうかを確認します。

手術が可能かどうかを検査でもう一度確認

本書を手にとっているあなたは、画像検査、肺生検《はいせいけん》など、いくつもの検査を経験していることでしょう。「健診で肺に影があるといわれた」「別の病気で病院に行ったら、がんが見つかった」というできごとをきっかけに、肺の精密検査を受け、診断に至っていることと思います。

それでも手術にあたっては、さらなる検査が必要です。とくに重要なのは、体が手術に耐えられる状態かどうかをしらべることです。

診断のためにおこなう検査

肺がんの早期発見のためのスクリーニング検査と、確定診断のための精密検査がある。

スクリーニング検査	X線検査	健康診断でおこなわれる単純X線撮影（レントゲン）。簡便だが、早期のがんはよく見えないのが難点
	CT検査	X線をあてて吸収量を解析する。体の断面画像、三次元画像が見られ、早期のがんも鮮明に写る
	喀痰細胞診《かくたんさいぼうしん》	痰のなかにがん細胞が含まれていないかを見る。肺の入口近くの扁平上皮《へんぺいじょうひ》がんなどが見つかる
	腫瘍《しゅよう》マーカー	がん細胞がつくりだす物質を血液中から探す。肺がん関連では6種類で、あくまで補助的検査
精密検査	気管支鏡《きかんしきょう》検査	カメラつきの管を気管支に入れ、なかを見たり、病理検査のために組織を採取。超音波をあわせて使ってくわしく見ることも
	細胞診／肺生検《はいせいけん》	皮膚の上から針を刺し、肺の組織や胸水《きょうすい》を採取する方法。病理診断にまわし、がん細胞の顔つきをくわしくしらべる
	PET検査／CT検査	全身に転移《てんい》がないかを「PET検査」で探し、正確な位置は胸部CT検査で確認するのが、確実な方法
	骨《こつ》シンチグラフィー	放射性物質を注入して画像化し、骨への転移がないかを見る。転移があれば、CTやMRI検査でくわしく確認

手術前におこなう検査

下記の呼吸機能検査、循環器機能検査をはじめ、次ページの画像検査や血液検査まで、幅広くおこなう。

呼吸機能検査

スパイロメトリー

肺活量が十分にあるかを見る

肺切除に耐えられるだけの呼吸機能があるか、スパイロメトリーという機器でチェック。めいっぱい息を吸い込んだあとに、どのくらい息を吐き出せるかを見る（努力性肺活量）。予測肺活量（下記）の 80%以上あれば、正常範囲。たりない場合も、努力してリハビリすれば数値が上がり、手術可能になることが多い。

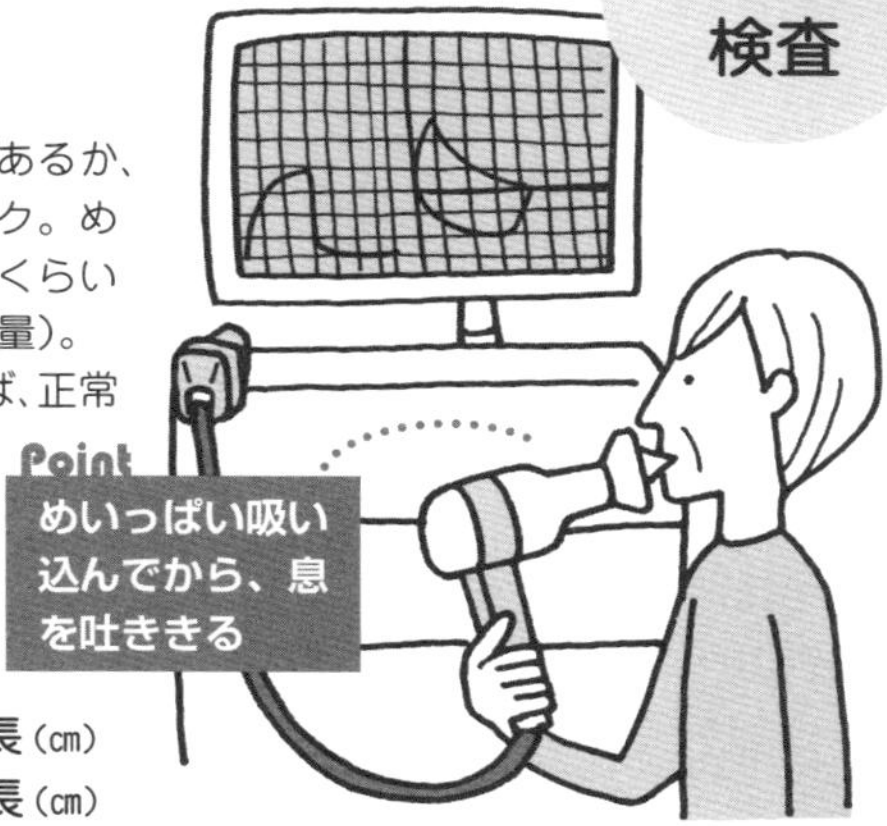
Point
めいっぱい吸い込んでから、息を吐ききる

男女別の予測肺活量

男性 (27.63 − 0.112 × 年齢) × 身長（㎝）

女性 (21.28 − 0.101 × 年齢) × 身長（㎝）

循環器機能検査

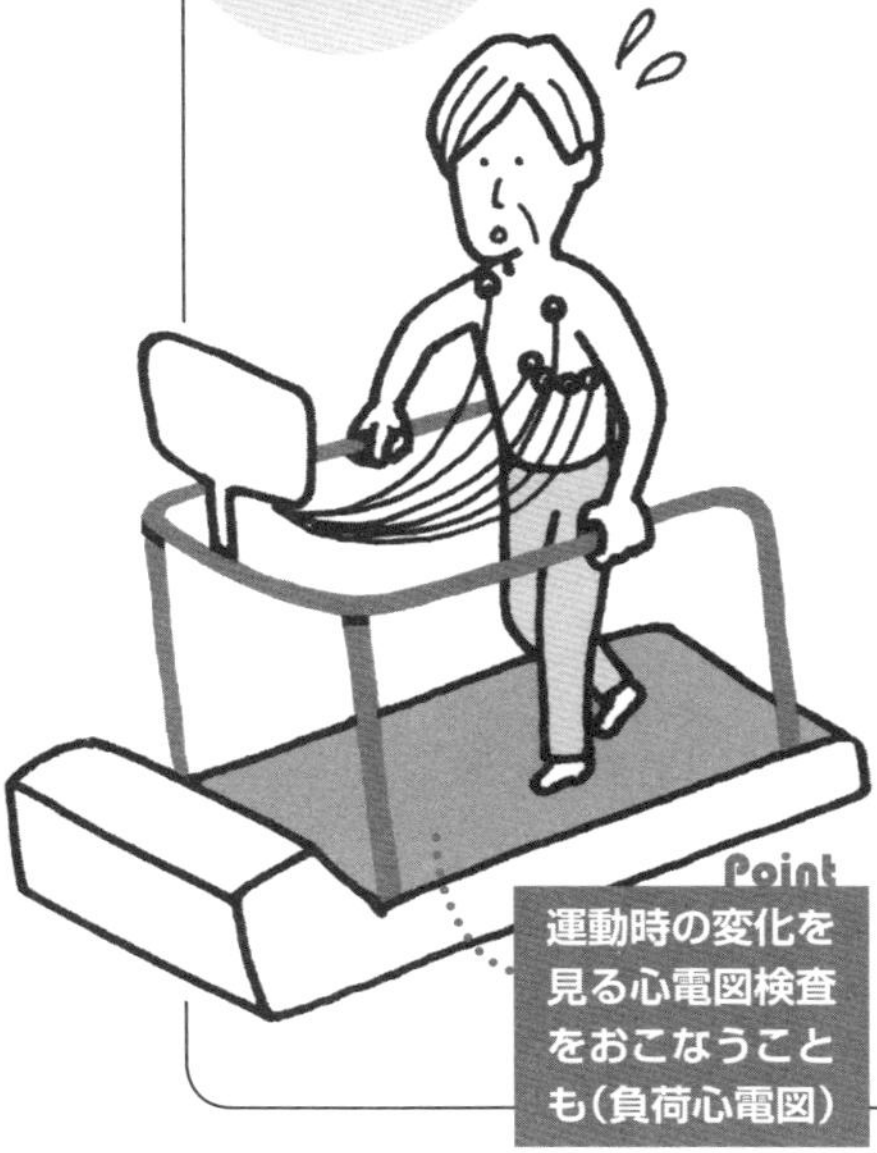
Point
運動時の変化を見る心電図検査をおこなうことも（負荷心電図）

心電図検査

手術に耐えられる心機能があるかチェック

心臓があまりに弱っていると、手術によって全身状態が悪化しかねない。まずは安静にした状態で心電図をとり、狭心症《きょうしんしょう》や心筋梗塞《しんきんこうそく》などがないかをチェック。運動時の心臓への負担をしらべる「負荷心電図」を追加することもある。

心血管エコー

持病があるときに、心臓、血管の形状を見る

心電図に異常があるときなどに、心臓、血管の状態をくわしくしらべる。心臓や血管の壁の厚さ、心臓の動き、血管の弁のはたらき具合がわかる。

冠動脈《かんどうみゃく》CT 検査

心臓の血流が十分かをしらべる

心臓全体に血液を送り、心臓のはたらきを支える冠動脈をチェック。動脈が正常に走っているか、せまくなっていないかなどを見る。

画像検査

腹部CT・頭部CT検査/MRI検査

腹膜《ふくまく》や脳に転移していないかを見る

肝臓や横隔膜《おうかくまく》、腹膜への転移をうたがうときは腹部CTを、脳転移の可能性があれば頭部CT/MRIを撮る。脳に関してはMRIのほうが感度が高い。

骨《こつ》シンチグラフィー

骨への転移と、その進行をしらべる

放射性医薬品を使った画像検査。骨に転移していると、転移部分が黒く写る。

胸部CT検査

広がり具合をもう一度確かめる

どのタイプ、どの位置のがんでも詳細に見えるのが、最大の利点。診断時に比べてがんが大きくなっていないか、反対の肺や周辺に転移していないかをチェック。切除範囲の確定に役立てる。リンパ節転移も見えるので、手術時にリンパ節をどこまでとるかも検討する。

PET-CT検査

リンパ節も含め、全身の転移《てんい》が見える

ブドウ糖を注入しておこなう放射線検査。リンパ節のほか、肝臓、副腎《ふくじん》、骨などに転移していないかを見るのに最適。

ただし画像が不鮮明で、1㎝未満のがんはとらえきれないことも。糖尿病の人は値が低くなることがあるので、主治医に確認を。

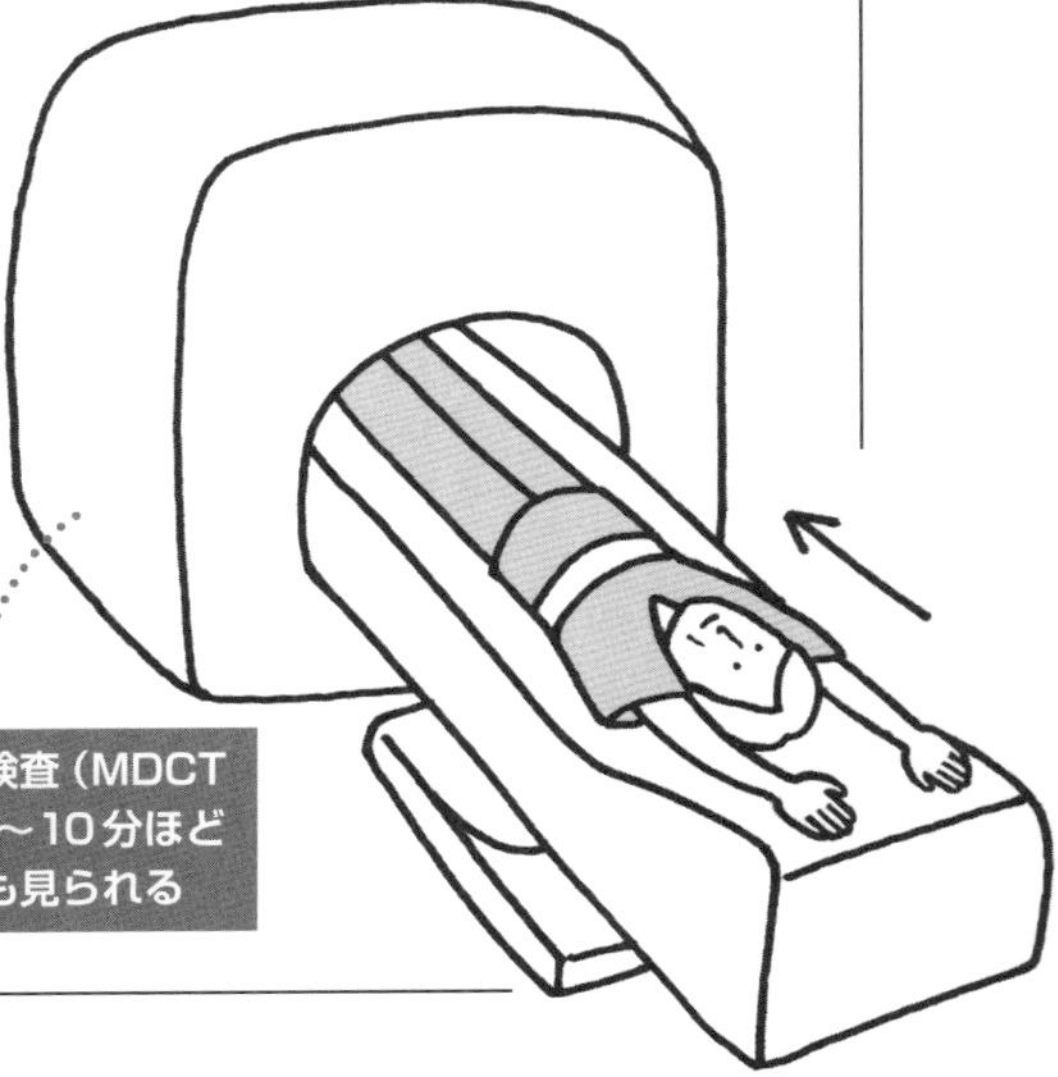

Point

高機能のCT検査（MDCT検査）では、5〜10分ほどで三次元画像も見られる

診断後に変化はない？ 病巣を画像でもう一度見る

がん細胞の多くは10年、20年単位で増殖し、目に見えるかたまりとなります。つまり診断時のがんは、はるか以前から体内にあった細胞の集まり。1か月単位で急激に変化することは、普段はあまりありません。

とはいえ、肺がんの進行は多彩で、なかには急激に大きくなるものも。そのため**手術前にはもう一度画像検査をし、病巣に変化がないか、予定の手術法でよいかを確認します。**

リンパ節やほかの臓器への転移《てんい》も、あわせて確認。**診断時には可視化されていなかった転移がんが、手術前に発見されることもまれにあります。**

このようなときは手術をあきらめ、別の治療をすることも考えます。

血液検査

生化学検査

たんぱく質、脂質、糖質の代謝をしらべる

糖尿病などの病気の管理状態と、肝臓や腎臓の機能が十分かを確認する。

腫瘍《しゅよう》マーカー

がんの有無を血液でチェック

がん細胞が放出する物質などを血液中から探し、がんの有無を知る手がかりとする。

CEA	肺がんのほか、肺の炎症などにも反応
CYFRA21-1	小細胞《しょうさいぼう》がん以外の肺がんで陽性に
SCC	扁平上皮《へんぺいじょうひ》がんで高い値を示す
ProGRP	小細胞がんの増殖度がわかる
NSE	小細胞がんだと、数値が上がる
SLX	血行性転移があると陽性になる
I-CTP	骨転移《こつてんい》や骨折時に数値が上がる

血球《けっきゅう》検査

赤血球《せっけっきゅう》、白血球《はっけっきゅう》などの数を見る

どの手術でもおこなう基本の検査。貧血や感染症の有無などがわかる。

凝固系《ぎょうこけい》検査

血液のかたまりやすさをしらべる

安全に手術するために、出血傾向がないか、血が正常にかたまるかを確認。

動脈血《どうみゃくけつ》ガス分析

呼吸障害が疑われるときに

血液中の酸素と二酸化炭素の割合などを測定し、肺が正常に機能しているか見る。

検尿・検便

検尿 尿たんぱくなどをチェック

血液検査と同様、どの手術でもおこなう基本の検査。尿たんぱくなどの異常があれば、さらにくわしくしらべる。

検便 便潜血《べんせんけつ》などがないかを確認

便に血が混じるなどの異常がないかを見る。肺がんには関係ないが、全身に異常がないかをしらべるためにおこなう。

糖尿病の管理状況などを血液検査で確かめる

手術前には血液検査も必須です。血球《けっきゅう》検査や凝固《ぎょうこ》検査では、血液の異常がわかります。血がかたまりにくい人、貧血がある人は、安全な手術のための対処が必要。心筋梗塞《しんきんこうそく》、脳卒中《のうそっちゅう》などの既往があり、血栓《けっせん》を防ぐ薬を飲んでいる人は、病状に応じて一時的に休薬することもあります。

糖尿病などの病気で薬を飲んでいる人は、数値がうまくコントロールできているかも確認します。高血糖状態では感染症を起こしやすいため、事前の服薬管理はとても重要です。

がん細胞の存在を知らせる腫瘍《しゅよう》マーカーは、術前に必ずおこなう検査ではありませんが、術後の経過観察などで役立ちます。

術前リハビリで肺機能を高める

手術を受けると決めたら、何より大切なのが術前リハビリ。術後の経過がよくなり、いままでどおりの生活に早く戻れます。

トレーニングしだいで手術が可能になる人も

肺の機能はつねに一定ではありません。**体をよく動かせば機能が高まり、寝てばかりいると肺活量が落ちます**。筋肉と同じで、きたえればよりよい状態になるのです。

そこで大切なのが、術前リハビリ。手術に耐えられるよう、体のコンディションをととのえます。**熱心におこなうほど、術後の経過がよく、息苦しさも感じにくくなります**。また、手術困難とされていた人が、手術可能になることもあります。

毎日歩くだけでもトレーニングになる

呼吸機能は、肺だけがつかさどるものではありません。筋肉、心臓、血管などの全身の器官が関係します。全身を動かすことで、呼吸機能を高められるのです。

とくにおすすめなのが、ウォーキングです。特別な準備はいりません。仕事をしている人は、通勤時にひと駅分歩くだけでも、効果的です。運動公園などに出かけるのもよいでしょう。**無理なく楽しくおこなえる方法を見つけてください**。

自宅で確実にできるトレーニングを習慣に

ラジオ体操
朝起きてすぐの日課にする

全身をバランスよく動かせる。胸を開く動作も多く、呼吸を助ける胸とおなかの筋肉がきたえられる。
深呼吸しながらとりくむと、より効果がある。ぜひ毎朝の日課に。

ウォーキング
楽しみながら歩くくふうを

毎日つづけることが大事。犬の散歩でも、写真撮影でもいいので、楽しめるくふうをとりいれて。長年の喫煙で肺を傷めている人は、禁煙したうえで、歩ける距離をのばしていこう。

病院では、呼吸機能に特化したトレーニングを

Point
肺が広がり、肺活量がアップ！

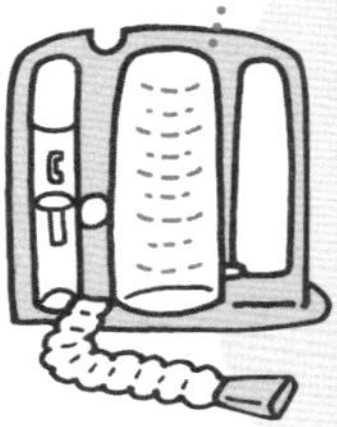

Ⅰ インセンティブスパイロメトリー

めいっぱい吸い、6秒間止める

マウスピースをくわえて大きく呼吸。どのくらいの息を吸い込めたかが、目盛りでわかる。肺を大きくふくらませることで、吸う力が高まり、手術で失われる呼吸機能を補える。手術の合併症として起こりうる、無気肺《むきはい》の予防にも。

Ⅱ 口すぼめ呼吸

吸う時間、吐く時間を1：2に

鼻からゆっくりと息を吸い、少しだけ呼吸を止める。吸ったときの倍の時間をかけて、口から息を吐く。おなかに手をあて、おなかがふくらんだりへこんだりするのを確認しながらおこなうと、より効果的。

Ⅲ ハフィング

痰を出すコツをつかむ

深呼吸を数回くり返したあと、鼻から大きく息を吸う。少しだけ息を止めて、口をあけて強く吐く。強くしっかりと息を吐き出すほど、痰が出やすい。

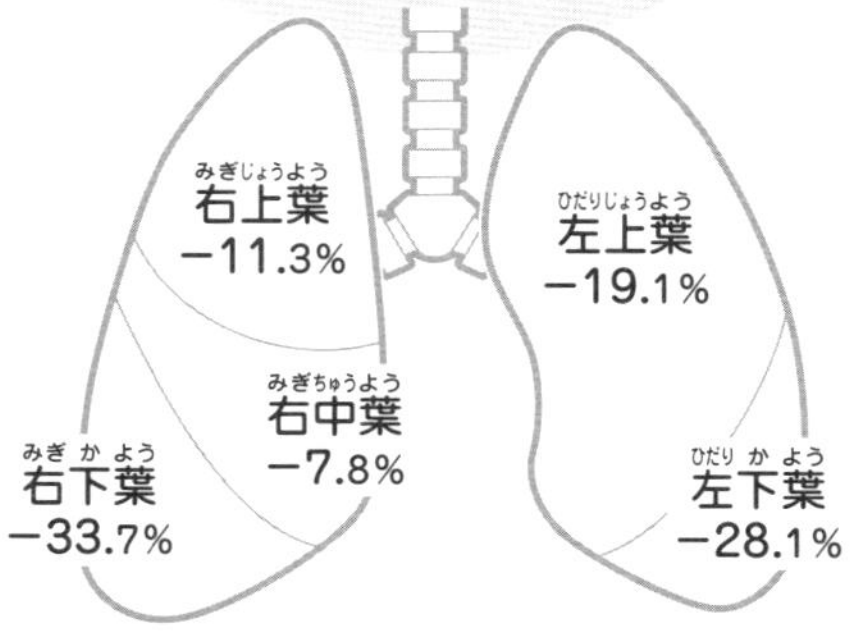

切除によって失われる、呼吸機能のめやす

入院中は機器を使ったトレーニングを

手術のために入院しているあいだも、看護師の指導のもとでリハビリをします。

機器を使うリハビリで代表的なのが、**インセンティブスパイロメトリーを用いた呼吸筋トレーニングです**。どのくらいしっかり息を吸い込めているか、ひと目でわかるのが特徴。手術の翌日以降も、経過観察をかねておこないます。

このほかに、**口すぼめ呼吸の方法や痰の出しかたも、看護師が指導してくれます**。タバコを長年吸っていた人はとくに、術後に大量の痰がたまりがち。肺炎などの合併症にもつながるため、痰の出しかたをしっかり身につけておきましょう。

手術前日に入院。翌日から歩く

いざ入院し、手術を受けるまでの流れと退院までの過ごしかたを知っておきましょう。標準的な手術なら、1週間程度の入院ですみます。

手術前日から退院までの流れを知っておこう

基本は前日入院で、1週間程度で退院できる。

入院

入浴も食事も普通にできる

入院中の過ごしかたや麻酔の説明を受け、あとは痰の出しかたなどを練習してゆっくり過ごす。入浴、食事も夜までOKという場合が多い。手術にそなえて下剤を飲むことも。

必要なもちもの

- 診察券、書類一式
- パジャマ、下着、タオル
- 石けん、シャンプー、歯ブラシ
- うがい用コップ、吸い飲み
- 小銭

手術当日

手術は3時間ほど。深呼吸、足首運動は当日から

起床後は食事も水分もとらない。手術着に着替えて待ち、時間になったら手術室へ。背中に管を入れ、麻酔が効いたら手術がはじまる。大きな手術でなければ、時間は3時間前後。
胸の血液や胸水《きょうすい》を出すための管がついた状態で、病室に戻る。

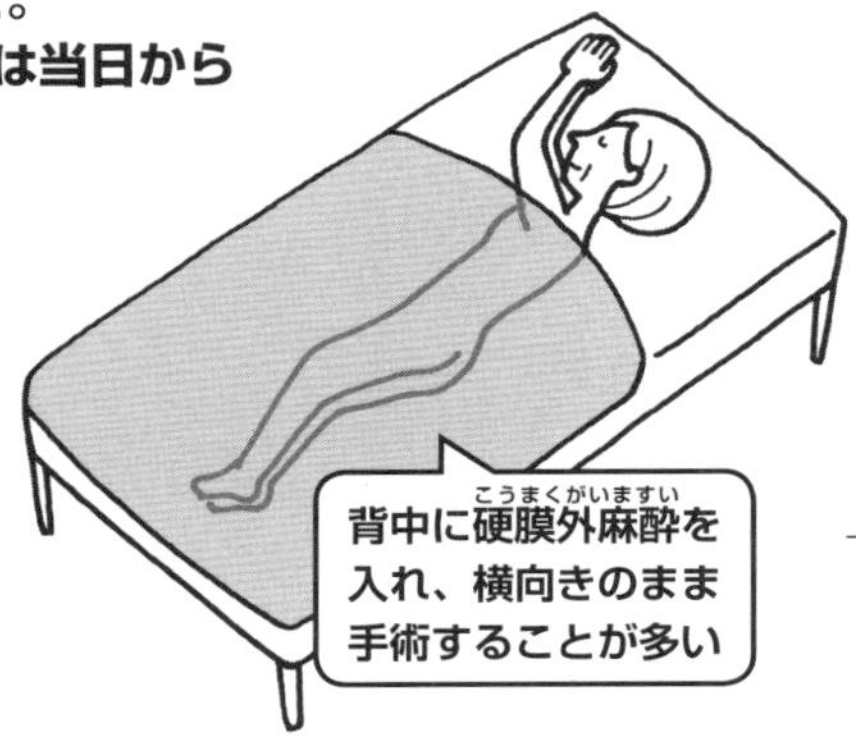
背中に硬膜外麻酔《こうまくがいますい》を入れ、横向きのまま手術することが多い

好きなものを食べて元気な体で入院を

がん手術のための入院は、ほかの病気での入院とは異なります。肺がんはとくに、症状の出にくいがん。検査結果が悪くとも、元気に動ける人が多いのです。

そのため**入院前も、安静にする必要はありません**。前日まではできるだけ歩き、バランスのよい食事をとって、普段どおりに過ごしましょう。**手術に備えて、心身のコンディションをととのえることが、いちばん大切です。**

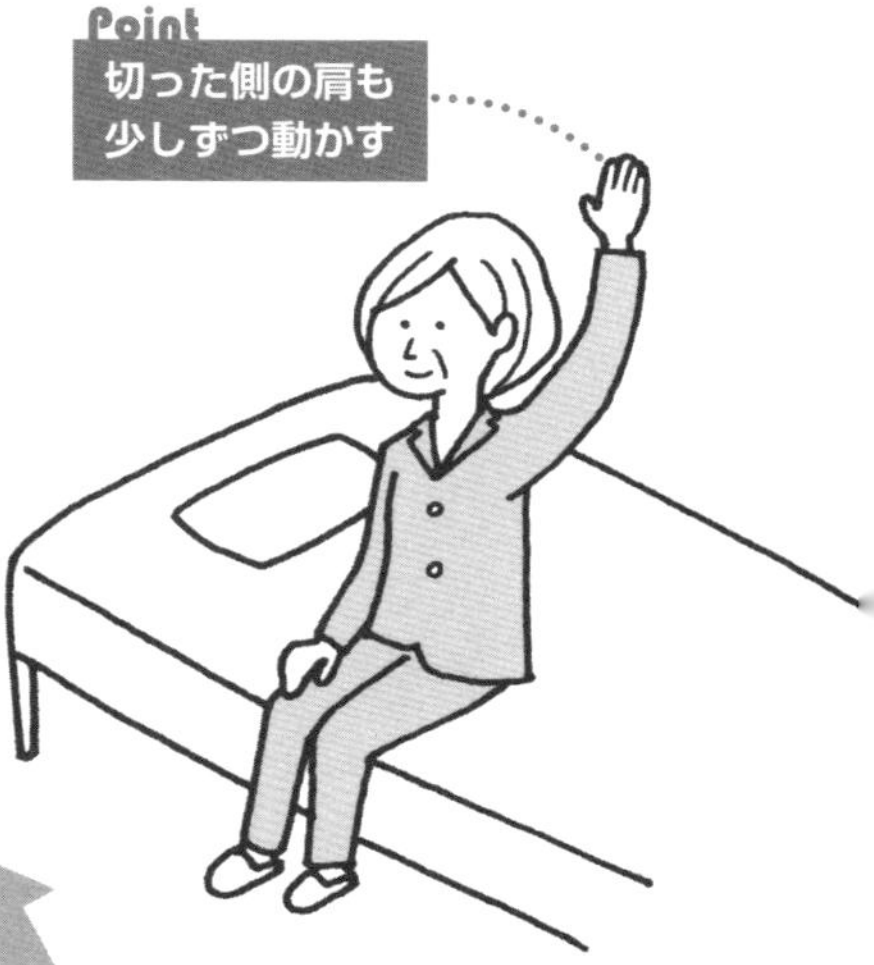

手術翌日

すぐ歩きはじめ、痰を出す練習もスタート

翌朝から通常の食事をとれる。エネルギーを充てんしたら、体を動かすことも忘れずに。歩くことで呼吸機能を早くとり戻せる。呼吸トレーニングも同時に再開。傷が痛むときは遠慮せずに申し出て、早めに鎮痛薬を使う。

手術後2~6日

病棟をウロウロするのもリハビリのうち

経過に問題がなければ、胸につけた管を抜く。手術した側の肩を動かす、売店や談話室に行くなどして、できるだけ体を動かそう。ベッドにいるときは、呼吸トレーニングを継続。痰をできるだけためないようにする。

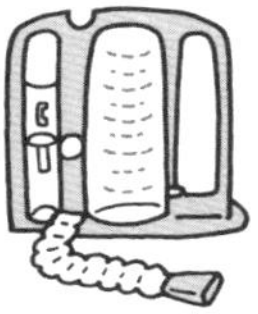

術後のトレーニング

- インセンティブスパイロメトリー
- 口すぼめ呼吸
- 痰を出す
- 肩を動かす
- 歩行で全身運動

退院

1 週間ほどで退院

術後の合併症がなく、体力測定の結果がよければ、術後5～7日ほどで退院できる。退院後の注意点を聞き、支払いをすませて帰宅する。

入院は病気のもと!? なるべく早く退院を

手術のためには入院が必須ですが、一方で悪影響もあります。どんなに健康な人でも、ベッドで安静にしてばかりでは、全身機能が低下します。**入院生活は短いほどいいのです。**

手術を受けたあとも、翌日から体を動かすことを心がけましょう。血《けっ》栓《せん》ができて心筋梗塞《しんきんこうそく》、脳卒中《のうそっちゅう》になるといった合併症も防げます。

痰を出すことも、肺炎などの合併症予防につながります。痰がたまって気管がゴロゴロするときは、事前に練習したハフィングなどの方法で出します。出にくいときは頭を低くし、うつぶせに寝る方法も有効です。

経過がよければ、5~7日ほどで退院し、日常生活に戻れます。

リハビリをしっかりすれば術後は普通に暮らせる

退院後も、入院前と同じく普通の生活を送り、心身のコンディションをととのえましょう。仕事をもつ人は、体調と相談しながら復職を。

安静にしすぎると呼吸機能が戻らない

退院後の生活に制限はありません。術後だからといって大事をとりすぎると、肺と全身の機能が戻らなくなってしまいます。

入院中と同じく、できるだけ体を動かすことを心がけます。**ウォーキングやラジオ体操を、退院後も日課としてつづけるとよいでしょう。**

呼吸機能は3か月ほどで徐々に回復します。片肺をすべて摘出した場合も、半年から1年ほどで体が慣れ、平穏に暮らせるようになります。

受診日前でも異変を感じたら病院へ

傷口から、手術した側の前のほうの胸に多少の痛みがあるのは、正常の範囲内。ただし血や浸出液が出ているときは、病院で診てもらいます。熱が出る、呼吸が苦しくて動けない、食事をとれないという場合も、急いで受診を。早急に治療が必要です。

何もなければ、2週間後、1か月後の予約時に、予定どおりに受診。このときには、手術時に摘出した組織の病理診断がすんでいるはず。追加の治療が必要ないかを確認します。

こんなときは早めに受診しよう

下記の症状は、肺炎などの合併症のサイン。予約がなくても病院に行き、しらべてもらおう。

- 体重が急激に減っている
- 傷口から血や浸出液が出ている
- 高熱がつづく（38℃以上）
- 食欲のない日が何日もつづく
- じっとしていても息苦しく、つらい

退院後は、なるべくいままでどおりの生活を

退院

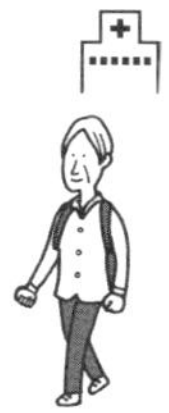

薬物治療を受けながら暮らす
術後に薬物治療を受ける場合は、手術後2～3か月以内に開始。初回は入院で、2回目以降は外来でおこなうことが多い。

1か月ほどで社会復帰
薬物治療の予定がない人は、検査のための定期受診のみ。体を動かしながら、家事や仕事など、生活のペースをとり戻す。

スクリーニングで再発をチェック
手術後3か月、6か月、1年が、当面の定期受診のめやす。がんが再発していないかを確かめる。

1日1回は外へ出て心の調子もととのえる

体を動かす目的は、肺のリハビリだけではありません。がんのために家にこもりがちになると、気力も低下します。**なかには手術後にうつになり、治療意欲を失う人もいます。**

このような状態を防ぐため、1日1回は外に出ましょう。**家族で買いものに行く、地域の友人、知人とお茶を飲むといった、ちょっとした外出でも、心がふさぐのを防げます。**

痛みがあまりに気になるのも、心配な徴候。傷口や胸の痛みが完全になくなることはありませんが、2か月、3か月も苦痛がつづき、寝てばかりいると、治療に悪影響です。主治医に相談して鎮痛薬を使うなど、快適に過ごすための対処をします。

職場と相談して最初は時短勤務にする

仕事をもっている人は、術後2週間ごろをめどに職場に連絡し、復帰の相談をしておくと安心です。

術後の経過がよく、仕事がデスクワークであれば、2週間～1か月程度で復職できます。「満員電車を避けたい」「1日6時間なら無理なくはたらける」など、希望を伝えましょう。

完全復帰に向けてあせる気持ちもあるかもしれませんが、無理は禁物です。無理をして職場に迷惑をかけると、あなた自身が落ち込む原因にもなります。**少しずつ体を慣らすつもりで希望を伝えてください。**時短勤務では、かえって職場に迷惑がかかるという場合には、長めに休職し、リハビリをしてから復帰します。

術後の
定期検査

術後の定期検査で再発を見逃さない

手術できれいにとれたように見えても、目に見えない小さながんが残ることがあります。そのため手術後5年間は定期検査をつづけます。

再発のほとんどは5年以内に起きる

がん治療の効果は、5年生存率で決まります。再発・転移《てんい》の多くは、治療後5年以内に起こるためです。手術でとりきれたと思っても、目に見えない小さながんが体に残っている可能性もあります(下表参照)。

手術後は定期検査を欠かさずに。検査は術後3か月目、6か月目におこなうのが一般的。以降は3～6か月ごとに受診し、**5年間、検査を継続します。5年を超えれば、「がんが治った」といえる日がやってきます。**

胸部CT検査で再発がんを早く見つける

定期検査では、半年～1年に1回をめやすに、胸部CT画像を撮ると確実です。X線検査では見えにくい部位まで鮮明に写り、再発・転移がんを早期に見つけられます。

ただし数㎜程度の小さな影は、再発がんかどうかの確認が困難です。「3か月後にまた来てください」といわれることも。「その間に進行したらどうしよう」とあせる気持ちもわかりますが、診断可能な状態になるまでは、普段どおりに過ごしましょう。

手術をしても、がんが残ることがある

2004年に肺がんの手術を受けた、1万1663人の調査結果。1999年に比べると割合は減っているが、5～10%の人に遺残《いざん》が見つかっている。

遺残《いざん》の程度	1999年	2004年
R0(遺残なし)	88.8%	93.5%
R1(顕微鏡的遺残)	7.1%	2.5%
R2(肉眼的遺残)		3.0%
RX(判定不能)	—	1.0%
欠損値(データ欠如)	4.1%	0%

5～10%の人にがんが残っていた

(「2004年肺癌外科切除例の全国集計に関する報告」肺癌登録合同委員会より引用)

遠隔転移時の症状を知っておこう

肺がんの転移《てんい》は、自覚症状から見つかることもある。下記のような症状に注意したい。

肝臓への転移

倦怠感《けんたいかん》 肝障害の代表的な症状。ただし転移がんが大きくなるまでは自覚しにくい。

黄疸《おうだん》 白目などの粘膜、顔や体の皮膚が黄色っぽくなる。尿の色が濃くなることも。

おなかのはり がんが転移して腹水《ふくすい》がたまると、おなかがはって不快に感じることが多い。

骨への転移

痛み 骨のなかには痛みを感じる神経があり、がんに圧迫されて痛む。

骨折 痛みに耐えて過ごしていると、骨が破壊され、骨折することもある。

手足の麻痺 脊椎《せきつい》を通る神経が圧迫され、手足が動かしにくくなることがある。

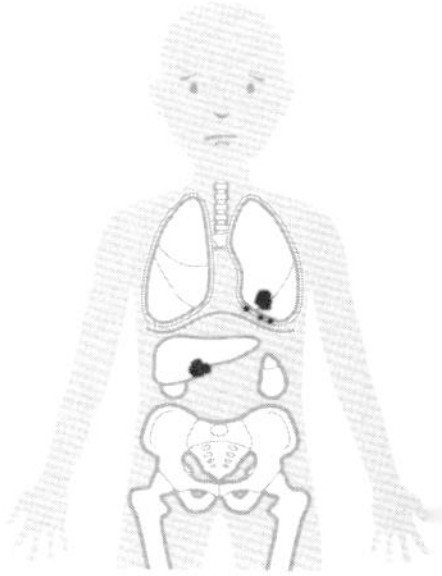

副腎への転移

顔の丸み、むくみ 副腎《ふくじん》の異常で、副腎皮質《ふくじんひしつ》ホルモンが過剰に出るのが原因。太ることもある。

吐き気 副腎両側への転移時に起きる「副腎クリーゼ」の症状。低血圧になることも。

薬物治療の副作用と似ているので、医師によく診てもらおう

脳への転移

頭痛、吐き気 転移がんの成長にともない、頭蓋骨《とうがいこつ》内部の圧が高まり、頭痛や吐き気が起きる。

手足の麻痺 運動機能をつかさどる部位に転移すると、麻痺や言語障害が起きる。

歩行時のふらつき 大脳の後ろ下側にある小脳に転移した場合、平衡感覚が保てなくなる。

5年たったあとも二次がんに注意を

術後の経過観察で大切なのは、神経質になりすぎずに、体調に注意を払うこと。**治療の目的は、がんと闘うことではなく、いい時間を長く過ごすことです。**がんに気持ちを支配されないよう、楽しい時間を少しでも多くもつようにしてください。

とはいえ、70代、80代、90代と年齢を重ねれば、体のあちこちが痛み、気が沈むこともあるでしょう。無理をせず、不調を感じるときは主治医に相談してください。

また、**治療後何年もたってから、再発・転移がんとは別の新たながんである「二次がん」ができることもあります。**5年を過ぎたあとも、CT検査を受けたほうが安心です。

手術が受けられないときの治療法

体力がなくてもあきらめない！

体力の衰え、別の病気などが原因で手術を受けられない場合、
薬物治療や放射線治療が選択肢となります（→ Part3、4）。
さらに、下記のような治療法も一部の医療機関でおこなわれています。

保険適応

光線力学的療法《こうせんりきがくてき》（PDT）

入院時の流れ

フォトフィリンまたはレザフィリンを静脈《じょうみゃく》注射

↓

気管支鏡《きかんしきょう》を入れ、低出力のレーザーをあてる

↓

がん細胞が壊死したら気管支鏡でカスをとる

小さな扁平上皮《へんぺいじょうひ》がんなら95％完治する

がん細胞に集まりやすく、レーザー光線に反応する物質を注射し、レーザー照射でがんを破壊する治療法。壊死したがんは気管支鏡でとりだす。

肺の入口にできた扁平上皮がんでは効果が高く、1㎝以内なら、この治療だけで95％完治するといわれている。肺野型《はいやがた》の腺《せん》がんなどにも効くかどうかは、現在臨床試験で検証中。

治療は１～２週間の入院ですみ、体力のない人でも安心。注射後２～４週間は強い光にあたらないように注意する。

保険適応外

粒子線《りゅうしせん》治療

通常の放射線より副作用が少ないことも

粒子線は放射線の一種。X線にも似ているが、X線とはエネルギー分布が異なるのが特徴。エネルギーが最大になるタイミングでがん細胞にねらいを定め、がん細胞を壊死させる。症例によっては、縮小手術と同等の効果を期待できる場合がある。

重粒子線《じゅうりゅうしせん》と陽子線《ようしせん》の２種類があり、重粒子線のほうがエネルギーが強い。対象は非小細胞《ひしょうさいぼう》がんで、手術に必要な体力がない人。ただし右の医療機関でしか受けられず、費用も300万円前後と高額。

◆粒子線治療ができる医療機関◆

北海道	北海道大学病院 札幌禎心会病院
福島県	南東北がん陽子線治療センター
群馬県	群馬大学医学部附属病院
千葉県	国立がん研究センター東病院 放射線医学総合研究所
神奈川県	神奈川県立がんセンター
長野県	相澤病院
福井県	福井県立病院
静岡県	静岡県立静岡がんセンター
愛知県	名古屋陽子線治療センター
兵庫県	兵庫県立粒子線治療センター
岡山県	岡山大学・津山中央病院（共同運用）
佐賀県	九州国際重粒子線がん治療センター
鹿児島県	メディポリス国際陽子線治療センター

保険適応外

凍結療法《とうけつりょうほう》

−130℃以下の低温でがんを凍らせる

健康な細胞もがん細胞も、低温で凍結させると死んでしまう。凍結療法ではこの原理を利用し、−200〜−130℃程度の液体窒《えきたいちっ》素《そ》でがんを壊死させる。

1時間程度の治療ですみ、体に負担がかからないのが最大の利点。ほかのがんでも実験的な段階のため、科学的根拠はないが、3㎝程度までのがんなら壊死させられるという報告もある。

受けられるのは一部の医療機関のみで、健康保険は適用されない。

保険適応外

ラジオ波《は》凝《ぎょう》固《こ》療法《りょうほう》（RFA）

針刺しのリスクも考え、ほかに治療法がないときに

がん病巣に電極を刺し、熱で焼く治療法。AMラジオと同じ周波数の電磁波で熱を加える。肝がんではよくおこなわれていて、肺がんでも一部施設で実施されている。体への負担が少ないのがメリットで、対象は3㎝以下のがん。種類や位置は問わない。

麻酔と注射のみで治療できるが、針刺しのときに肺に空気が入り、合併症を起こすことも。針が病巣の中心に刺さるとは限らず、期待する効果が得られないこともある。効果とリスクを確認したうえで検討しよう。

保険適応外

マイクロ波《は》凝《ぎょう》固《こ》療法《りょうほう》（PMCT）

肝がんに多い治療法。肺がんではまだ少数

周波数の高い電磁波で熱エネルギーを発生させ、がんを焼く方法。肺がんへの効果を期待し、一部施設で試験的におこなわれている。ラジオ波凝固療法と同様、肺の空気がもれるといった合併症があり、慎重に検討したい。

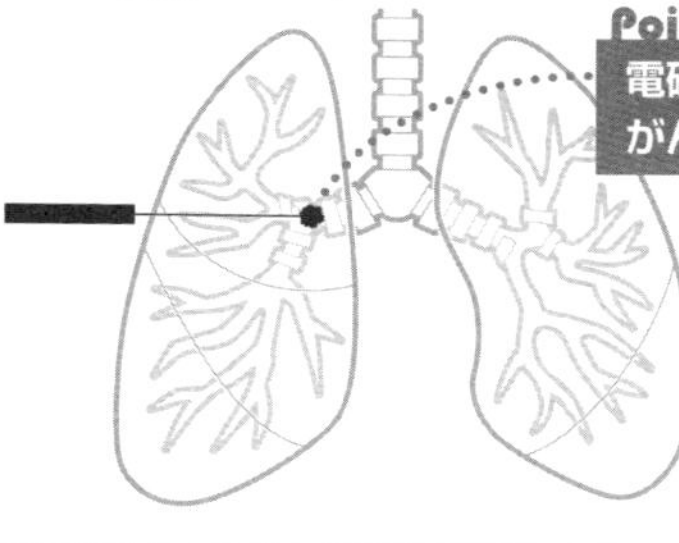

Point
電磁波を使ってがんを焼く

保険適応外

内視鏡的放射線《ないしきょうてきほうしゃせん》小線源療法《しょうせんげんりょうほう》

肺の入口にできた小さながんによく効く

気管支のなかに管を通し、そこから放射線を送る方法。通常の放射線治療とは違い、周囲の組織を傷つけず、大量の放射線を照射できる。2㎝以下の肺門型《はいもんがた》肺がんがおもな対象。

ただし最近はおこなわれることが少なく、ごく一部の施設でのみ受けられる。

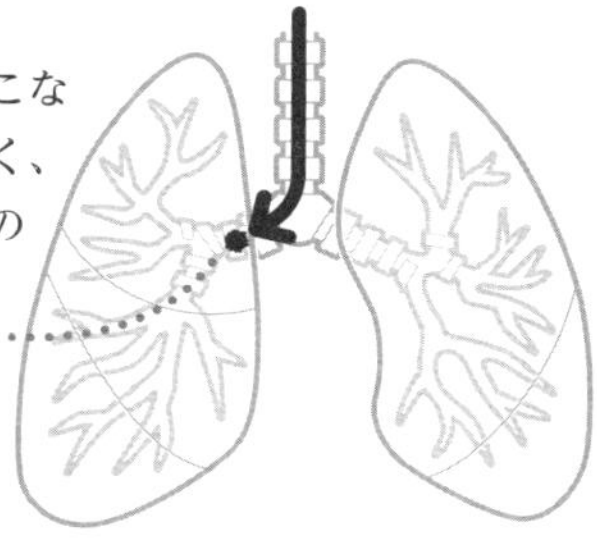

Point
管から放射線を届けるため、患部だけにあてられる

肺がんの手術を受けた人がどのような経過をたどり、どんな気持ちでその後を過ごしているのか。ほかの患者さんの例も、治療選択の参考にしてください。

手術のケーススタディ

（65歳、女性）「趣味の登山を夫婦で楽しんでいます」

腺がん
ＩＡ期

せきがつづくのを娘にも指摘され、近くの市立病院をしぶしぶ受診。「小さな影があるので、もう少ししらべさせてください」といわれ……3回目の受診時に腺《せん》がんと診断されました。最初に感じたのは、「こんなに健康に気をつけていたのに、なぜ？」という怒りと悔しさ。病院からの帰り道のことは、いまも覚えていません。

ようやく気持ちが落ち着いてから、夫と娘とともに再受診。「タバコを吸わない人にも起きるがんなんです。でも、手術でとれるから大丈夫。半年後にはまた山登りもできますよ」という先生の笑顔が、唯一の救いでした。

入院は10日ほどで、右上葉《みぎじょうよう》を切除。息苦しさ、傷口の痛みは思った以上でしたが、先生に励まされながらリハビリに専念。退院後も1日5000歩を目標に、毎日歩きました。

手術から2年たちましたが、再発はありません。定年を迎えた夫とともに山に登り、温泉に入って帰ってくるのがいまの楽しみです。

（47歳、男性）「手術してくれる先生に出会えました」

腺がん
ⅢＢ期

「がんが広がっているので、手術はできません。抗がん剤で治療しましょう」。そういわれたときのショックは忘れられません。娘は今年で11歳、息子は小学校に入ったばかり。がんで死ぬわけにはぜったいにいかない。手術での完治以外は考えられませんでした。

進行がんを手術で治してくれる先生はいないかと、知り合いから必死で情報を集め、つてを探しました。そして見つかったのが、高校の同級生のＡくん。医学部に進んだのは知っていましたが、呼吸器外科医として肺がんを専門にしているとのこと。早速受診したところ、「リスクはもちろんある。でも手術で治そう」といってくれました。

しばらくは仕事をつづけながら、抗がん剤と放射線治療のために通院。2か月後に受けたのは、8時間におよぶ大手術でした。「全部とれたと思う。本当に頑張ったね」という言葉が、どれほど嬉しかったか。

念のためいまも抗がん剤を使っていますが、再発はなく、仕事もつづけています。

Part 3

放射線治療で がんを小さくする

手術が受けられないとき、手術以外の方法を望むときに
真っ先に検討したいのが放射線治療です。
薬と組み合わせて完治をめざす方法、痛みをとるための方法など
病期とあなたの希望にあった治療法を選びます。

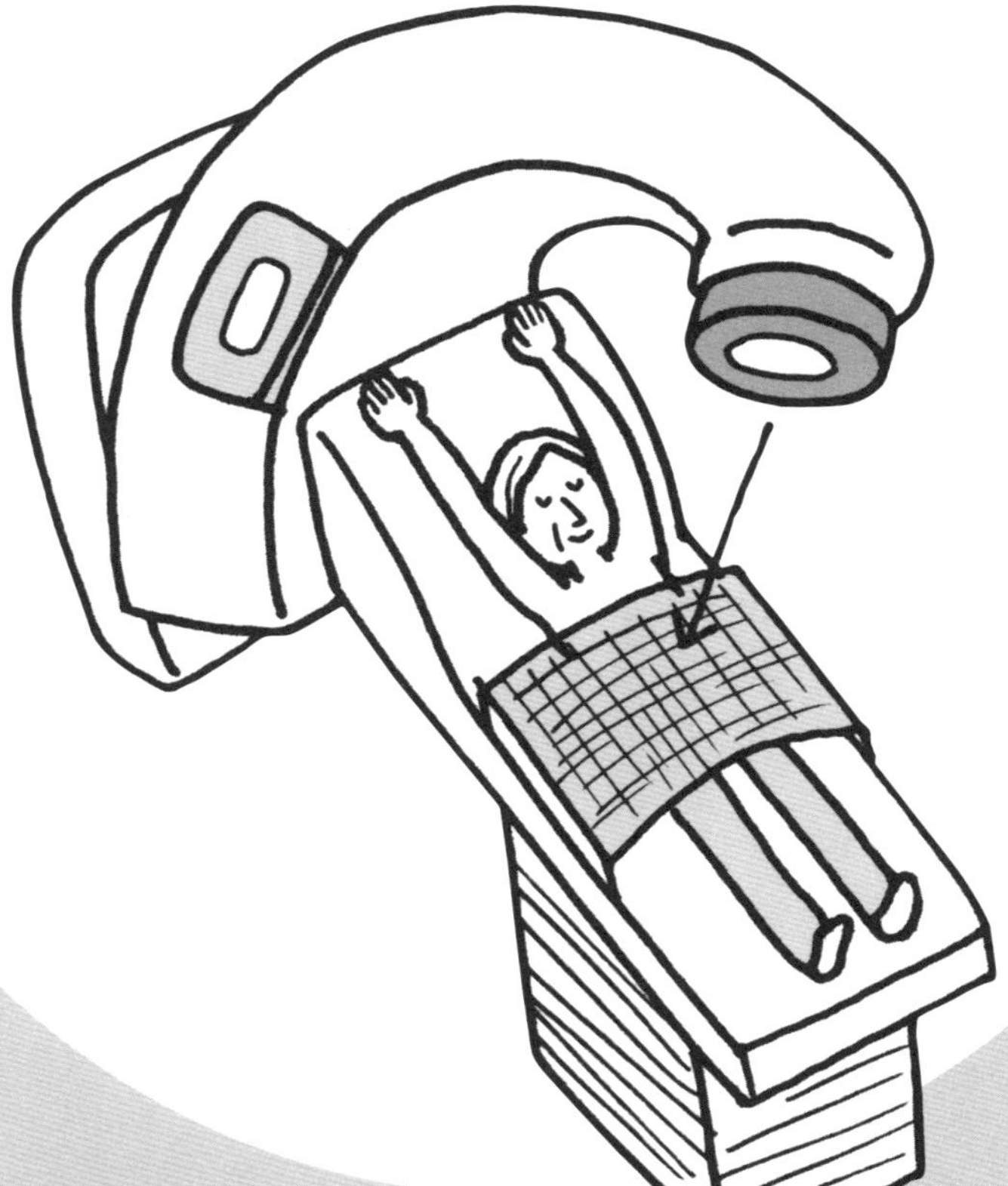

放射線治療の役割

手術がむずかしいときのいちばんの選択肢

放射線治療は、がん細胞の遺伝子を破壊してがんを死滅させる治療法。手術できないときにまず最初に、検討したい方法です。

高齢の人も、持病がある人も安心

放射線治療に対し、「末期がんの緩和治療」という印象をもっていないでしょうか？　昔はそのような位置づけでしたが、いまは違います。**技術が進み、完治をめざす治療としておこなわれることが増えています。**

手術に比べれば、科学的根拠となるデータは不足しているものの、欧米では最初の治療法として選択する人も多くいます。**「やわらげる」だけでなく「治す」ことを目的とした、十分に希望のもてる治療法です。**

細胞分裂が活発ながんにこそ、放射線が効く

放射線治療の主役は、画像検査でもおなじみのX線。Ｘ線が物質を透過するときに、そのエネルギーを吸収し、イオン化する性質を利用しています。体の表面からあてると、皮膚や脂肪、内臓などを透過し、がん細胞のＤＮＡを破壊します。

正常な細胞にもダメージを与えますが、細胞分裂がより活発ながん細胞に与えるダメージは大きく、**痕跡《こんせき》だけを残して死滅し、体を侵すことはなくなります。**

小細胞がんでも早期なら治療できる

肺がんの種類を問わずに受けられるのも、放射線治療の利点です。**腺《せん》がん、扁平上皮《へんぺいじょうひ》がんでは、早期なら手術に近い効果が得られます。**

進行が速く、手術できないことの多い小細胞《しょうさいぼう》がんにも有効です。Ⅰ期であれば完治をめざせますし、Ⅱ期、Ⅲ期では、薬物治療との組み合わせで効果を発揮します。Ⅱ期、Ⅲ期では完治の可能性が高いとはいえませんが、がんをうまく抑え、残された時間をのばすことができます。

放射線治療を検討するのは、こんなとき

放射線治療を積極的に選びたいのは、下記のようなとき。手術を受ける体力がなくても、放射線治療なら受けられることが多い。

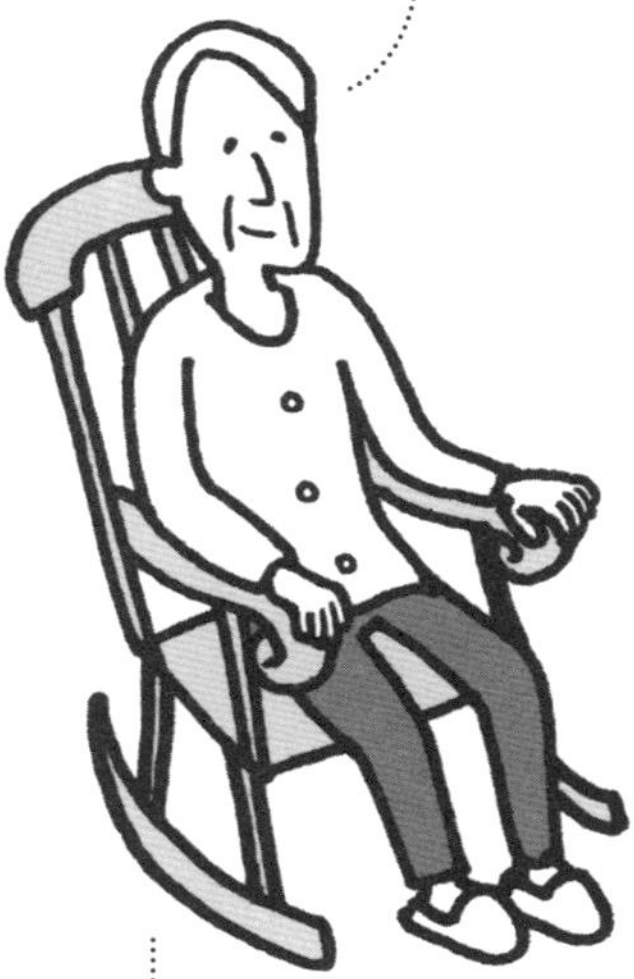

原発巣《げんぱつそう》をなくす、小さくする

根治的治療

Ⅰ期 Ⅱ期

手術できないときに、完治をめざす

非小細胞《ひしょうさいぼう》がんのⅠ～ⅢA期、小細胞がんのⅠ期では、手術が最初の選択肢。ただ肺がんは高齢者に多く、手術が受けられない人も半数近くいる。手術がむずかしそうなら、放射線治療で完治をめざそう。小細胞がんでは、薬物治療といっしょにおこなう手もある。

→P88、90

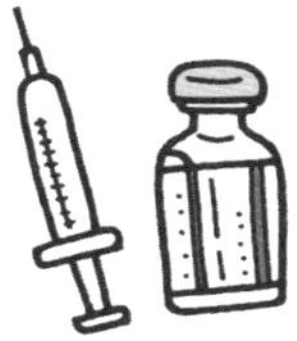

ⅢB期

薬物治療とセットでおこなうことが多い

非小細胞がんは、ⅢB期に入ると手術の効果が得にくくなる。それでも放射線治療と薬物治療をあわせておこなうことで、3年後、5年後も生きられる可能性が高まる。

小細胞がんでは、薬物治療がうまくいったときに放射線治療を追加で考える。

→P89、92

転移《てんい》による症状をやわらげる

緩和的治療

Ⅳ期

放射線をあてるとつらい痛みがラクになる

進行がんでつらいのが、痛みなどの症状。放射線は骨の痛みなどに効果が高く、生活の質を高めるのに役立つ。脳に転移したがんを小さくし、脳の障害を抑える効果もある。

→P94

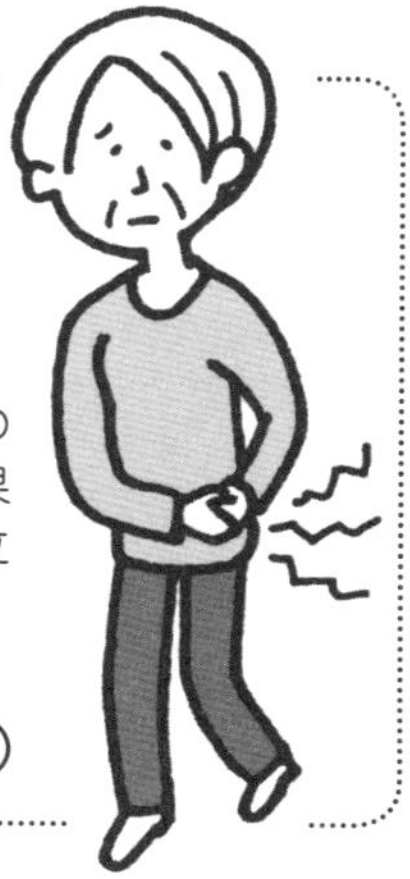

メリットとデメリット

手術に近い効果が得られるようになった

放射線治療の最大のメリットは、手術に比べて体への負担が少ないこと。体力がない人、基礎疾患がある人も受けられます。

適切な量をあてればがんを死滅させられる

放射線治療の効果は、線量で決まります。線量は、薬でいうところの用量。多すぎれば副作用が出ますし、少なすぎると効きません。

線量は、グレイ（Gy）という単位であらわします。肺がんでは60Gyが、安全に使える線量のめやす。60Gyに達するまで、計20～30回の治療を受けます。これを大きく超えると体が傷害されるうえ、再発しやすくなるという報告も。**いかに適切な線量をあてるかが、治療の鍵です。**

放射線治療はここまで進化した！

健康な部位をいかに傷つけず、がん細胞だけを攻撃するか。
技術の進化により、この課題が解決されてきている。

従来型 二次元放射線治療

健康な部位にもダメージを与えてしまう

かつては二次元のＸ線画像で位置を把握し、放射線をあてていた。
病巣を立体的にとらえることができず、あてなくてよい位置にあててしまったり、あてるべきがん細胞に十分あたっていないことも。

三次元放射線治療 3D-CRT

がん病巣に集中してあてやすくなった

マルチスライスCTといって、全身の輪切り画像を見る手法をもとに、臓器を立体的に見られる。病巣の形も、正常な臓器の位置もくっきり写し出されるので、線量分布を確認しながら綿密な治療計画が立てられる。

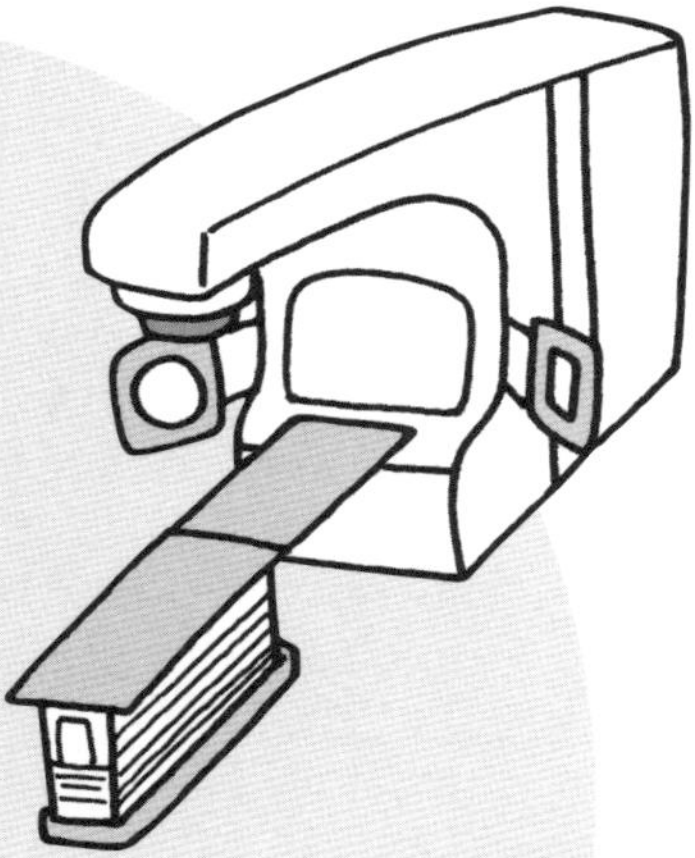

ピンポイントで大量にあてる技術が発達

がんを破壊するほどの放射線を体にあてると、皮膚や内臓が傷つきます。とくに肺は心臓や脊髄《せきずい》など、命にかかわる臓器と隣接しています。いかに安全に、病巣だけにあてるか――これが放射線治療の課題でした。

しかしこの10年、20年のあいだに、放射線治療の技術はいちじるしく発達。下図のように、**新たな照射法が次々に生まれ、病巣に集中的にあてられるようになりました。安全性だけでなく、効果も高まっています。**

比較的早期なら、体力があまりない人でも治療が可能です。ただし間質性肺炎などがあり、肺が悪い人では、病状が悪化することも。担当医とよく相談し、検討してください。

画像誘導放射線治療 IGRT

CT画像で位置がより正確に

位置照合装置とソフトがついた、照射機器を使用。体内の正確な構造がソフトに入っているため、台にのったあとのズレも正確に補整される。定位放射線治療の際に、この技術をあわせて使う施設もある。

強度変調放射線治療 IMRT

脊髄《せきずい》などに隣接していてもしっかりあてられる

がんの形はきれいな球形ではなく、でこぼこと不規則なことが多い。そのため均一な強さであてると、周囲の組織が傷つく。そこで病巣には強く、正常組織に弱く放射線をあてるように調整したのが、IMRT。

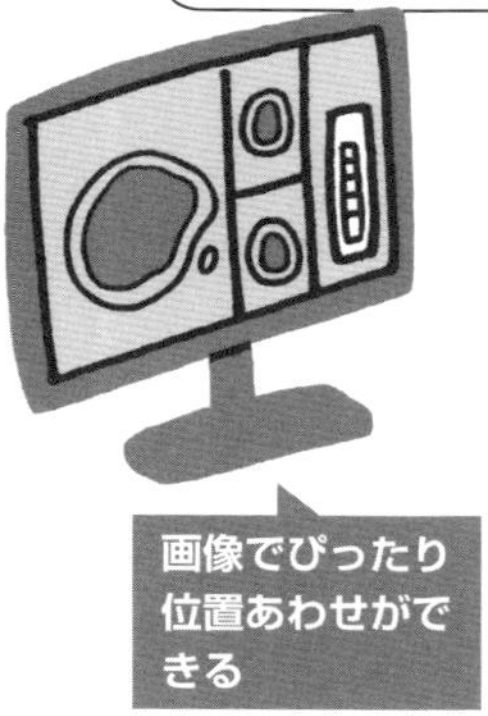

定位放射線治療 SRT

小さな病変に、多方向から正確に放射線をあてる。

定位手術的放射線治療 SRS

脳を対象とした手術に近い放射線治療

「手術的」という名のとおり、高線量の放射線を1回であてて、がんを攻撃する治療法。
脳の腫瘍《しゅよう》に対する放射線治療法「ガンマナイフ」もこの一種。肺がんの治療では、脳転移《てんい》による症状が出たときなどにおこなう(→ P95)。

体幹部《たいかんぶ》定位放射線治療 SBRT

多方向から大量に。Ⅲ期でもよくなりやすい

肺がんの定位放射線治療といえば、これ。肺をはじめ、体の中心（体幹部）のがんを集中的に治療する。最大でも数mm以内の誤差ですむよう、固定具で体を固定。呼吸時の肺の動き、病巣のズレも正確に把握し、放射線をあてる。

メリットとデメリット

肺臓炎などの副作用が起こりうる

病期によっては、放射線の効果に限界があります。また、肺やその周囲に重い副作用が起きることもあり、注意を要します。

効果がよく出るのはⅢ期まで

放射線治療の効果は年々高まっていますが、限界があるのも事実。

がんが4㎝くらいまでで、もとの位置にとどまっていれば、完治の見込みはあります。しかし、**ひとたび遠くの臓器に転移《てんい》すると、完治は困難になります。完治目的の治療はⅢ期までが対象です**（小細胞《しょうさいぼう》がんの場合は→P90）。

ただしがんの性質には個人差があります。予想以上に効くこともあるので、主治医とよく相談しましょう。

放射線治療が受けられない人もいる

体の状態によっては、放射線治療が向かない場合もあります。

ひとつは、がんの位置の問題。左右の肺のあいだの縦隔《じゅうかく》に接していたり、縦隔のリンパ節に転移している場合です。縦隔には食道などの重要な器官が多く、むやみに放射線をあてることはできません。

もうひとつは、間質性肺炎《かんしつせいはいえん》や塵肺《じんぱい》といった肺の持病で、治療に耐えられない場合です。このようなときは、主治医に総合的な判断をあおぎます。

薬物治療との併用で副作用が出やすくなる

Ⅲ期の治療では、薬物治療と組み合わせることで効果を高めます。

このときに注意したいのが副作用です。**放射線治療だけを受ける場合に比べ、副作用が出やすく、そして重くなります。**抗がん剤の副作用として知られる「骨髄抑制《こつずいよくせい》」が強く出て、肺炎を起こすおそれもあります。

体力がない人、副作用が懸念される高齢の人は、主治医とよく相談を。タイミングをずらすなどして、副作用を軽くする方法を探りましょう。

急性の副作用と、晩期の副作用がある

晩期の副作用（晩期障害）

無気肺《むきはい》
気管支がせまくなって、肺に空気が入らず、肺がつぶれる

肺線維症《はいせんいしょう》
肺の間質《かんしつ》が硬くなり、呼吸機能が低下する。男性に多い

脊髄炎《せきずいえん》
めったに起こらないが、脊髄の炎症で運動機能、感覚機能が損なわれる

↓
数か月後、数年後に起きる

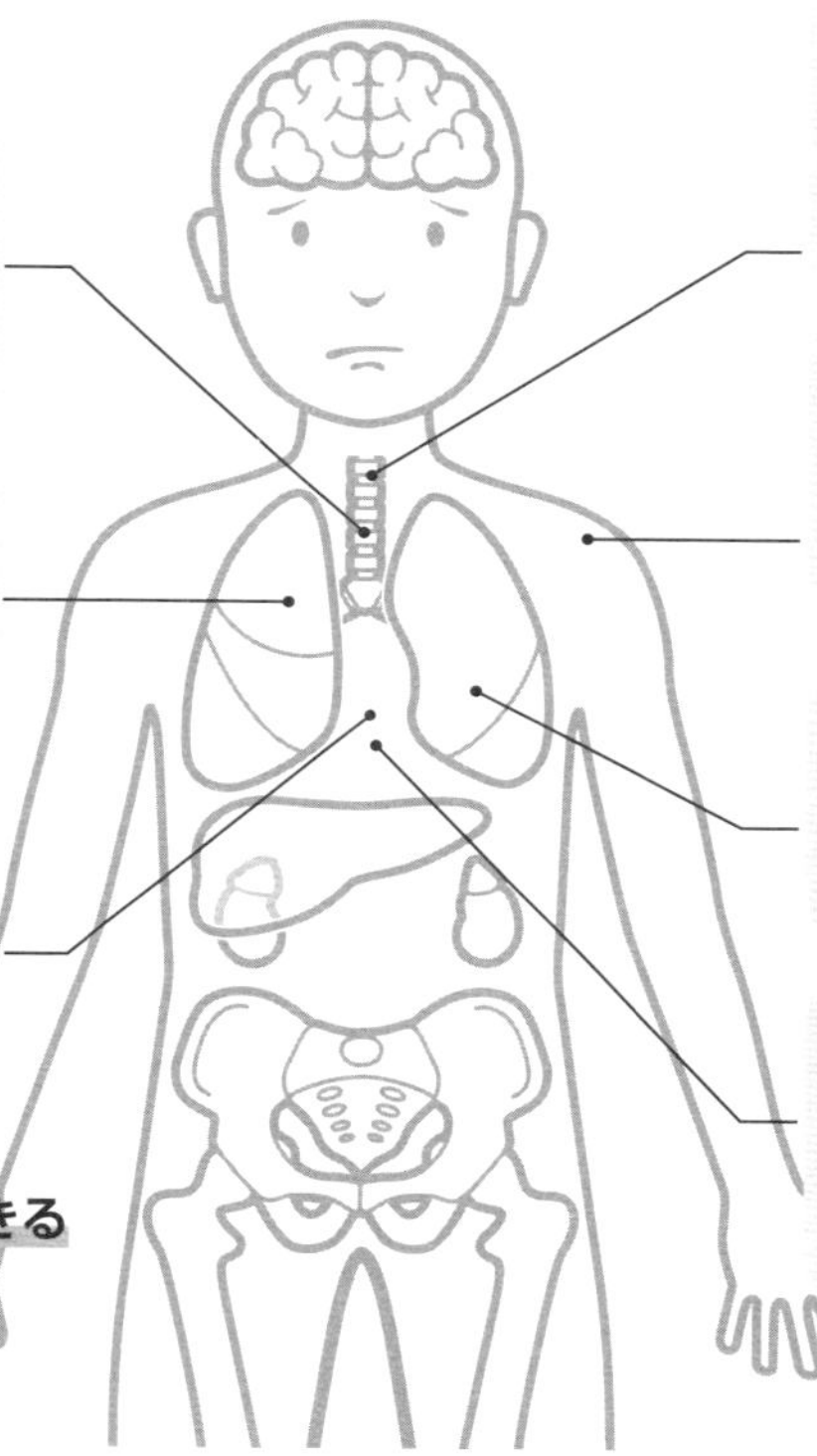

急性の副作用（早期障害）

放射線食道炎
のどが痛く、食べものや飲みものが飲み込みにくくなる

放射線皮膚炎
皮膚の赤み、かゆみ、黒ずみのほか、皮がむけることも

放射線肺臓炎《はいぞうえん》
最初の症状はせき。悪化すると発熱、呼吸困難が起きる

貧血＆白血球《はっけっきゅう》減少
脊髄《せきずい》に放射線があたり、血液細胞が正常につくられない

↓
数か月以内に起きる

肺臓炎などで体調をくずすことも

放射線治療の副作用には、時差があるのが特徴。**治療中から治療後3か月以内にあらわれる「早期障害」と、数か月から数年後にあらわれる「晩期障害」があります。**

早期障害としては、炎症が代表的。皮膚炎、食道炎、そして肺の組織に炎症が起きる「肺臓炎《はいぞうえん》」などです。肺臓炎が悪化すると、肺胞《はいほう》のあいだを埋める間質が変性し、呼吸機能がいちじるしく低下します。

晩期障害で多いのは、肺臓炎の悪化による「肺線維症《はいせんいしょう》」、肺が空気不足になる「無気肺《むきはい》」などです。

手術よりは体に負担の少ない治療法ですが、治療後も長期にわたり、体調に気を配る必要があります。

Ⅰ期、Ⅱ期は単独で。Ⅲ期では薬物治療も併用

完治のための放射線治療をどのように進めるか、具体的に見ていきましょう。がんの位置、進行度により、効果的なあてかたがあります。

5㎝以下のⅠ期のがんは定位放射線治療がいい

腺《せん》がん、扁平上皮《へんぺいじょうひ》がんなど、非小《ひしょう》細胞《さいぼう》がんのⅠ期では、体幹部《たいかんぶ》定位放射線治療（SBRT→P85）が最適です。肺の奥にがんがある人ではとくに、高い効果を発揮します。

照射部位の再発予防効果を示す「局所制御率」は86％。より高い線量を短期間であてた場合には、98％という報告もあります。

肺の入口にできたがんでは、通常の放射線治療をおこなうことが多く、低い線量を約30回かけてあてます。

Ⅰ期、Ⅱ期ではピンポイントにあてる

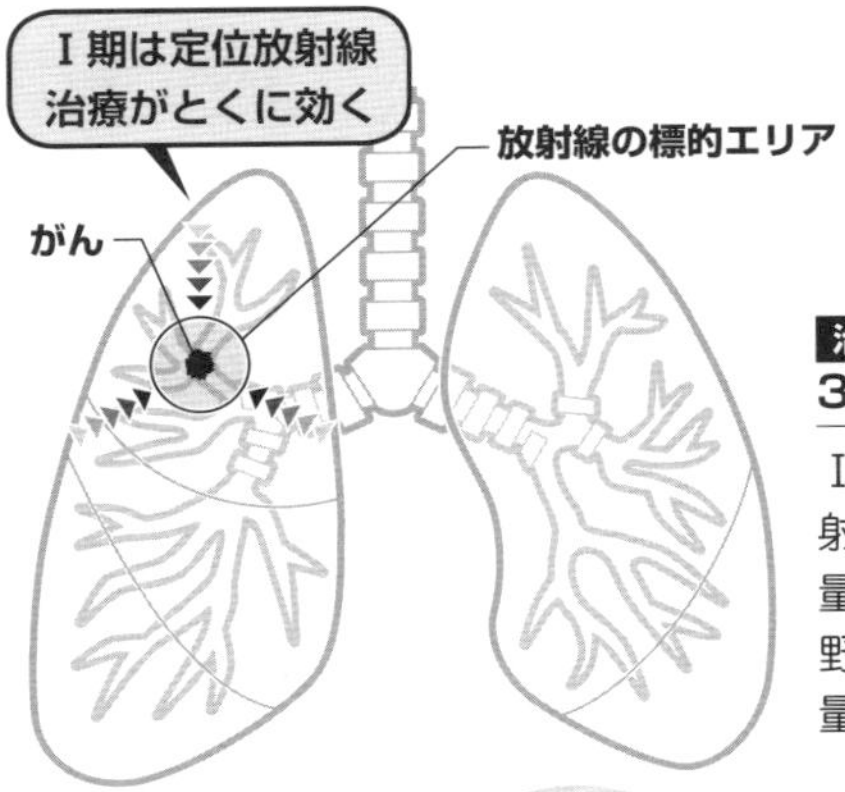

肺野型《はいやがた》

治療プラン例（Ⅰ期）
3～10回で、計45～60Gy

Ⅰ期の肺野型は体幹部《たいかんぶ》定位放射線治療（SBRT）で、高い線量を集中的にあてる。同じ肺野型でも、Ⅱ期では通常の線量で6週間かけてあてる。

肺門型《はいもんがた》

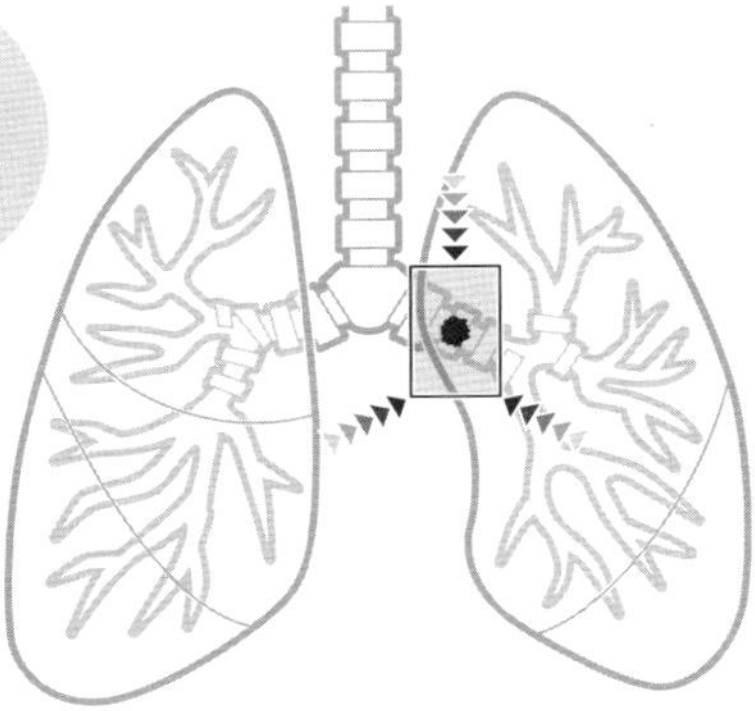

治療プラン例（Ⅰ期）
1日1回1.8～2Gyを週5回×6週間

縦隔《じゅうかく》ぎりぎりの位置まで放射線をあてる。周辺のリンパ節も含めつつ、範囲を広げすぎないのがポイント。

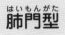

Ⅲ期では範囲を広げ、しっかりあてる

原発巣《げんぱつそう》が上葉《じょうよう》のとき

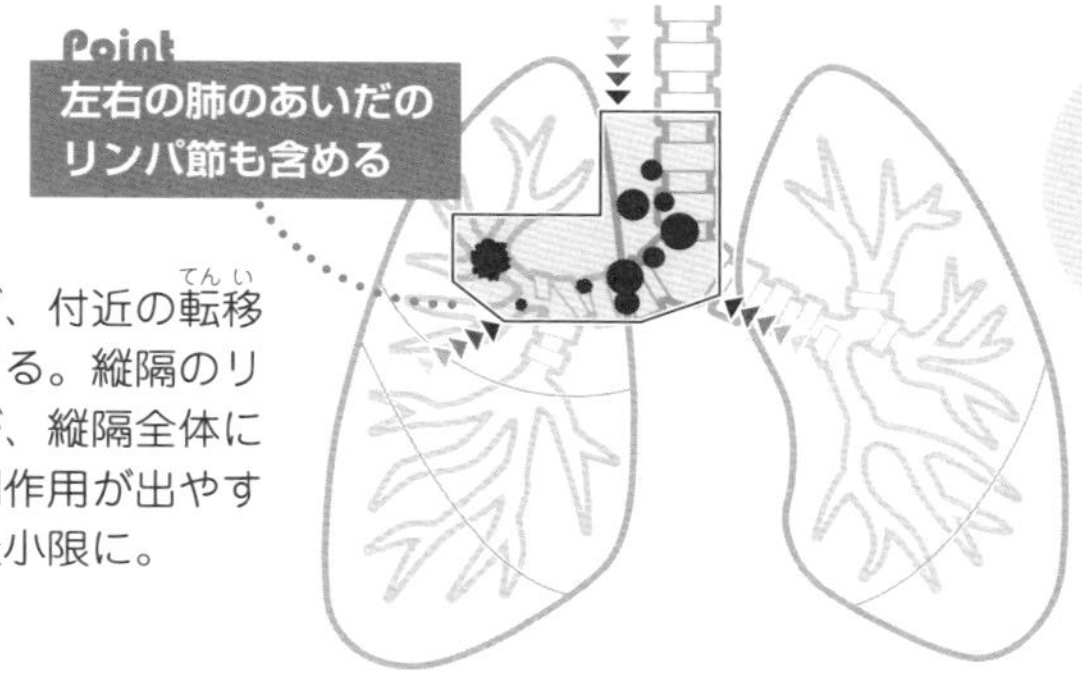
Point
左右の肺のあいだの
リンパ節も含める

範囲を広げすぎず、付近の転移《てんい》がんを含めてあてる。縦隔のリンパ節も含めるが、縦隔全体にあてると重大な副作用が出やすいので、範囲は最小限に。

原発巣が下葉《かよう》のとき

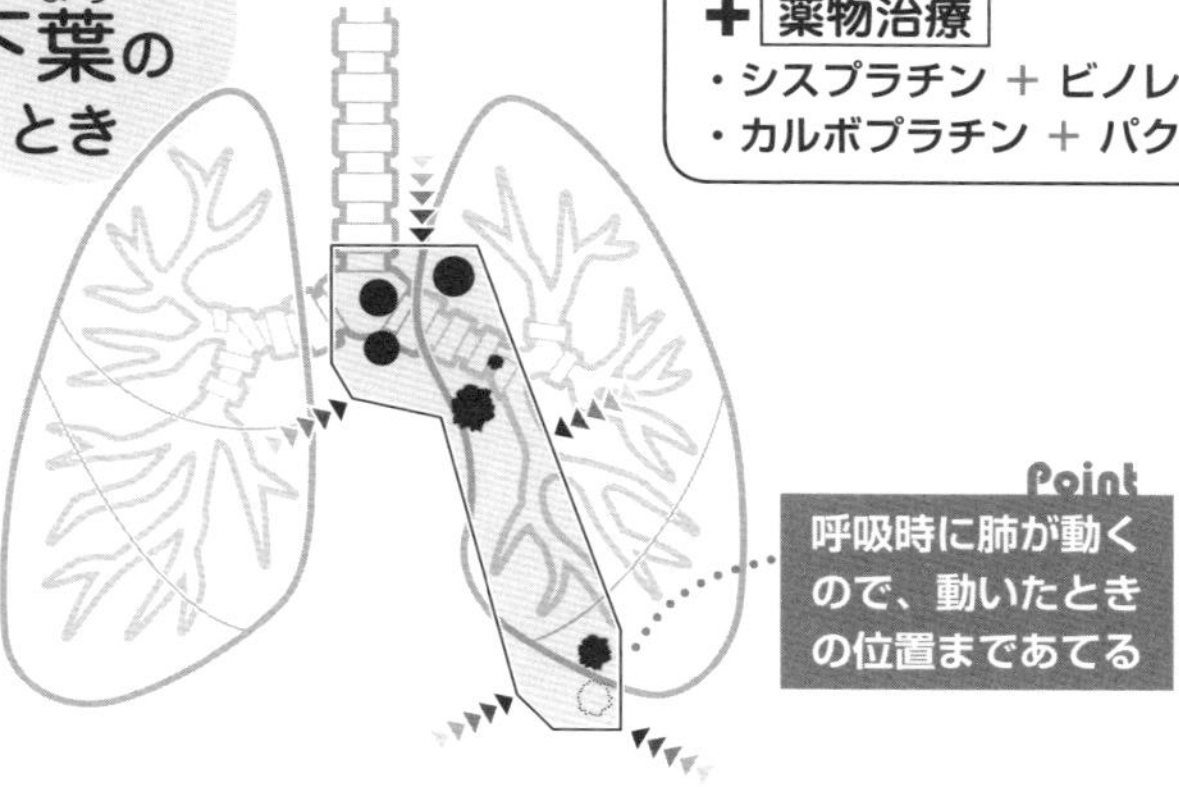
Point
呼吸時に肺が動く
ので、動いたとき
の位置まであてる

レジメン 1日1回2Gyを6週間

＋ 薬物治療

- シスプラチン ＋ ビノレルビン（or パクリタキセル）
- カルボプラチン ＋ パクリタキセル　など

下葉にできたがんは、上葉にできたがんより照射範囲が広くなることがある。照射時に位置がずれやすいため、呼吸時の位置の変動も考えて、照射位置を決める。上葉に転移しているときは、照射範囲を広げる。

Ⅲ期で完治をめざすなら薬物治療も受けたい

非小細胞がんのⅢ期では、放射線治療と薬物治療の併用がもっとも効くとされています。

上記の「レジメン」は、ガイドラインで推奨されている治療スケジュール。体力があるなら、薬と放射線治療を同時に受けるようにします。治療期間は約6～8週間です。

体力のめやすは、P53のPS（パフォーマンス・ステータス）がよい指標となります。**0か1に該当する人は、同時に治療を受けられます。**

PSが2で、日常生活に何らかの介助が必要な人は、強い治療によってかえって弱ってしまうこともあります。まずは放射線治療を6週間受け、治療効果を見ましょう。

小細胞がんは薬とあわせて攻撃

治療に難渋しやすいとされる、小細胞がん。どのように放射線治療を進めるか、効果はどのくらいかを知っておきましょう。

手術できなくても薬と放射線がある

小細胞《しょうさいぼう》がんは、薬物治療や放射線治療に反応しやすいがんといわれます。発見時に進行していて、手術ができなくても、治療の道は残されています。

放射線治療が第一選択となるのは、Ⅱ期、Ⅲ期。下図の区分でいうと、早期限局型と限局型です。**できるだけ早く、薬物治療と同時進行で治療をはじめます。**

短期間で集中して照射する「加速《かそく》過分割照射《かぶんかつしょうしゃ》」も効果的です。

Ⅰ期で体力のない高齢の人にも有効

幸いにもⅠ期で見つかった場合には、手術が可能です。

とはいえ体力がなかったり、持病があったりして、手術に耐えられない人が多いのも現実。**このようなときにも、放射線治療が選択肢に上がります。**

薬物治療も効きやすいので、どちらがよいかは主治医とよく相談を。「持病があるが、体力も十分」という人は、薬物治療と組み合わせる方法もあります。

3つの進行度のうち、限局型までに効く

治療判断のための3つの病期分類で、放射線治療の適応を見てみよう。

効果は未知数	←効果があり、推奨されている→	
進展型（ED）	限局型（LD）	早期限局型
TNM分類のⅣ期。薬物治療が標準だが、症状を緩和する効果は期待できる。	TNM分類のⅡ期、Ⅲ期。放射線治療＋薬物治療が標準治療として確立している。	TNM分類のⅠ期。手術が基本だが、できない人には薬と放射線治療が効く。

放射線がよく効いたら、脳にもあてる

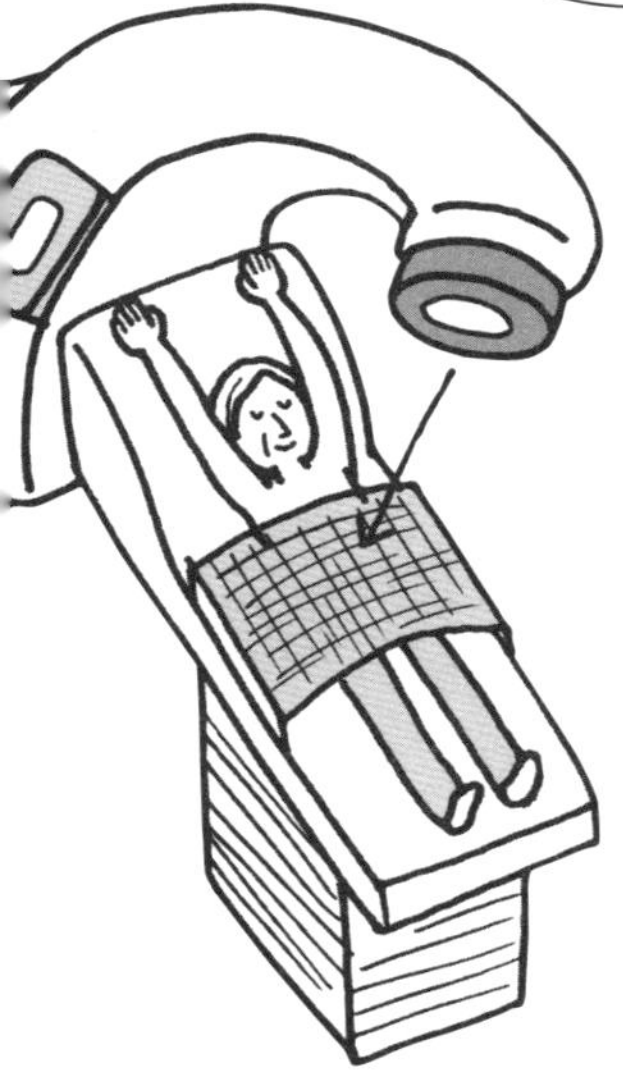

1日1回にしたい人は

通常の照射

例 1日1回1Gyを5～6週間

1日2回の照射がつらいなど、何らかの理由で加速過分割照射がむずかしいときは、通常のスケジュールで。5～6週間かけて同じだけの量をあてる。

1日2回受けられる人は

加速過分割照射《かそくかぶんかつしょうしゃ》

レジメン 1日2回1.5Gyずつを3週間

治療期間がのびることでがん細胞が再増殖するおそれがある。そのため、短期間で集中してあてるのが効果的。1日2回、計3週間で治療を終える。

＋

シスプラチン＋エトポシドを併用

例 2週間×4週に1回×4コース

薬物治療をあわせておこなうことで、効果がさらに高まる。とくに加速過分割照射とセットで、早期にはじめるほど効果的。

効果が出たら……

予防的全脳照射（PCI）

薬と放射線治療の効果が出たら、脳にも放射線をあてると安心。目に見えない小さな脳転移《てんい》に対処できる。

レジメン 1日1回2.5Gyずつを2週間 or 1日1回2Gyずつを3週間

脳への照射で脳転移を予防する

肺がんは脳に転移《てんい》しやすいがん。しかも、目に見えるサイズになるまでは時間がかかります。画像に写っていなくても、小さながん細胞が増殖している可能性があります。

そのため、放射線治療で肺のがんが小さくなったら、脳の放射線治療も受けます。**脳全体に放射線をあて、がん細胞をたたく「予防的全脳照射（PCI）」が効果的です。**

肺の治療後、あまりあいだをあけずにおこなったほうが効きやすく、治療は2週間の通院ですみます。

ただし、**見当識障害や認知機能の低下、脱毛などの副作用も起こりえます。**主治医と十分に相談し、検討するようにしてください。

手術前の補助療法として放射線をあてる

放射線治療は、手術ができないときだけの選択肢ではありません。進行度合いによっては、手術の前などにおこなうこともあります。

小さくなるほどきれいに切除できる

手術の補助療法として放射線治療をおこなう場合、「術前照射」「術後照射」の2パターンがあります。がんを小さくしてから手術をする方法と、切除後の再発予防のために放射線をあてる方法です。

手術困難な進行がんなどに、術前照射をおこなう例も増えています。化学放射線治療が効いて、がんが小さくなれば、手術が可能に。完治の可能性が出てくるという、大きなメリットがあります。

リンパ節に転移したⅢ期に術後照射を考える

術後照射は、日本では一般的ではありませんが、海外では多くおこなわれています。対象は、非《ひ》小細胞《しょうさいぼう》がんのⅢA期です。**左右の肺のあいだの縦隔《じゅうかく》リンパ節に転移《てんい》している場合に、再発予防効果がありそうだという報告もあります。**

一方、Ⅰ期、Ⅱ期では体へのダメージが強くなり、余命の延長にはつながらないという報告があります。**小細胞がんの手術後も、放射線治療より薬物治療が適しています。**

薬物治療とセットで受けたほうがいい

術前照射、術後照射ともに、**薬物治療と同時におこなうことで効果が高まります。**治療期間が少し長引きますが、病状に応じて、主治医と相談してみてください。

ただ、同時におこなうことで副作用が出やすいというデメリットもあります。**体力がない人、体への負担を少しでも減らしたい人は、主治医に希望を話しましょう。**放射線治療か薬物治療のどちらかだけにしたり、タイミングをずらすことも可能です。

Ⅲ期の治療で補助的におこなう

がんが大きく成長し、リンパ節にも転移《てんい》しているⅢ期では、術前、術後の放射線治療で、局所再発を少しでも抑えられる可能性がある。

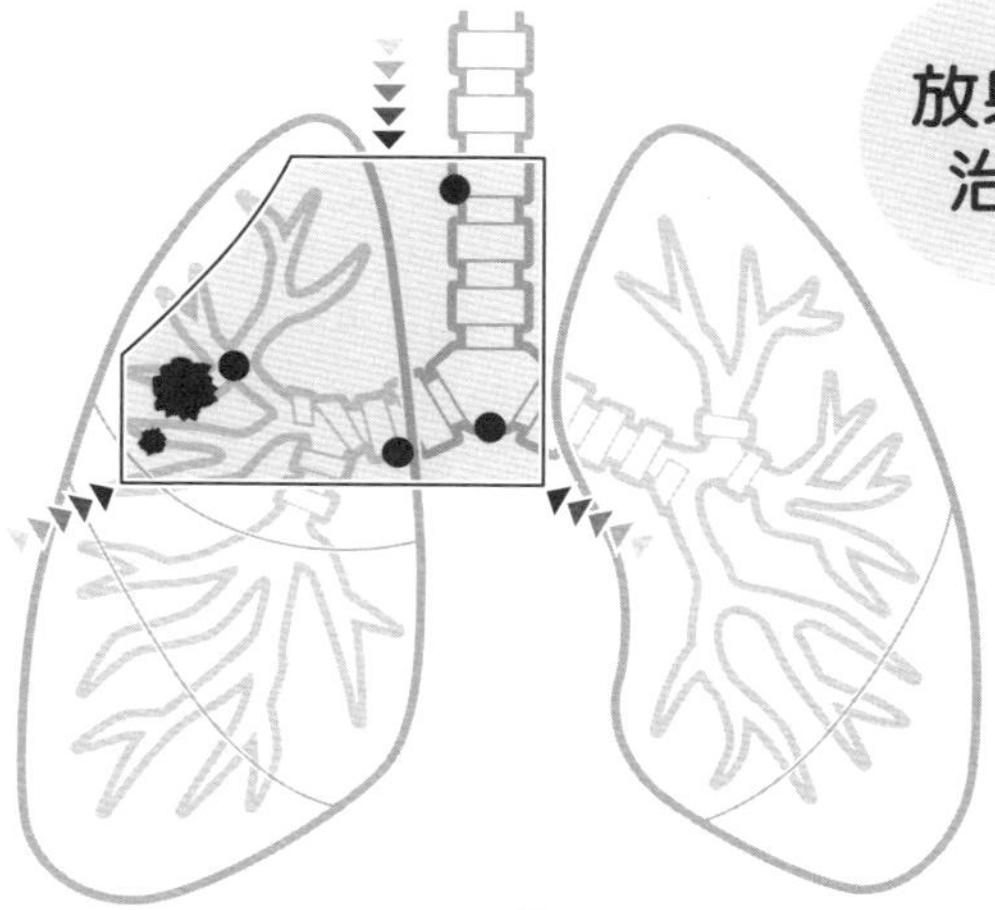

放射線治療

例 1日1回2Gyを6週間

1日1回の照射を6週間つづける標準治療が勧められている。

薬物治療

例

・シスプラチン＋ビノレルビン

2週間に1回×4週ごと×4コース

月2回の点滴治療を2年間。期間はやや長引くが、外来で受けられる場合が多い。

手術で見える範囲をすべてとる

原発巣《げんぱつそう》も、転移したリンパ節も切除。科学的根拠は不十分だが、前後に化学放射線治療をすることで、再発予防につながる可能性もある。

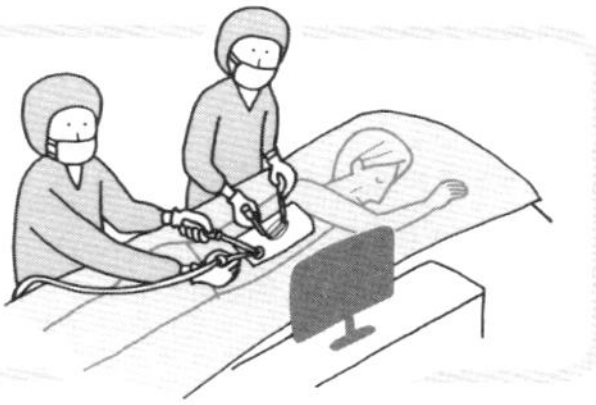

定位放射線治療ではなく標準治療でいい

Ⅰ期と診断され、**手術せずに放射線と薬で治療をおこなう場合は、定位放射線治療が有効です。**病巣に集中して放射線をあて、がん細胞をたたききります。

Ⅱ期以降の治療では、現在のところ、標準治療が勧められます。

「定位放射線治療のほうが効きそうなのに、なぜ普通の放射線なの?」と疑問に思う人もいるかもしれませんが、ご安心を。小さながんなら集中照射が効きますが、**がんが大きくなっていたり、転移したりしている場合は、少し広めにあてたほうが効果的なのです。**周囲に広がっているかもしれないがん細胞を、逃さずに攻撃できるためです。

放射線治療の選択肢

骨や脳への転移によるつらさを抑える

離れた臓器に転移しているⅣ期は、痛みなどの症状が出ることも。放射線治療を受けると症状がやわらぎ、生活の質が高まります。

骨の痛みにとくに効く。5～8割の人が改善

肺がんの多くは無症状ですが、離れた臓器に転移《てんい》しているⅣ期では、つらい症状が出てきます。外出がおっくうになったり、治療への意欲が奪われることもあります。

とくに痛むのが、骨。**骨への転移が見つかったら、早めに放射線治療を受けましょう。**転移したがんをゼロにすることはできなくても、がんを小さくし、活動性を抑えられます。骨は放射線に反応しやすく、50～80％の人で高い効果が得られます。

転移にも進行にも、放射線が役立つ

放射線による緩和治療がとくに効くのは、骨、脳、肺の3か所。転移や進行による症状を抑えられる。

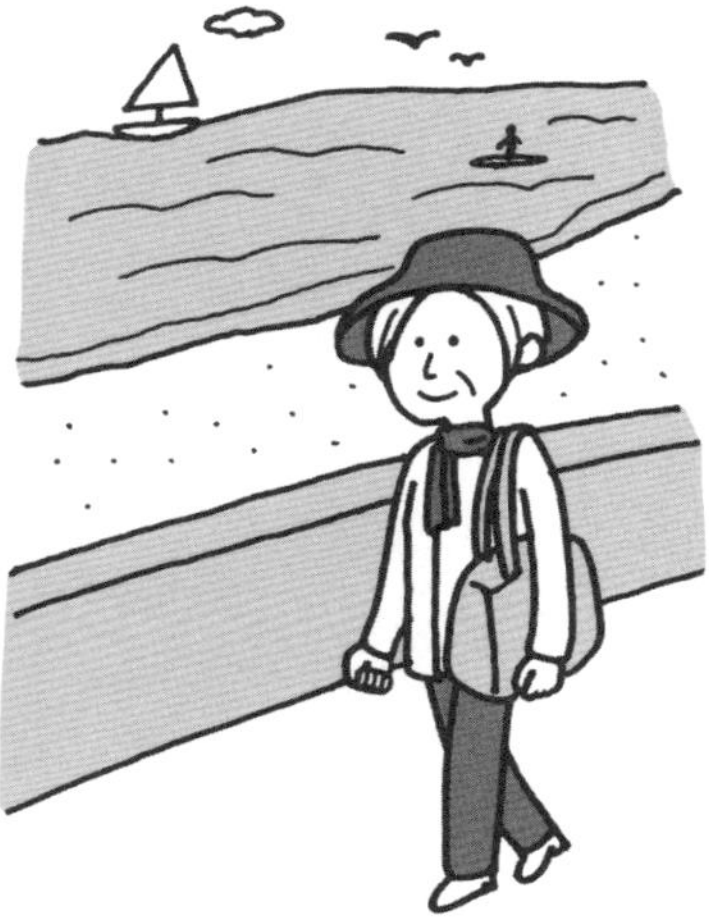

骨への転移

骨の痛みがなくなると最期まで外出を楽しめる

骨に転移すると、歩くとき、起き上がるときなどに痛みが出て、骨折もしやすい。早めに放射線治療を受け、がん細胞をたたくことが大切。寝たきりになるリスクを避けられ、最期まで自分らしい生活を送ることにつながる。

レジメン

放射線治療
- 1日1回3Gyを2週間
- 1日1回4Gyを1週間
- 1日1回8Gyを1回だけ

＋

薬物治療
- 骨吸収抑制薬
- 骨粗しょう症の薬
- カルシウム剤、ビタミンD

脳への転移

頭痛、吐き気などの症状が出てきたときに

脳に転移すると頭痛、吐き気、めまい、ふらつきなどの多様な症状が出る。
脳全体に放射線をあてる「全脳照射」のほか、せまい範囲に集中してあてる「ガンマナイフ」も有効。

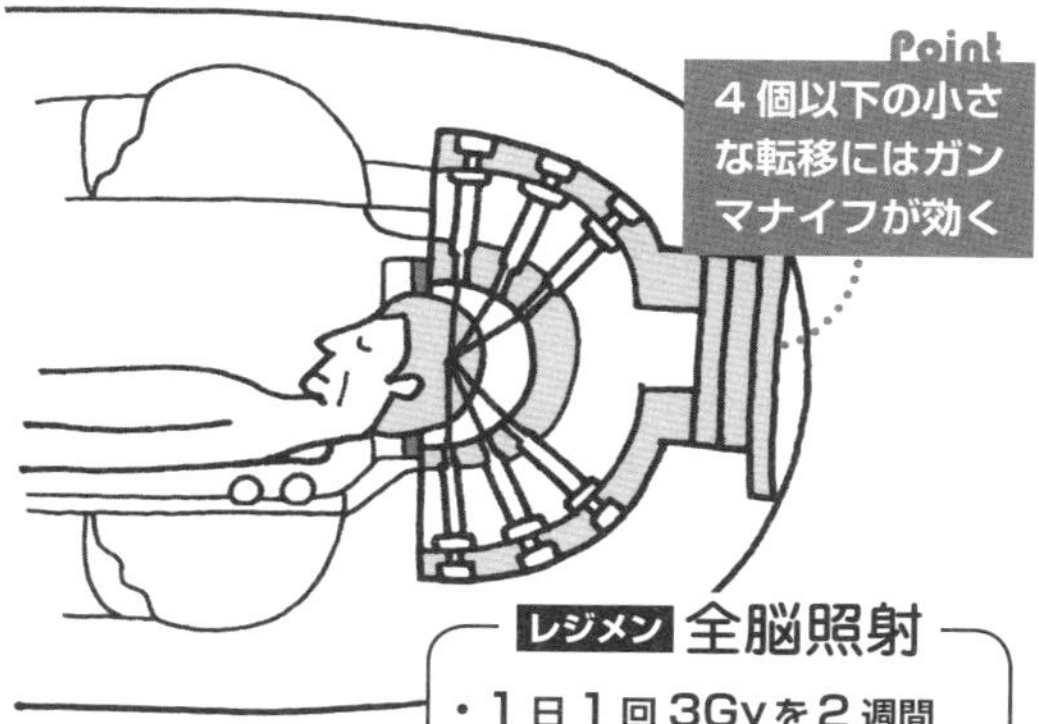
Point
4個以下の小さな転移にはガンマナイフが効く

レジメン 全脳照射

- 1日1回3Gyを2週間
- 1日1回2.5Gyを3週間
- 1日1回2Gyを4週間

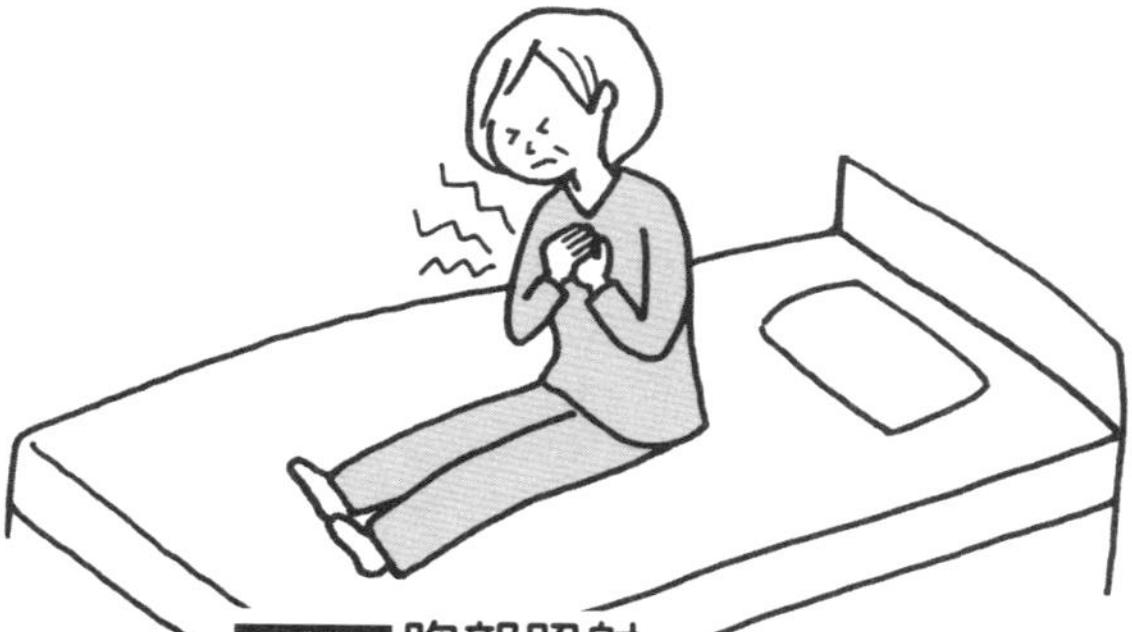

レジメン 胸部照射

- 1日1回3Gyを2週間
- 1日1回2.5Gyを3週間
- 1日1回2Gyを4週間

肺がんの進行

気道狭窄による息苦しさがラクになる

Ⅳ期にはがんが大きく広がり、肺の機能が低下しやすい。がんで気道がせまくなっている場合に、一時的ながんの縮小効果を期待して、放射線をあてることがある。

脳への転移によるつらい症状も改善

脳に転移した場合にも、放射線治療が役立ちます。脳は薬が効きにくい反面、放射線治療が効果を発揮しやすいことがわかっています。

数が少ないうちは、定位放射線治療の一種である「ガンマナイフ」で集中照射。治療時間は1～2時間程度で、1回の治療ですむのもメリットです。5個以上の転移や大きな転移があれば、脳全体に放射線をあてる「全脳照射」を受けます。

なお、Ⅳ期になると肺の原発がんによる症状も出てきます。息苦しさや痛みがあれば、**肺に放射線をあてる「緩和的胸部放射線治療」を検討しましょう。**めざすのは、「がんがあっても最期まで元気」な状態です。

治療時間は10分ほど。休まず通うことが大事

放射線治療を実際に受ける場合の流れを知っておきましょう。時間は10～15分ほどですみ、通常の生活を送りながら、外来で治療できます。

位置をぴったりあわせ、体に印をつける

放射線治療の成否は、位置あわせにかかっているといっても過言ではありません。正常な臓器を避け、がんに集中して放射線をあてることが重要です。

そのため**治療前には、入念な検査をします。CT撮影でがんの位置を正確に把握し、照射位置を決定**。このとき体に印をつけ、治療時のズレを防ぎます。さらに固定具を使った調整もおこない、台にのったときに正しい位置にあたるようにします。

照射時間は2～3分。動かずじっと我慢

初回の治療では、事前に計画した範囲にあたるよう、入念に調整しながらおこないます。そのため治療には30分～1時間ほどかかります。

2回目からは着替えをしてあてるだけなので、**所要時間は10～15分ほど。あてている時間自体はほんの2～3分です**。

ただし照射中に動くと、正常な器官に放射線があたって危険。**体を動かさないようにし、規則的な呼吸をつづけるか、呼吸を止めます**。

効果をムダにしないよう休まずに通おう

標準的な治療スケジュールは、週5回。5～6週間つづけることで、計60Gyの放射線を病巣にあてます。

しばらく病院に通わなくてはなりませんが、毎日つづけることが大切。あいだをあけるとがん細胞が活性化し、治療効果が損なわれます。

自力での通院がむずかしい人は、介護保険を申請し、ヘルパーにつきそいを頼む方法も。全身状態が悪いとき、副作用が出てきたときは主治医と相談し、入院を検討します。

放射線治療の流れを知っておこう

時間がかかるのは事前の検査と1回目の治療のみ。2回目以降は短時間ですむ。いずれも放射線腫瘍《しゅよう》科医が担当してくれるので、気になることは放射線腫瘍科医に確認を。

1〜2時間

1 CT撮影＆固定具の調整をする

CT撮影でがんの位置や形を立体的に把握。放射線をあてる範囲を決める。台にのって固定具を調整し、照射位置には専用のインクで十字の印をつける。治療が終わるまで、印は消さないこと。

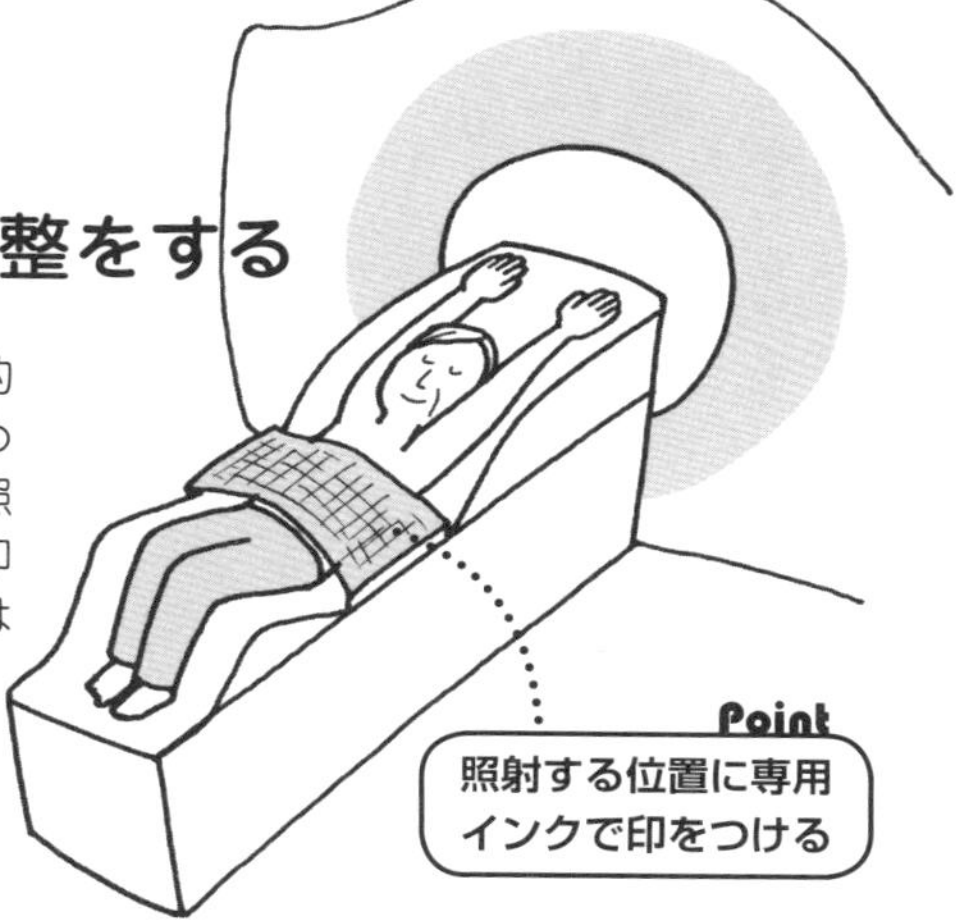
Point
照射する位置に専用インクで印をつける

30分〜1時間

2 位置を調整して最初の照射をする

事前に決めたとおりの形に固定具を調整し、台にのって位置を調整。
呼吸時のズレを防ぐため、息を止めるか、小さく規則的な呼吸をする。おなかに枕をのせる、メトロノームを使うなど、病院ごとに呼吸法のくふうがある。

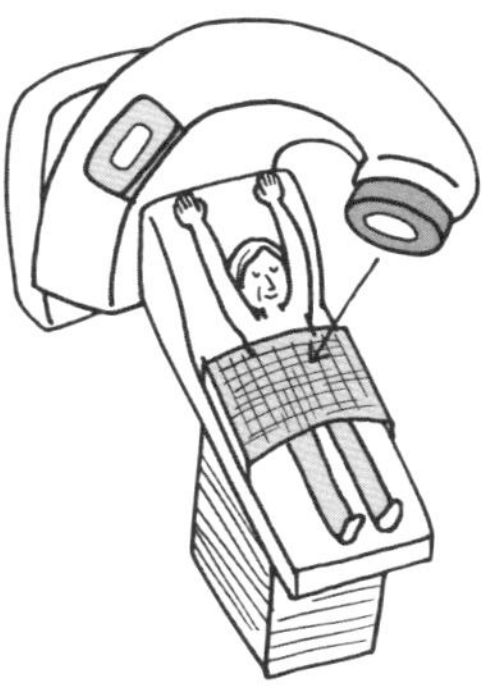

10〜15分間

3 月〜金曜の週5回、毎日通う

2回目以降は着替えをして台にのり、数分間じっとしているだけ。照射による痛みなどはなく、慣れるとリラックスして過ごせる。

CTで効果をチェック

治療後すぐは、死んだがん細胞がCT画像に写る。そのため治療後に時間をあけて定期検査をおこない、効果を見ることが多い。

放射線治療の流れ

口腔ケアやスキンケアで副作用に上手く対処

放射線治療中は、日常生活のケアで副作用を予防。気になることは放射線腫瘍科医に伝え、薬も使いながらコントロールしていきます。

よく食べて、よく寝て体調をととのえる

放射線治療にも副作用はあります。**皮膚がかゆいなどの軽度のものから、食道炎、肺臓炎《はいぞうえん》などの重いものまでさまざまです。いかに上手につきあっていくかが重要です。**

普段どおりの生活を送りながらも、睡眠はしっかりとり、体調をととのえましょう。免疫力を高め、肺炎などの危険な副作用を防ぐのに役立ちます。うがいや手洗い、ていねいな歯みがきといった日常的なケアも、感染症予防に役立ちます。

通院中の基本のケアで、副作用を予防

日常生活で気をつけたいのは、下記の4つ。ちょっとした心がけが、副作用の予防につながる。

睡眠

質のよい睡眠で免疫力を高めよう

放射線治療中は、免疫の要となる白血球《はっけっきゅう》が減りやすい。規則正しい時間に床につき、質の高い睡眠を心がける。仕事しながら治療を受ける場合は、疲れたときは無理せず休息をとろう。

食事

バランスよく食べて感染症や貧血を予防

好きなものをおいしく食べるのが基本。肉、魚、野菜をバランスよく食べて免疫力を維持しよう。食欲がないとき、飲み込みにくいときには、やわらかく調理するなどのくふうを。

歯みがき

口のなかの菌を減らし食道炎を防ぐ

口のなかの細菌が増えると、肺に移行して肺炎になることがある。とくに食べものを飲み込みにくい「嚥下障害《えんげしょうがい》」がある人は注意。歯みがきのほか、専用のガーゼで拭くなどのくふうも。

うがい、手洗い

病院には菌がいっぱい！基本のケアでかぜ予防

かぜから肺炎に移行することもあり、注意が必要。病院には多くの患者さんが集まるぶん、ウイルスや細菌が飛散している。帰宅後は必ずうがい、手洗いを。かぜのシーズンはマスクも着用。

「副作用かな？」と思ったら放射線腫瘍科医に伝える

主治医以外の先生だからといって、遠慮はいりません。気になる症状はすべて話しましょう。**「食事をおいしく感じない」といった、一見関係なさそうなことも、治療の影響である場合があります。**

先生が忙しそうで、どうしても声をかけにくいなら、看護師に相談してみて。主治医と連携し、翌日以降の治療時に相談にのってくれます。

薬で抑えられるものは、早めに薬を使って対処を。体の不快感をできるだけとり除くことで、治療のつらさが半減し、前向きにつづける気持ちになれます。日常生活でも気をつけたほうがよいことがあれば、あわせて確認しておきましょう。

日常生活と薬で、副作用をやわらげる

放射線肺臓炎《はいぞうえん》

対処
- **副腎皮質ホルモン剤を服用**
- **加湿器で湿度を上げる** など

悪化すると肺の機能がいちじるしく損なわれるので、早期の対処が肝心。副腎皮質《ふくじんひしつ》ホルモン剤など、炎症をしずめる薬を出してもらい、適切に使う。湿度などの環境整備も、呼吸をラクにするのに役立つ。

放射線皮膚炎

対処
- **綿の服を着る**
- **こすらない**
- **クリームを塗る** など

肌を刺激しないことがいちばん大事。化繊の服は避け、入浴時は手でやさしく洗う。ボディシャンプーやシャンプーは、刺激の少ないものを選ぶ。クリームや軟膏《なんこう》は医師に相談して選ぶか、処方してもらうと安心。

貧血＆白血球減少

対処
- **貧血傾向には鉄剤を**
- **数値があまりに悪ければ中止**

治療中、治療後に、血液検査でしらべる項目。貧血に効く鉄剤を飲むなどしてコントロールできればよいが、数値があまりに悪ければ、全身状態が悪化しかねない。治療中止も含めた相談が必要。

放射線食道炎

対処
- **料理にとろみをつける**
- **やわらかく調理する** など

食道がはれて、食べものを飲み込みにくくなってしまう。介護食品として市販されているとろみ剤を使い、料理にとろみをつけると飲み込みやすくなる。のどの痛みには、炎症に効く薬などを処方してもらう。

放射線治療のケーススタディ

放射線治療を選んだ人の多くは、これまでと変わらない暮らしをつづけることができています。ほかの患者さんの治療中の生活、そして治療後の経過を見てみましょう。

腺がん
Ⅰb期

(63歳、男性) 「新しい放射線治療で、見事に消えました！」

妻の父親が肺がんで亡くなったのは昨年のこと。晩年はタバコを吸っていませんでしたが、気づいたときには全身に転移《てんい》していました。

「あなたも前は吸ってたんだし、検診行ったほうがいいんじゃない？」と妻に勧められ、肺がんCT検診を受診。正直、一回行けば妻も安心するだろうという程度に考えており、診断時には言葉も出ませんでした。

病期はⅠｂ期。早期だったのは不幸中の幸いです。「完治させたいが、自営業で、自分が休むわけにはいかないんです。手術以外で治せませんか？」と相談。そこで先生が勧めてくれたのが、体幹部《たいかんぶ》定位放射線治療(SBRT)です。大学病院で受けられるということで、朝9時に病院に行き、12時前には自宅に戻ってはたらく生活がつづきました。

治療終了後の画像では、2㎝少々のがんが見事にゼロに。体力にも生活にも影響なく、がんを治せたことに、本当に感謝しています。

扁平上皮
がん
Ⅲa期

(72歳、男性) 「50年の喫煙歴がたたり、扁平上皮がんに」

タバコが肺がんの原因になるのは、もちろん知っていました。でも、自分だけはならないという思い込み、驕りがあったのもたしか。痰もせきも、愛煙家の私にはいつものこと。そのため発見が遅れたのだと思います。

診断は、Ⅲａ期の扁平上皮《へんぺいじょうひ》がん。さらに、肺が硬くなって機能が落ちる「CPFE（気腫合併肺線維症《きしゅがっぺいはいせんいしょう》）」という状態であることもわかりました。手術はむずかしいようでした。

もし家族がいなかったら、歳も歳だしこのまま……と思ったかもしれません。でも治療のために奔走してくれた娘と息子、妻のためにも、禁煙して治療に臨むことを決意。皆のおかげで、前向きな気持ちが少しずつわいてきました。

それから6週間の放射線治療を終えたいま、がんは40％ほど縮小。せきもずいぶん軽くなりました。ここからは抗がん剤を使い、がんを少しでも小さくできるよう、治療をつづける予定です。まだまだ生きて、次は自分が家族の支えにならなくては。その思いで頑張っています。

Part 4

最新の薬物治療を受ける

**手術がむずかしくても、治療方法はあります。
肺がんに効く薬はどんどん進化し、選択肢も増えています。
新聞やテレビで話題になった
免疫チェックポイント阻害薬もそのひとつ。
数多くの選択肢のなかから、あなたにあった薬を見つけ、
副作用とも上手につきあいながら治療を受けましょう。**

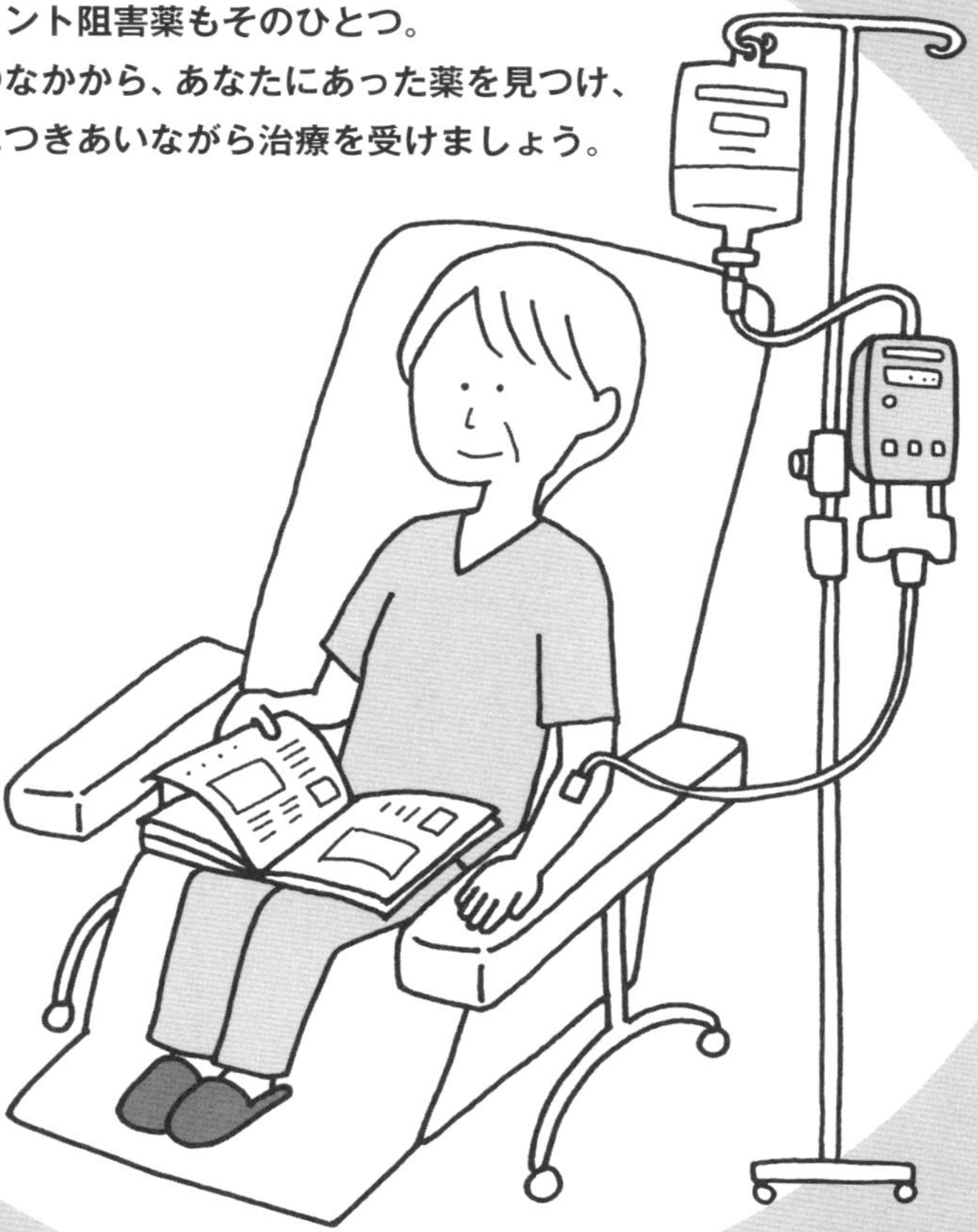

手術でとりきれないときは薬でがん細胞を攻撃

手術でがんをとり除ければベストですが、それができない人も全体の6割程度に上ります。このようなときに役立つのが、薬物治療です。

全身療法で小さながんも逃さない

手術や放射線治療は、肺の内外でかたまりとなったがんを消すための治療法。局所療法ともよばれます。

これに対し、全身のがん細胞をたたくのが薬物治療で、全身療法に分類されます。

局所療法は完治の見込みが高い反面、目に見えないがんをとり逃すおそれがあります。しかし**薬物治療なら、理論上は、肺から離れた位置に転移《てんい》したがんや、血液のなかのわずかながん細胞まで攻撃できます。**

進行したがんにも治療効果が期待できる

薬物治療が主役となるのは、がんが転移を起こしていて、手術で完全にとりきれない状態のときです。**非小細胞がんではⅢB期とⅣ期、小細胞がんではⅡ期以上がもっとも適しています。**術後の再発予防効果を期待して、手術前後に補助的におこなうこともあります。

ただし体力しだいでは、治療がむずかしいことも。効果が期待できるかどうか、主治医とよく話し合い、治療を受けるかどうかを考えます。

完治ばかりでなく「生きる」ことを目標に

抗がん剤の多くは、がん細胞の増殖能力をなくしたり、減らしたりする作用をもちます。**期待する役割は、がんを小さくすること。**結果的にがんが消えれば大成功ですが、残念ながら現代の治療では、がん細胞をゼロにすることはできていません。

薬の効果には個人差があり、やってみないと結果がわからないという側面もあります。そのため薬物治療では、「がんとうまくつきあう」視点をもつことが大切です。

薬物治療を検討するのは、こんなとき

がんが血液やリンパの流れにのって転移したとき、進行したときには、薬物治療でがんをたたき、縮小させる。

がんを小さくし、完治をめざす 根治的治療

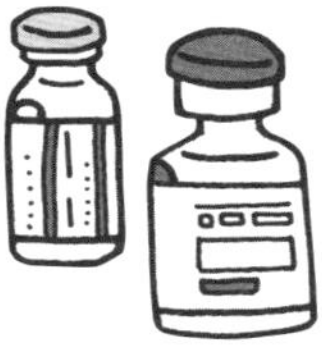

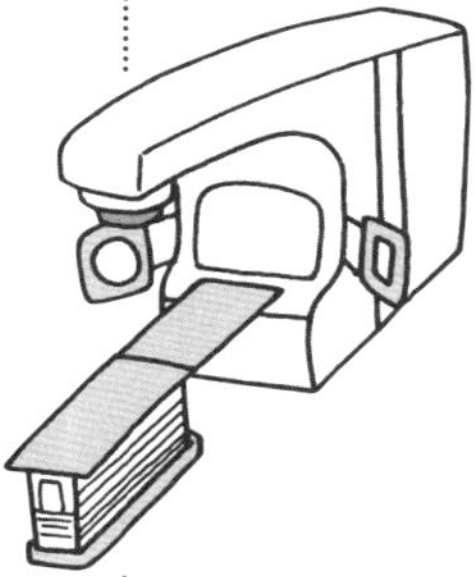

Ⅲ期

放射線治療とセットでおこなう

小細胞《しょうさいぼう》がんの限局型、非小細胞がんのⅢB期では、放射線治療と組み合わせてがんを一気にたたき、完治をめざす。

→P114

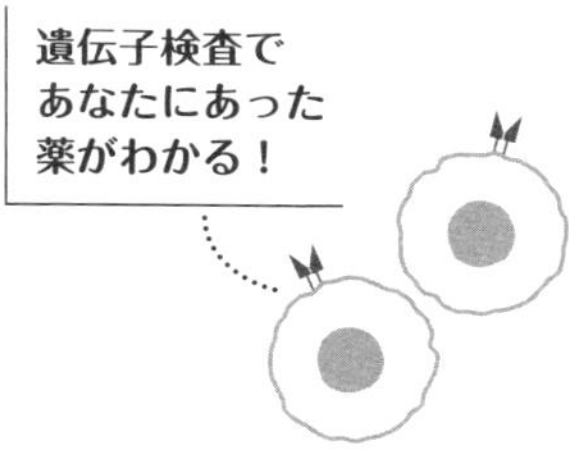

Ⅳ期

遺伝子別に有効な薬を選ぶこともある

局所療法ではたたききれないため、薬物治療が主役に。選択肢は多くあり、最近はがんの遺伝子変異や免疫に関連するタンパクの有無をしらべてから、薬を選ぶことも多い。

→P110～

再発予防効果を期待して 補助的治療

Ⅰ期

内服薬で治療できる

非小細胞がんのⅠ期では、術後に抗がん剤を飲むこともある。テガフール・ウラシル配合剤（→P120）が効きやすい。

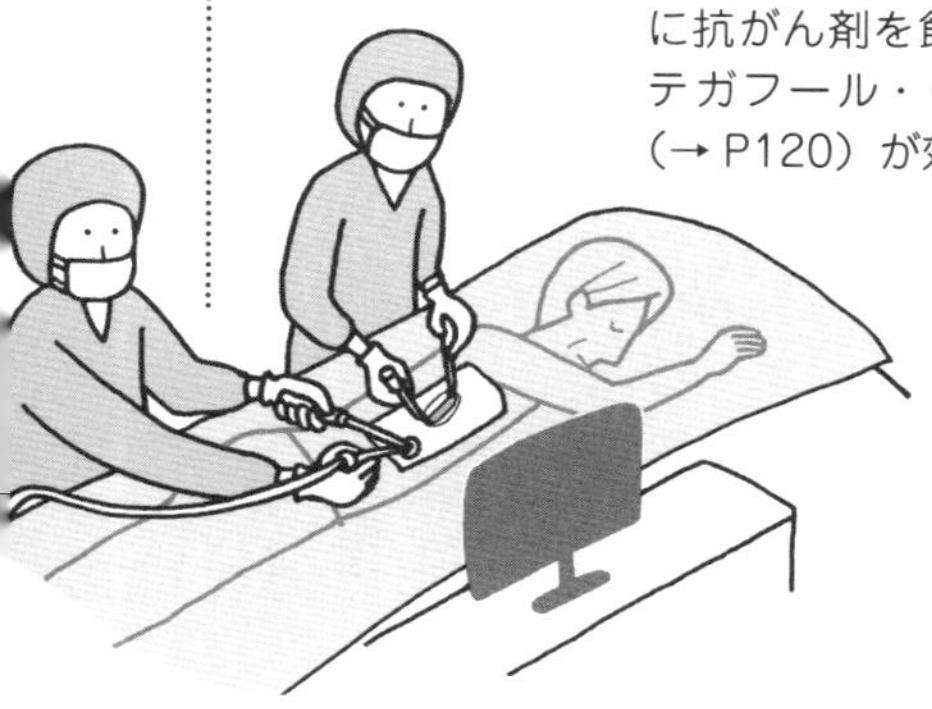

Ⅱ期 **ⅢA期**

点滴の抗がん剤で治療

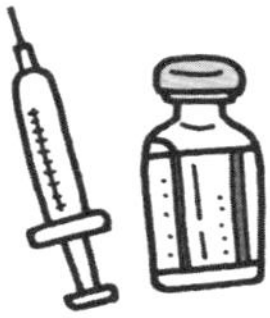

肺の外に見えないがんが広がっている可能性があり、再発のリスクがそれだけ高い。複数の薬でしっかりたたく。

→P116～

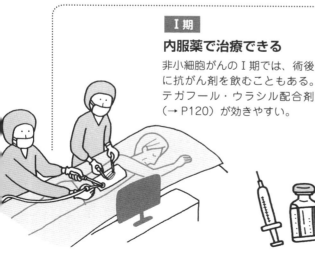

あなたにあったオーダーメイド治療を受けられる

肺がんの薬物治療は、この10年で大きく進化。新しい薬が次々に登場しています。話題の免疫チェックポイント阻害薬もそのひとつです。

薬が進化しオーダーメイド治療へ

抗がん剤のはじまりは、第一次世界大戦で化学兵器として使われた物質。健康な細胞までも傷つける、毒性の高い薬です。多くの人がつらい治療法というイメージをもっているのは、無理もありません。

しかし現在は、新たな作用をもつ薬が次々に生まれ、選択肢が広がっています。副作用を抑える方法も進んでいます。効果と副作用のバランスをうまく保つことで、長期の治療が可能になってきました。

薬物治療はここまで進化した！

2000年ごろまでは、毒性の高いものしか選択肢がなかった。
2000年代に入り、その選択肢は大きく広がっている。

1950～2000年代

全身の細胞にダメージを与える　殺細胞性薬《さつさいぼうせいやく》

細胞の増殖・分裂能力をなくす薬。がん細胞は健康な細胞よりも強力な増殖・分裂作用をもつため、がん細胞をとくに強くたたくことができる。

トポイソメラーゼ阻害薬
DNAのらせん構造を保つ酵素「トポイソメラーゼ」の作用をじゃまし、がん細胞をアポトーシス（自死）に導く。

アルキル化薬
細胞のDNA内にある物質と結合。増殖能力をなくしたり、傷を修復する力を奪い、がん細胞を死に追いやる。

プラチナ製剤
がん細胞のDNAとくっついて合成を阻害。殺細胞性薬のなかでは新しく、効果が高い。多くのがんに使われている。

抗生物質
微生物からつくられる成分。がん細胞のDNAを傷つけると同時に、新たなDNAの合成を阻止し、増殖を止める。

微小管抑制薬《びしょうかんよくせいやく》
細胞分裂で重要な役割を担う「微小管」に作用し、増殖を止める。神経にも作用するため、神経系の副作用もある。

代謝拮抗薬《たいしゃきっこうやく》
たんぱく質や糖と同じく、細胞の生命活動に欠かせない「核酸《かくさん》」がつくられるのを防ぎ、がん細胞を傷害する。

話題の免疫チェックポイント阻害薬にも期待

新たな薬のひとつめは分子標的薬です。がん細胞が生まれるのは、細胞の遺伝子でコピーミスが生じたとき。その**遺伝子変異にかかわる分子に作用し、がんの増殖を止めます。**

どの遺伝子に問題が起きているかは、人によって違います。治療前に特定の遺伝子の状態をしらべ、効果を予測して使うのが一般的です。

もうひとつの新たな薬は、免疫チェックポイント阻害薬。高額な薬価で新聞やテレビをにぎわせたため、印象に残っている人も多いでしょう。**体内の免疫細胞が、がんを攻撃するのを助ける薬です。**この薬も、免疫細胞に問題が起きているかを事前にしらべると、効果を予測できます。

2000年代〜

オーダーメイド時代の幕明け

分子標的薬

遺伝子変異による
がんの増殖を止める

がんの増殖にかかわる分子にターゲットを絞り、開発された薬。現在は３タイプの遺伝子異常に効果のある薬が出ていて、これからさらに増える見込み。殺細胞性薬に多い吐き気などの副作用が起こりにくく、該当する遺伝子異常がある人では、高い効果が得られる。

2010年代〜

免疫に作用する新たな薬

免疫チェックポイント阻害薬

免疫機能でがんをやっつける

もっとも注目されている新薬。がんによって抑えられていた免疫機能が、正常にはたらくようにする。免疫の司令塔である樹状細胞が、攻撃役のＴ細胞と結合し、がんを攻撃できるようにするしくみだ（下図参照）。肺がんに使える薬の種類も、これからさらに増える見込み。

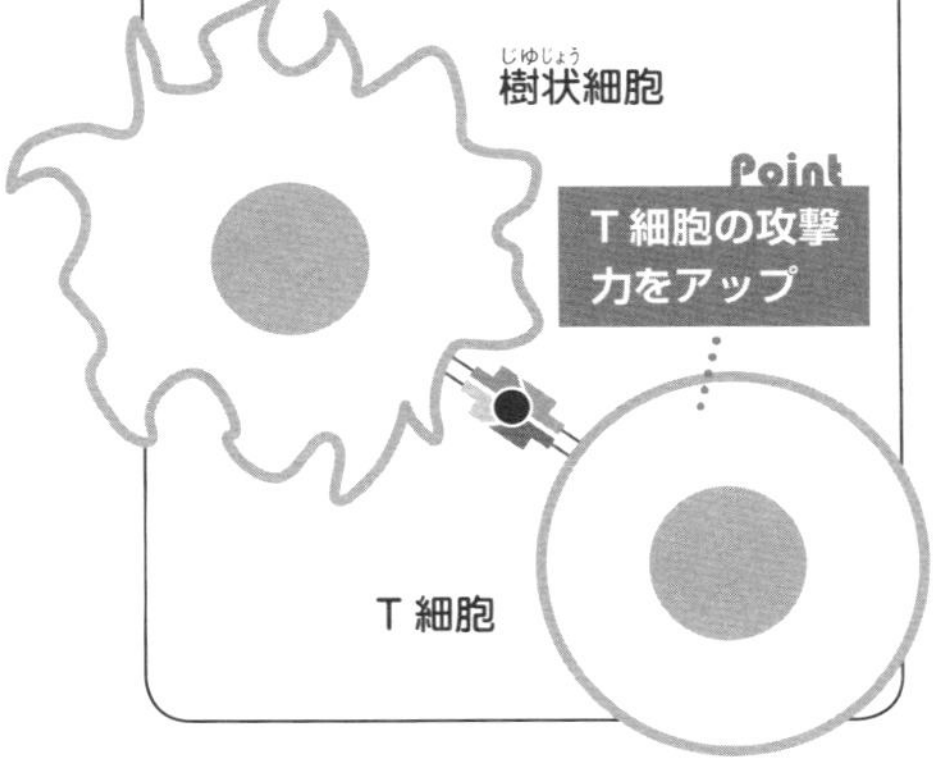

2000年代〜

血管新生阻害薬

がんの増殖システムを破壊

分子標的薬の一種で、がん細胞が新たな血管をつくりだし、全身で増殖、転移《てんい》するのを防ぐ。
もとは大腸がんの薬だったが、いまは肺がんにも使える。殺細胞性薬などといっしょに使う。

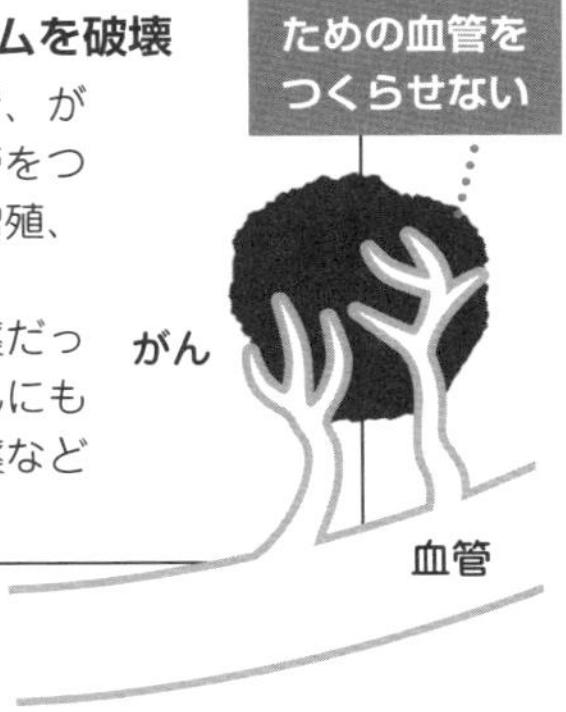
Point
がんを増やすための血管をつくらせない
がん
血管

メリットとデメリット

あきらめないためのベストの選択肢

完治がむずかしくても、あたりまえの生活を維持していける可能性があること。これが、薬物治療の最大のメリットであり、目標です。

これから先も あなたらしく生きるために

「がんが広がっているので、手術の効果が見込めません」といわれれば、誰しもショックを受けるでしょう。

それでも**あきらめずに薬物治療を受けることで、余命をのばす効果が期待できます。**特別な例ですが、一部には元気に長生きする人もいます。

進行の速い小細胞《しょうさいぼう》がんでも、薬によく反応する場合があります。再発のリスクはありますが、体が許せば、がんが小さくなることを期待して治療に臨みましょう。

小細胞がんは薬への反応がいい

代表的ながんについて、薬の効きやすさを比較したもの。小細胞《しょうさいぼう》がんはとくに薬への感受性が高く、がんの消失が期待できるレベル。小細胞がん以外の肺がんは、これからは新薬の効果が期待できる。

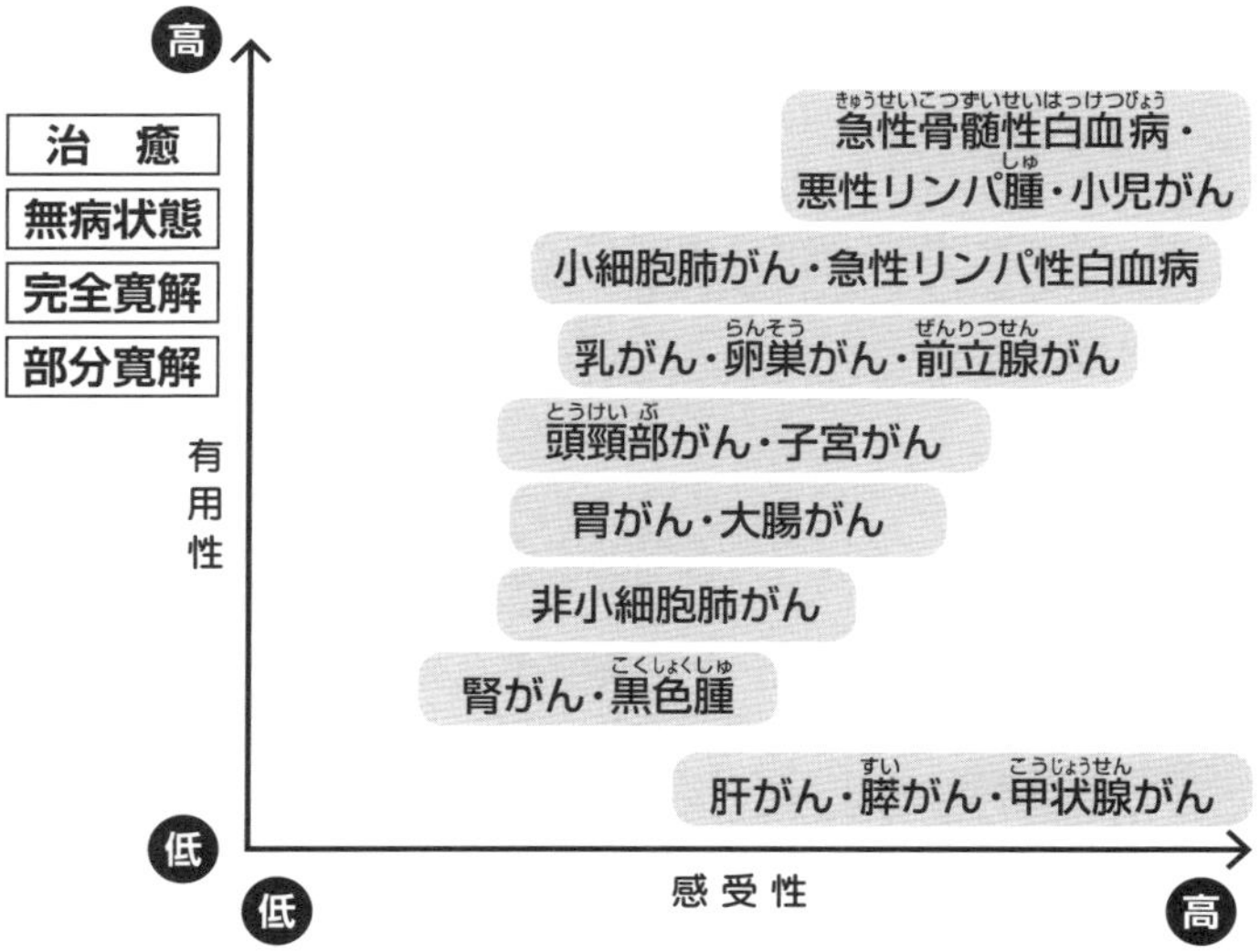

治癒…治療後５年たっても症状がなく、再発のリスクもほとんどない
無病状態…再発のリスクはあるが、病巣、症状ともに何も見られない
完全寛解《かんかい》…治療後の一定期間、がん病巣がない状態を保っている
部分寛解…病巣が半分以下に小さくなり、治療効果が認められる

月１～３日の通院で、治療が受けられる

がん診療連携拠点病院では、外来に「化学療法センター」が設けられていることが多く、快適な環境で治療が受けられる。下記の例のようなスケジュールであれば、月数回の通院ですみ、日常生活への影響が少ない。

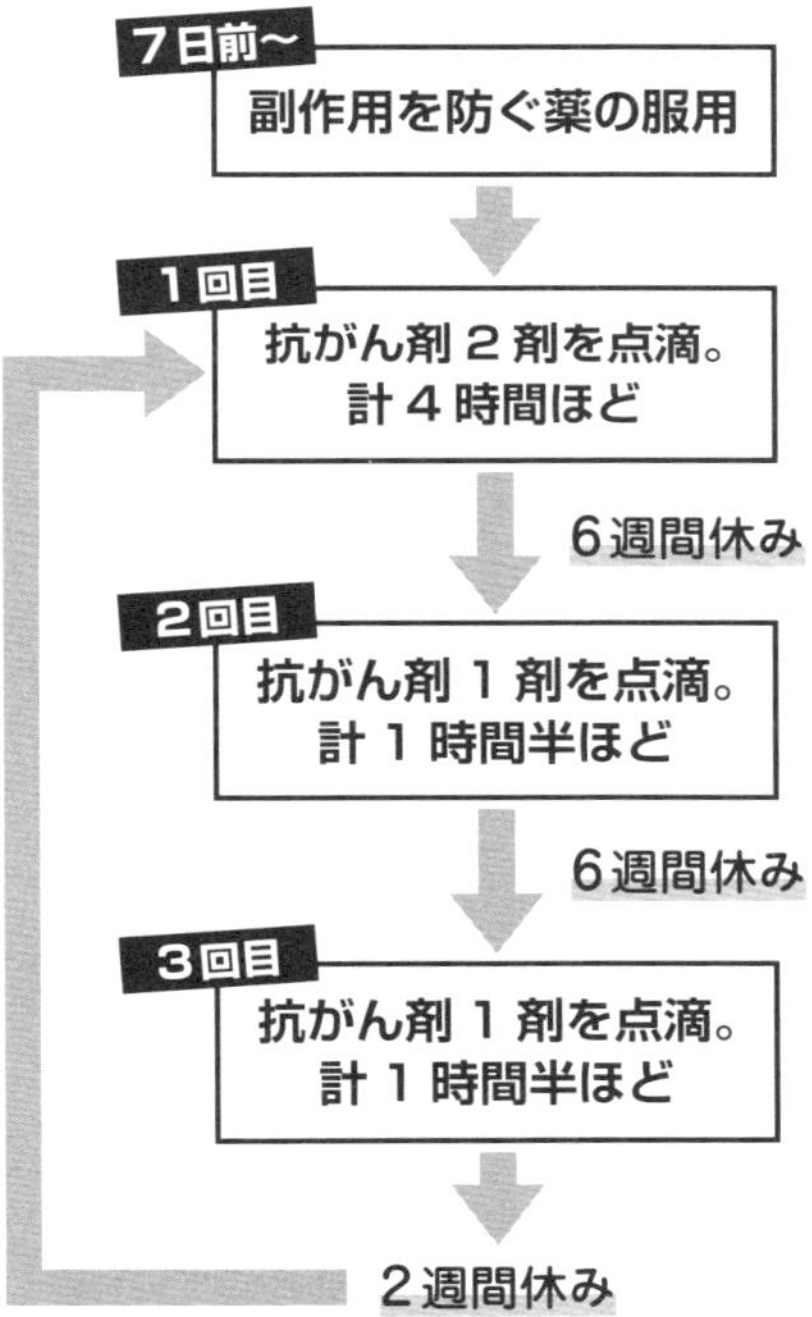

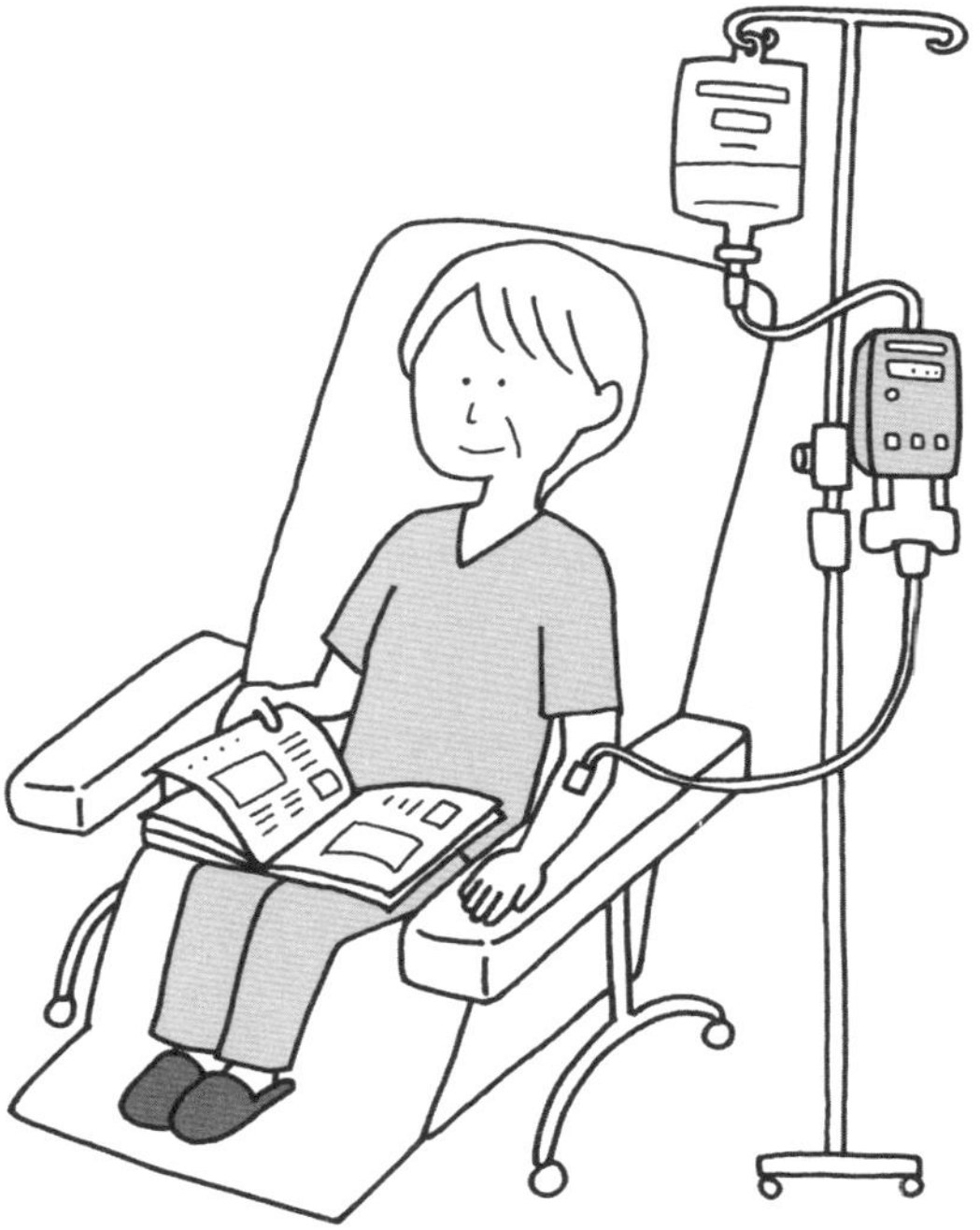

はたらきながら受けることもできる

薬物治療は、かつては入院しておこなうのが一般的でした。いまは初回の治療のみ入院で、あとは自宅からの通院で治療を受けることができるようになりました。**病院のベッドで過ごすより、日常生活で体力を維持するほうが、治療にも好影響です。**

実際に、多くの肺がん患者さんが外来で治療を受けています。**仕事や社会活動などを、休まずにつづけている人も。**薬物治療では、あたりまえの生活をうまく維持していくことが重要です。

体力が落ちていて副作用が心配な人は、入院での治療も可能です。家庭の状況なども主治医に伝えたうえで、相談して決めてください。

メリットとデメリット

効果が目に見えず落ち込むこともある

薬物治療は手術と違い、効果が出るまで時間がかかります。副作用ばかりが気になって治療がゆううつになってしまうこともあります。

効いていることを肌で感じにくい

薬物治療の効果は、病巣の大きさの変化で判定します。

- **病巣が消失→完全奏効（CR）**
- **30％以上縮小→部分奏効（PR）**
- **20％以上増加→進行（PD）**
- **PRとPDのあいだ→安定（SD）**

部分奏効以上なら、薬の効果があると見てよく、治療は成功です。

問題は、結果が出るまで3～6か月も治療を受けつづけること。効果を実感できず、治療がいやになってしまうこともあります。

つらい気持ちも主治医に伝えよう

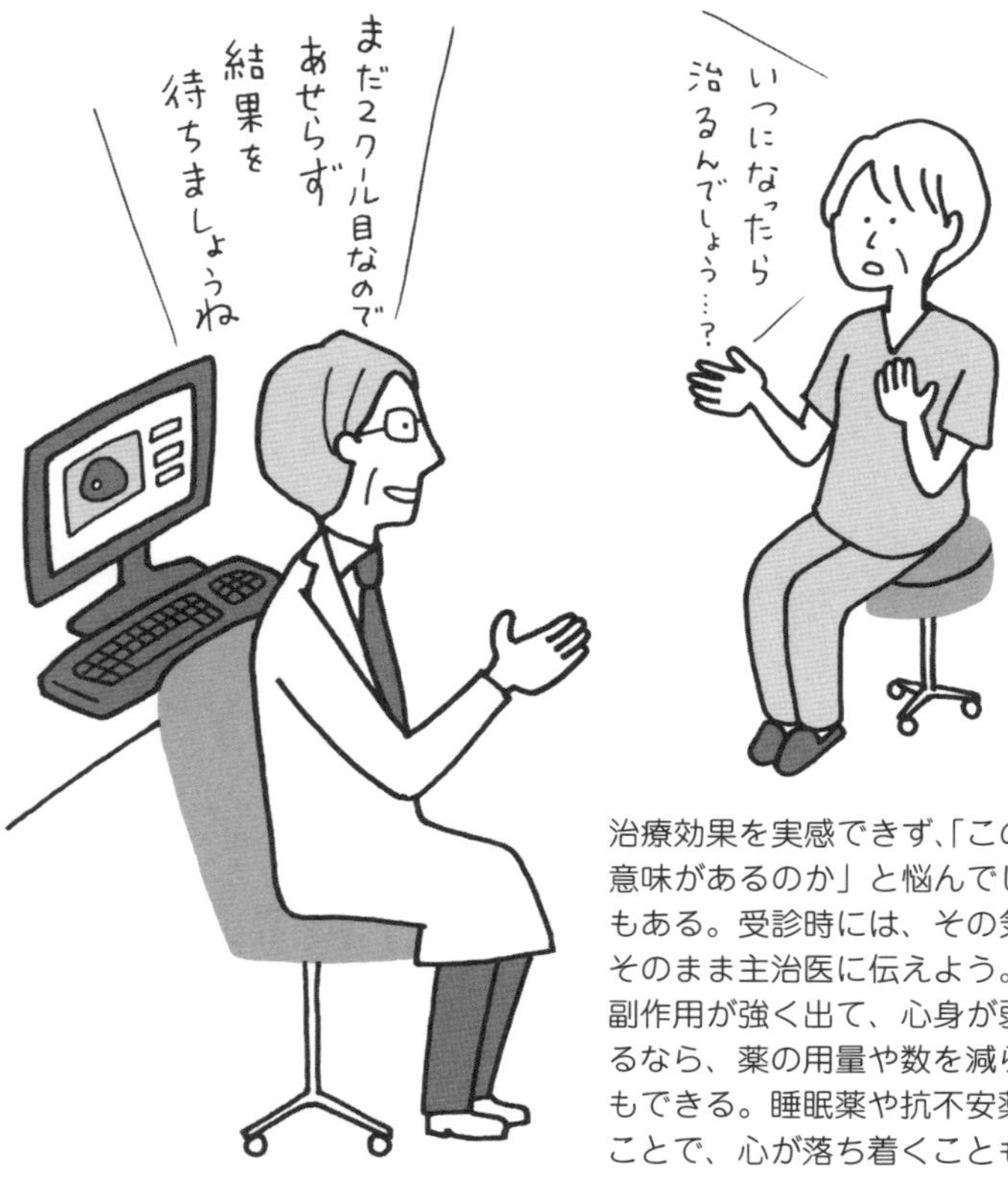
いつになったら治るんでしょう…？
まだ2クール目なのであせらず結果を待ちましょうね

治療効果を実感できず、「この治療に意味があるのか」と悩んでしまう日もある。受診時には、その気持ちもそのまま主治医に伝えよう。
副作用が強く出て、心身が弱っているなら、薬の用量や数を減らすこともできる。睡眠薬や抗不安薬を飲むことで、心が落ち着くことも。

がん細胞が薬に慣れて やがて効かなくなる

肺がんにはめだった症状が少なく、**がんが小さくなっても、それを感じることができません**。一方で、副作用は体にはっきりあらわれるもの。マイナス面ばかりが目につくのが、薬物治療のデメリットかもしれません。

複数の薬を使えば、副作用はさらに強まります（下図参照）。

また、**薬の効きめはやがて落ちてきます。「耐性」といって、がん細胞が薬の攻撃パターンを覚え、攻撃をかわせるようになった状態です**。

そのため薬物治療は、治療期間を最初に決めて、短期集中でおこないます。治療が終わってもがんが残っていたら、別の薬で治療し、がんのコントロールをめざします。

2剤以上の併用で、副作用が強まる

肺がんの治療は2剤以上の抗がん剤でおこなうことが多い。単剤で使う場合に比べ、副作用が強く出る。

小細胞《しょうさいぼう》がん

療法名	使用薬剤	副作用
PE療法（またはSPE療法）	・シスプラチン（CDDP） ・エトポシド（ETP）	悪心、おう吐、食欲不振、血小板《けっしょうばん》減少
CE療法	・カルボプラチン（CBDCA） ・エトポシド（ETP）	
PI療法	・シスプラチン（CDDP） ・イリノテカン（CTP-11）	悪心、おう吐、食欲不振、下痢
CAV療法	・シクロホスファミド（CPA） ・ドキソルビシン（DXR） ・ビンクリスチン（VCR）	悪心、おう吐、食欲不振、脱毛

小細胞がんの代表的な治療法は左の4つ。2～3剤を組み合わせるため、吐き気などの副作用が強まる。

非小細胞がん

療法名	使用薬剤	副作用
NP療法	・ビノレルビン（VNR） ・シスプラチン（CDDP）	悪心、おう吐、食欲不振
GP療法	・ゲムシタビン（GEM） ・シスプラチン（CDDP）	血小板減少、悪心、おう吐、食欲不振
CD療法	・ドセタキセル（DTX） ・シスプラチン（CDDP）	悪心、おう吐、食欲不振、脱毛、色素沈着、アレルギー反応
TC療法	・パクリタキセル（PTX） ・カルボプラチン（CBDCA）	悪心、おう吐、食欲不振、しびれ、関節痛、筋肉痛、アレルギー反応、脱毛
SP療法	・ティーエスワン（TS-1） ・シスプラチン（CDDP）	悪心、おう吐、食欲不振、下痢、色素沈着

腺《せん》がんや扁平上皮《へんぺいじょうひ》がんなどの治療でよく使われる、薬の組み合わせ。吐き気のほか、アレルギー症状などが出ることも。

小細胞がんには2種の薬を組み合わせる

抗がん剤を使った治療について、具体的な方法、薬の種類を見ていきましょう。小細胞がんの進行期では、おもに4つの選択肢があります。

シスプラチンががん細胞のDNAを攻撃

小細胞《しょうさいぼう》がんの限局型は、離れた臓器に転移《てんい》していない状態です。

手術が可能なごく早期を除けば、薬物治療が効果的。**プラチナ製剤と、その他の殺細胞性薬《さっさいぼうせいやく》を組み合わせる「プラチナ併用療法」です。**

とくに効きめが強いのは、プラチナ製剤「シスプラチン」、トポイソメラーゼ阻害薬「エトポシド」の併用です。放射線治療と同時におこなうことで、効果がより高まります（↓P90）。

限局型（LD）までの治療法をチェック

（Ⅰ～Ⅲ期）

限局型（TNM分類のⅠ～Ⅲ期）には、プラチナ製剤「シスプラチン」と、トポイソメラーゼ阻害薬「エトポシド」の組み合わせがよく効く。

		Day 1	2	3	8	15	21
シスプラチン（CDDP）	80mg／㎡ 点滴静注	↓					
エトポシド（ETP）	100mg／㎡ 点滴静注	↓	↓	↓			

3週間ごとに4コース
（放射線と併用するときは4週間ごと）

表の見かたを覚えておこう

薬物治療の治療スケジュールは、上のような表であらわすことが多い。上の例ではDay1～21（1～21日目）の3週間が1クール。矢印の日が治療日で、それ以外は休薬期間。1クール3週間×4コースの、計3か月間で治療する。

1回目 CDDP＋ETPを点滴
↓ 翌日
2回目 ETPのみ点滴
↓ 翌日
3回目 ETPのみ点滴
↓
18日間あける（→1回目に戻る）

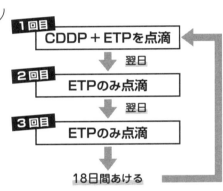

進展型小細胞がんには、4つの選択肢がある

離れた臓器に転移している進展型では、以下の4つの選択肢がある。

CE療法

75歳以上の人でも負担が少ない

副作用が出やすい75歳以上の人にも、安全におこなえる。70歳以下で体力のない人にも効果的。

Day	1	2	3	8	15	21
カルボプラチン(CBDCA)	↓					
エトポシド(ETP)	↓	↓	↓			

3〜4週間ごとに4コース

PI療法

70歳以下で体力のある人に

自立した生活がおおむね可能な、PS0〜2の人に適した治療法。副作用が強めだが、効果も高い。

Day	1	8	15	22	28
シスプラチン(CDDP)	↓				
イリノテカン(CTP-11)	↓	↓	↓		

4週間ごとに4コース

SPE療法

PE療法を分割でおこなう

PE療法でも副作用や体力低下が心配なときは、治療期間を1週間のばして、少しずつ薬を使う。

Day	1	2	3	8	21
シスプラチン(CDDP)	↓	↓	↓		
エトポシド(ETP)	↓	↓	↓		

3〜4週間ごとに4コース

PE療法

間質性肺炎《かんしつせいはいえん》などがある人に

肺の持病などでPI療法に耐えられない人や、71〜75歳で比較的体力がある人に向いている。

Day	1	2	3	8	15	21
シスプラチン(CDDP)	↓					
エトポシド(ETP)	↓	↓	↓			

3週間ごとに4コース

75歳以上の人は負担の少ない薬を選ぶ

小細胞がんの進展型(Ⅳ期)では、上記4つの治療法から選ぶことができます。**選択の基準は、治療に耐えられる体力があるかどうか。**これは年齢だけでは決められません。P53の体力判定(PS)もあわせて考えるようにします。

もっとも効果が高いのはPI療法ですが、吐き気などの副作用が出やすいというデメリットもあります。高齢の人、介護を必要とする状態の人には負担となります。

体への負担が比較的少ないのが、PE療法とCE療法。もっともマイルドなのがSPE療法です。**期待される効果と体力、気力のバランスをよく考え、主治医と相談しましょう。**

薬物治療の選択肢

非小細胞がんでは組織型、遺伝子型をチェック

腺がんでは、分子標的薬も大切な選択肢。特定の遺伝子に変異があるかどうかをしらべたうえで、治療薬を検討します。

組織型と遺伝子変異からあなたに効く薬がわかる

非小細胞《ひしょうさいぼう》肺がんの薬物治療は、組織型しだい。腺《せん》がん、大細胞《だいさいぼう》がんなど、扁平上皮《へんぺいじょうひ》がん以外のがんには、分子標的薬が効く可能性があります。

分子標的薬は2種類に大別されます。ひとつは、がん発症の引き金となる遺伝子変異に対応したもの。現在保険で使えるのは「EGFR阻害薬」「ALK阻害薬」「ROS1阻害薬」の3タイプです。**もうひとつは、がんに集まる血管新生に対応したもので、「VEGF阻害薬」などです。**

EGFR、ALK、ROS1は、必ずしらべたい

腺《せん》がんの発症には、下記の遺伝子異常がかかわっている。該当する治療薬があるのは、EGFR、ALK、ROS1の3つの遺伝子変異。最初にこれをしらべておくと、これらの薬があなたに効くかどうかわかる。

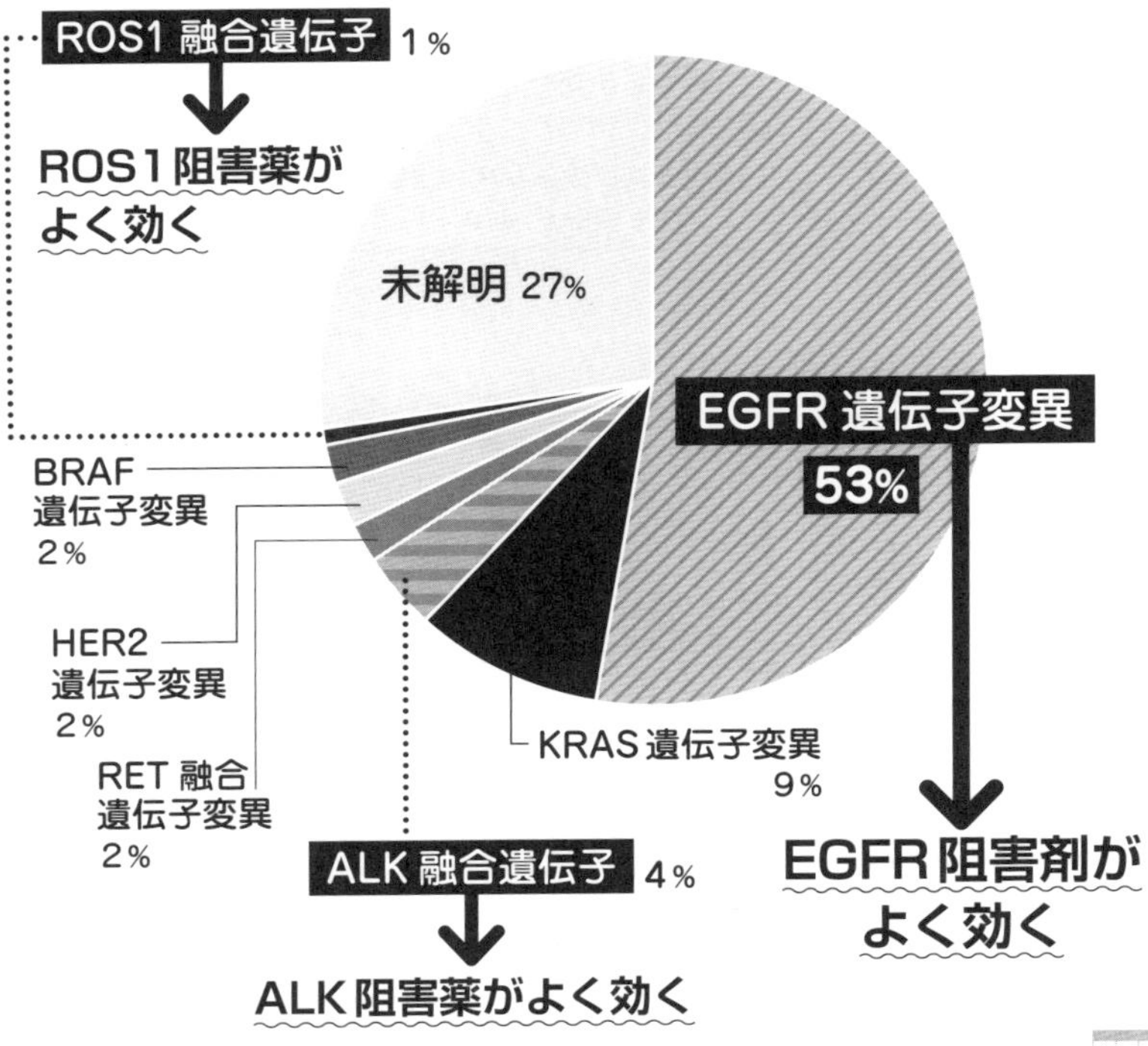

分子標的薬は、がんを増やすシステムを止める

がん細胞が大量に増えるのは、「細胞をもっと増やせ」という誤った指令のせい。分子標的薬は、その指令を出すEGFRなどの分子に作用し、核のなかのDNAに指令が伝わるのを阻止する。

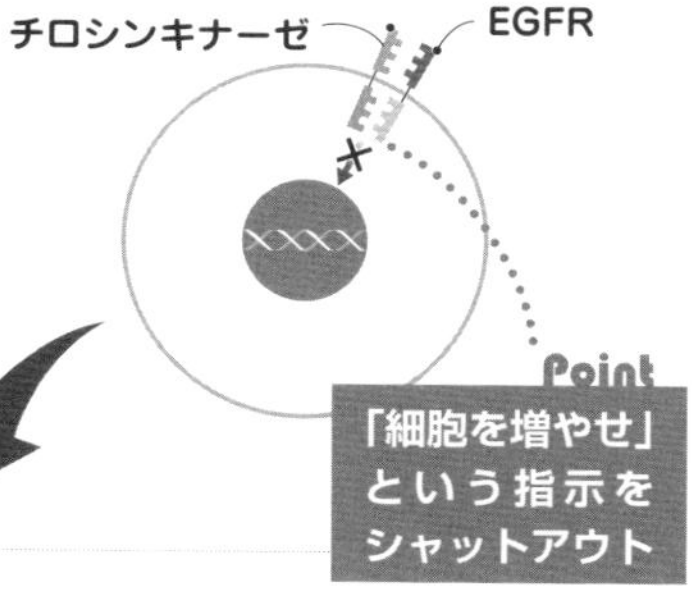

「細胞を増やせ」という指示をシャットアウト

分子標的薬の効果の比較

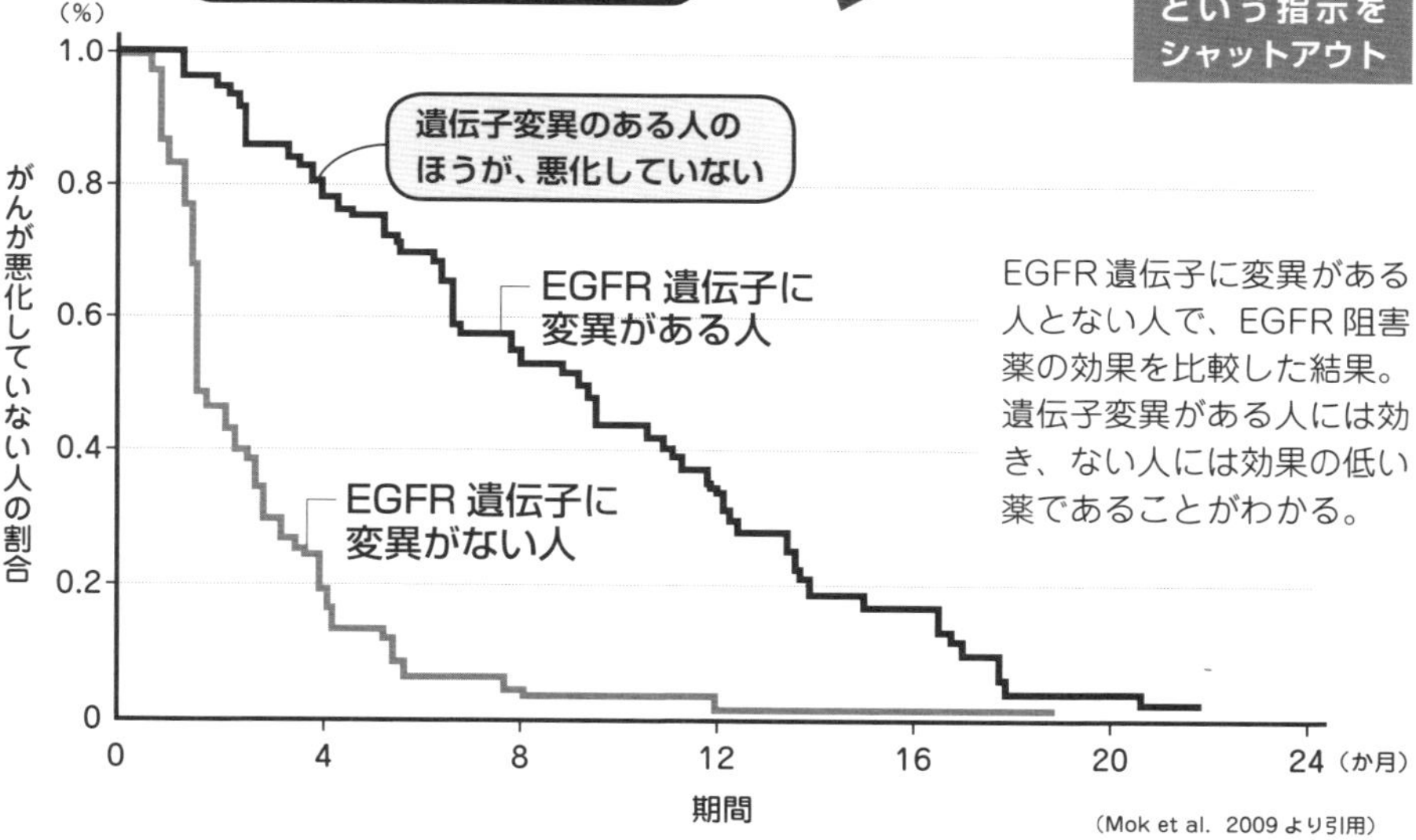

（Mok et al. 2009より引用）

遺伝子変異のある人のほうが、悪化していない

EGFR遺伝子に変異がある人とない人で、EGFR阻害薬の効果を比較した結果。遺伝子変異がある人には効き、ない人には効果の低い薬であることがわかる。

免疫系の薬も ある程度効果予測できる

体にはもともと、異物を排除する免疫機能がそなわっています。しかしがん細胞は巧妙に、ヒトの免疫機構を阻止します。そのためにつくられるのが、「PD－1」「CTLA－4」などの抗体。たんぱく質の一種です。**免疫チェックポイント阻害薬はこの抗体に作用し、免疫細胞ががんをたたけるようにします。**

PD－1に作用する薬では、がんのPD－L1量をしらべることで、効果をある程度予測できます。高価な薬なので、ムダにならないよう、検査結果を主治医に確認しましょう。薬にもよりますが、**「ペムブロリズマブ（商品名キイトルーダ）」という薬では、事前検査が必須です。**

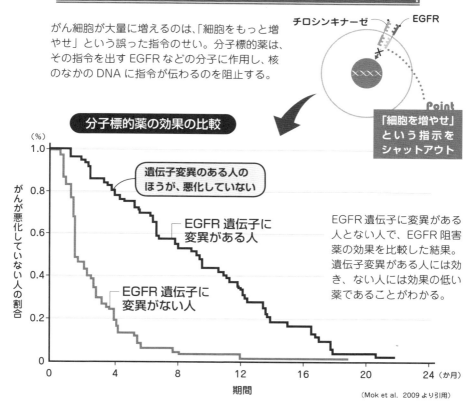

Ⅲ期は放射線併用。Ⅳ期は分子標的薬も使う

非小細胞がんの薬物治療では、組織型と遺伝子検査、PD－L1検査の結果をもとに、どの薬がよいかを主治医と話し合います。

一次治療のあとは二次治療にトライする

腺《せん》がんや扁平上皮《へんぺいじょうひ》がんなどのⅢ期では、放射線といっしょに使うために、従来型の殺細胞性薬を用います。**Ⅳ期になると、分子標的薬や免疫チェックポイント阻害薬も選択肢のひとつ。**遺伝子検査の結果から、主治医と治療プランを相談しましょう。

この選択肢は「一次治療」といって、最初におこなう化学療法のプラン。**効果が落ちてきたとき、効かなかったときには、二次治療、三次治療にトライします**（→P138）。

Ⅲ期では放射線とセットで治療

Ⅲ期

手術ができないⅢ期では、放射線治療とともに、作用の強いプラチナ併用療法を受け、がんの縮小をめざす。効果的な選択肢は下記の3つ。放射線治療は30回、計60Gyをおこなう。

CP療法　効果と副作用のバランスを考慮

回数を多くして集中的に治療する。そのぶん用量が少なめなので、抗がん剤の強い副作用が抑えられることも。

レジメン	Day 1	8	15	22	29	36
カルボプラチン（CBCDA）	↓	↓	↓	↓	↓	↓
パクリタキセル（PTX）	↓	↓	↓	↓	↓	↓

放射線と同じ日程で6週間。その後、第2段階としての薬物治療（地固め療法）を2コース

CD療法　シスプラチンでしっかりたたく

吐き気などが出やすいが、効果も高いシスプラチンを使う治療法。

レジメン	Day 1	8	15	22	29	36
シスプラチン（CDDP）	↓	↓			↓	↓
ドセタキセル（DTX）	↓	↓			↓	↓

（地固め療法なし）

高齢者CBDCA療法　高齢の人に適した投与法

71歳以上の人では、放射線と薬を併用すると、副作用が出やすくなる。この治療プランなら、放射線治療と同時におこないやすい。

レジメン　カルボプラチン（CBDCA）を放射線照射前60分以内に点滴。計20回

扁平上皮がんでは、PD-L1の量をチェック　Ⅳ期

事前の検査でがんのPD-L1の量が多ければ、免疫チェックポイント阻害薬を最初に使うと効果的。

PD-L1が50未満

75歳未満ならプラチナ製剤併用を

75歳未満では、プラチナ併用療法をまず検討。体力のない人には、ドセタキセル（DTX）などを単剤で使う。

例
- シスプラチン（CDDP）＋エスワン（S-1）など
- カルボプラチン（CBCDA）＋パクリタキセル（PTX）など

3週間間隔×6コース以内

PD-L1が50以上

分子標的薬1剤で治療する

PD-L1が50以上なら、免疫チェックポイント阻害薬の抗PD-1抗体が効果的。奏効率は45～62%とされ、高い効果が期待できる。3週間に1回、30分程度の点滴ですみ、負担も少ない。

例 ペムブロリズマブ
3週間間隔で継続

扁平上皮がん以外ではEGFR、ALKなどをチェック

腺《せん》がんをおもな対象とした治療プランの選択肢。がんのなかに遺伝子の異常があれば、それに応じてあなたにあった分子標的薬を使う。

ALK遺伝子転座陽性

分子標的薬アレクチニブか、クリゾチニブを

ALK遺伝子の変異に作用するアレクチニブをまず検討する。ROS-1遺伝子異常で用いられるクリゾチニブでも、これに近い効果が期待できる。

例
- アレクチニブ（Alectinib）
- クリゾチニブ（Crizotinib）

内服 1日2回

EGFR遺伝子変異陽性

まずは、分子標的薬1剤で

日本人に多いEGFR遺伝子変異には、EGFR阻害薬がよく効く。いずれも内服薬で、奏効率は60～70%前後。下痢や皮膚のかゆみに注意する。

例
- ゲフィチニブ（Gefitinib）
- エルロチニブ（Erlotinib）
- アファチニブ（Afatinib）

内服 1日1回

どの遺伝子検査も陰性

プラチナ製剤の従来療法がいい

3つの遺伝子に変異がなければ、がんのPD-L1の状態を確認。50以上なら、免疫に作用するペムブロリズマブを。50未満ならプラチナ併用療法が効果的。

例
- ペムブロリズマブ または
- シスプラチン（CDDP）＋ペメトレキセド（PEM）など

3週間間隔×6コース以内

ROS1遺伝子転座陽性

分子標的薬クリゾチニブが効く

クリゾチニブの奏効率は70%前後。新しい薬で未知の部分もあるので、従来のプラチナ併用療法も選択肢に。

例
- クリゾチニブ（Crizotinib）1日2回内服
- カルボプラチン（CBDCA）＋パクリタキセル（PTX）＋ベバシズマブ（Bevacizumab）

3週間間隔×6コース以内

薬物治療の選択肢

手術のあとにも補助的に薬を使う

薬物治療には、手術の効果を高め、再発を減らす役割もあります。術後におこなうことが多く、進行度によって使う薬が異なります。

手術後の再発リスクを抗がん剤で減らす

肺がんの手術は、とり残しのないように確実に切るのが基本。そのため肺葉《はいよう》単位で摘出する「肺葉切除術《はいようせつじょじゅつ》」がもっとも多くおこなわれます。

ただし、どんなに万全を期した手術でも、目に見えないがんが体に残り、再び猛威をふるうことも。**そのリスクを減らすのが、殺細胞性薬を使った術後補助化学療法の役割です。**

進行したがんに対して抗がん剤を使い、あらかじめがんをたたいてから手術をすることもあります。

術前より術後におこなうことが多い

臨床試験で効果が実証されているのは、非小細胞《ひしょうさいぼう》がんに対する術後補助化学療法。腺《せん》がん、扁平上皮《へんぺいじょうひ》がんの手術後に薬を使う方法です。

Ⅰ期ではテガフール・ウラシル配合剤を、Ⅱ期、Ⅲ期では、体力が許せばプラチナ併用療法を検討します（左ページ参照）。

小細胞がんの場合は転移しやすいのが特徴。そのリスクを減らすため、術後補助化学療法をおこなうのが一般的です。

上のせ効果は5～10％。体力と相談して決めよう

非小細胞がんの手術後に、薬物治療をおこなうと、5年生存率が5～10％高まることがわかっています。**これを「効果があるから受けたい」と思うか、「その程度なら受けたくない」と考えるか。** 悩ましいところだと思います。

副作用の軽い人では、外来でもできる治療ですが、高齢の人ではますます体が弱ることも。あなたの希望を主治医に伝え、体力も考慮して判断することが大切です。

Ⅰ～Ⅲ期には、術後補助化学療法を検討

Ⅰ期

UFTを1日2～3回。1～2年間飲む

がんが2cm以上あった場合は、代謝拮抗薬《たいしゃきっこうやく》のテガフール・ウラシル配合剤を1～2年飲みつづける。点滴に比べれば負担が少ないが、飲み忘れに注意。

Ⅱ、Ⅲ期

体力が許すなら、点滴治療を受ける

手術後2～3か月以内に右のプラチナ併用療法をはじめる。副作用として、吐き気や脱毛などが一時的に起きる。体力、気力と相談して検討を。

レジメン	Day 1	8	15	22	29
シスプラチン（CDDP）	↓				
ビノレルビン（VNR）	↓	↓			

3週間間隔 × 4コース

術後補助化学療法の効果

Ⅰ～Ⅲ期の腺《せん》がん、扁平上皮《へんぺいじょうひ》がんなどで、術後補助化学療法を受けた人の5年生存率を見たもの。化学療法を受けなかった場合に比べ、全体で5～10％ほど治療効果が高まっている。

試験名	対象人数	対象病期	5年生存率		
			手術＋化学療法	手術のみ	上のせ効果
IALT試験	1867人	Ⅰ～ⅢA期	44.5%	40.4%	4%
JLCRG試験	979人	Ⅰ期	88%	85%	3%
JBR.10試験	482人	ⅠB～Ⅱ期	69%	54%	15%
LACE試験	4584人	Ⅰ～ⅢA期	48.8%	43.5%	5.4%

（「1．肺癌に対する手術療法，縮小手術，術前化学療法」宮田義浩・岡田守人、2014より作成）

分子標的薬での補助療法もテスト中

術後補助化学療法の効果は、いまのところ、殺細胞性薬でしか結果が出ていません。**分子標的薬なら、より高い効果が得られる可能性も残されています。**殺細胞性薬と異なり、吐き気や脱毛などの副作用を避けられるというメリットもあります。

そこで現在、**EGFR阻害薬や血管新生阻害薬を使った臨床試験が、次々におこなわれているところです。**

しかし、現時点では試験的な治療法にすぎず、有用性は未知数です。「従来の抗がん剤はいや。分子標的薬で治療したい」という人は、臨床試験に参加すれば使用可能な場合もあります。主治医に相談してみてください（→P132）。

あなたの薬はどのタイプ？効果と副作用をチェック

薬は種類が多く、名前を覚えるだけでもひと苦労。でも治療の主役はあなたです。薬の一覧から、効果や副作用の出かたを把握しておきましょう。

家族の協力も得て薬について理解する

薬物治療をはじめる前に、あなたが受ける治療、使う薬のことを理解しておきます。とくに副作用については、早めに対応することで生命の危険を回避できることもあります。**使う薬をある程度知っておくことが、自らを守ることにつながります。**

薬の種類は数多く、「カタカナの羅列を見るだけで、くらくらする」という人もいると思います。高齢の人は家族に手伝ってもらうなどして、重要な点を把握しておきましょう。

望むこと、いやなことをはっきり伝えよう

主治医に対しては、薬物治療における**あ**なたの希望を明確に伝えます。「副作用はいや」というのは誰しも考えることですが、残念ながら副作用のない薬はありません。**「どんな副作用がいちばんいやか」という希望なら、選択の余地があります。**

その理由も重要。「仕事をいままでどおりつづけたい」「再来月に娘の結婚式がある」といった希望や、個別の事情をくわしく話しておくと、主治医も柔軟に検討してくれます。

がんにくわしい薬剤師にも相談を

薬について誰よりもくわしいのは、薬剤師。がん診療連携拠点病院であれば、がん専門薬剤師、がん薬物療法認定薬剤師など、がん治療に精通した薬剤師や、薬物治療の経験豊富な看護師が多くいます。

薬物治療でわからないこと、**気になることがあれば遠慮せずに声をかけ、相談してみましょう。**

教わった内容をP38の治療日記にメモしておくと、名前や飲みかたを正確に覚えておくことができます。

殺細胞性薬《さつさいぼうせいやく》

プラチナ製剤

シスプラチン CDDP

【商品名：ブリプラチン／ランダ】

攻撃力が強い反面、副作用も出やすい。90％以上の人に吐き気が出るため、治療前に制吐剤を使う。一次的に耳が聞こえにくくなったり、下痢をすることも。異変を感じたら主治医に伝えよう。

カルボプラチン CBDCA

【商品名：パラプラチン】

シスプラチンよりあとに出た薬で、腎臓への悪影響などが改善されている。吐き気の出やすさは30～90％。
シスプラチンより攻撃力が劣るので、効果と副作用のバランスを考えて選ぶ。

肺がん治療の主役ともいえる薬

肺がん治療でもっとも多く使われる、殺細胞性薬。小細胞《しょうさいぼう》がんにも非小細胞がんにもよく効く。とくに効果が高いのはシスプラチン。副作用を少しでも抑えたいときは、効果が落ちることを理解したうえでカルボプラチンを選ぶ。

腎機能が悪化しやすいので、治療中は足のむくみ、オシッコの量の変化に注意する。

薬剤師からのアドバイス

吐き気は薬で抑えられます。がまんせず相談してくださいね

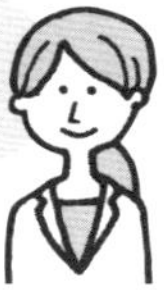

トポイソメラーゼ阻害薬

植物成分由来の薬。多くのがんに効く

とくに効果が高いのは、イリノテカン。多くのがんで標準治療薬とされる。おなかの副作用が出やすく、下痢による脱水症状で全身状態が悪化することも。「骨髄抑制《こつずいよくせい》」といって、白血球《はっけっきゅう》などの血液細胞をつくる力も落ちやすい。治療中は感染症対策が必要。貧血によるめまい、立ちくらみにも注意する。

薬剤師からのアドバイス

免疫力が落ちやすい薬です。かぜから肺炎にならないよう、うがいや手洗いを心がけて

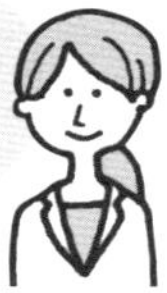

イリノテカン CTP-11

【商品名：トポテシン／カンプト】

小細胞がんにも腺《せん》がん、扁平上皮《へんぺいじょうひ》がんなどにもよく効くが、下痢や軟便、腹痛を起こしやすい。薬で症状を抑えるとともに、水分をとって脱水症状を防ごう。吐き気のリスクは30～90％。

エトポシド ETP

【商品名：ベプシド／ラステット】

イリノテカンより10年以上前に出た薬。イリノテカンに比べ、副作用が抑えられる。吐き気のリスクも10～30％と低め。ただし非小細胞がんには使えない。

代謝拮抗薬《たいしゃきっこうやく》

がん細胞の核酸、DNA 合成をじゃまする

細胞の栄養となる核酸や、増殖のための DNA の合成をさまたげる薬。1960 年代から使われている、抗がん剤のスタンダード。吐き気などのリスクは 30% 以下で、使いやすい薬といえる。

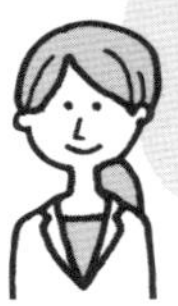

治療中は便の状態を見て、異変があれば主治医に伝えましょう

薬剤師からのアドバイス

ペメトレキセド
PEM
【商品名：アリムタ】

シスプラチンかカルボプラチンとセットで使われる。扁平上《へんぺいじょう》皮《ひ》がん以外のがんには効果の高い薬。骨髄抑制、肺炎、下痢などの副作用が起こりうる。発熱などが起きたら、早めに受診を。

ゲムシタビン
GEM
【商品名：ジェムザール】

吐き気や脱毛などの副作用が少なく、いまの生活を変えたくない人に勧められる薬のひとつ。ただしインフルエンザに似た症状や肺炎、出血症状など、重大な副作用のリスクがある。

テガフール・ウラシル配合剤
UFT
【商品名：ユーエフティ】

早期がんの術後補助化学療法で使われる薬。内服薬のため、生活のさまたげになりにくいといえるが、飲み忘れには注意する。肝臓にダメージを与えやすいため、血液検査は必須。

S-1
【商品名：エスワン】

テガフール、ギメラシル、オテラシルという 3 つの成分の配合剤。口内炎や下痢が起きやすいので、食生活に注意を。骨髄抑制のおそれもあるので、まめに血液検査を受ける。

抗生物質

菌やウイルスだけでなく、がん細胞も攻撃

感染症治療に使われる抗生物質の仲間。アルキル化薬、代謝拮抗薬とともに、がん治療に古くから使われている。

薬剤師からのアドバイス

心臓などに重大な副作用が起こることがあるので、検査は必須です

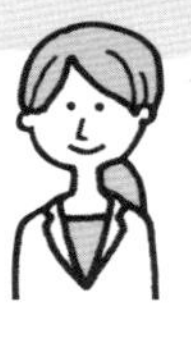

アムルビシン AMR
【商品名：カルセド】

エトポシド（→ P119）などと同じく、トポイソメラーゼ阻害作用がある。骨髄抑制、肺炎などの感染症に注意。うがい、手洗いなどで対策をとるとともに、発熱などの症状が出たら受診する。

微小管抑制薬《びしょうかんよくせいやく》

薬剤師からのアドバイス

筋肉や関節の痛みは一時的なものですが、がまんせず主治医に相談してください

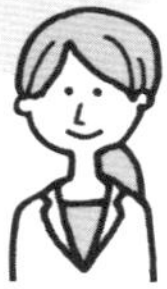

吐き気は出にくいが、タキサン系は脱毛の副作用も

「○○タキセル」という名前のタキサン系の薬と、それ以外のビンカアルカロイド系の薬に分けられる。吐き気のリスクは、いずれも30%以下と低めだ。

タキサン系はがん特効薬のひとつだが、小細胞《しょうさいぼう》がんには使えない。アレルギー、心臓への悪影響、筋肉や関節の痛みなどの副作用もあり、事前の予防薬で対処を。アルコールを含むため、車での通院はひかえよう。

ビノレルビン

VNR

【商品名：ナベルビン】

ビンカアルカロイド系のなかでは強力で、副作用も出やすい。針を刺した場所や血管に炎症が起きやすいので、赤くはれていたらすぐ受診を。

ドセタキセル

DTX

【商品名：タキソテール】

パクリタキセルと同年に出た薬で、同じくらい効果が高い。骨髄抑制の副作用、髪の抜けやすさも同じ。治療後半には、体がむくみやすくなる。

パクリタキセル

PTX

【商品名：タキソール】

殺細胞性薬としては比較的新しく、多くのがんでいまも使われる薬。骨髄抑制が起きるため、感染症には注意する。脱毛の副作用も起こりやすい。

アルキル化薬

もっとも古くからある抗がん剤

1960年代からある薬で、現在は小細胞がんなどの一部の例を除き、ほとんど使われていない。吐き気が起きることが多く、膀胱に作用して膀胱炎をひきおこすことがある。

シクロホスファミド

CPA

【商品名：エンドキサン】

小細胞がんの治療で使われることがまれにある。膀胱炎が起きやすいので、毎日の尿量、血尿の有無をよく見よう。うがい、手洗いなどの感染症対策も忘れずに。

治療中はオシッコを観察。血が混じっていたら、受診してくださいね

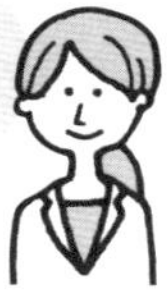

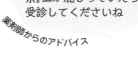

薬剤師からのアドバイス

分子標的薬

オーダーメイド治療を担う薬

がん細胞の弱点となる分子を攻撃する薬。人によって弱点が違うため、事前の検査で、あなたにあった薬を選ぶ。

健康な細胞を傷つけにくいため、吐き気や脱毛が起きにくいのが利点。下痢や皮膚障害、肺炎などの副作用には注意したい。

薬剤師からのアドバイス

重大な副作用が出そうなときは、治療途中でも飲むのをやめます

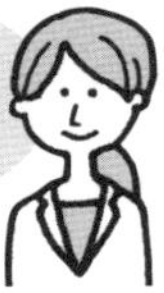

エルロチニブ Erlotinib

【商品名：タルセバ】

ゲフィチニブと同じく、EGFR 遺伝子変異がある人向け。がん細胞内に入り込み、効果を発揮。ゲフィチニブ同様、肺炎などの副作用に注意を。

ゲフィチニブ Gefitinib

【商品名：イレッサ】

EGFR 遺伝子変異がある人によく効く。肝機能が低下したり、間質性肺炎《かんしつせいはいえん》を起こすことがあるので注意。かぜに似た症状が出たら、早めに受診を。

オシメルチニブ Osimertinib

【商品名：タグリッソ】

EGFR 遺伝子変異があり、ほかの分子標的薬に耐性ができたときに使う。そのため耐性の検査は必須。息切れやせきが強いときは服用をやめる。

アファチニブ Afatinib

【商品名：ジオトリフ】

EGFR 遺伝子変異がある人向け。副作用はゲフィチニブやエルロチニブより重い傾向があるが、相応の効果が期待できる。比較的若い人に多く使われる。

血管新生阻害薬

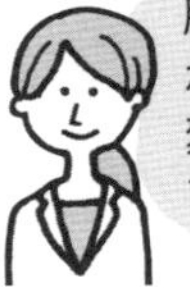

脳卒中《のうそっちゅう》や心筋梗塞《しんきんこうそく》が起きる前に、異変があれば中止します

薬剤師からのアドバイス

ほかの抗がん剤と併用すると効果的

がん細胞にとって都合がいい血管が増えるのを阻止。ほかの抗がん剤とセットで使う。「血管内皮増殖因子（VEGF）」に作用する薬と、「血小板《けっしょうばん》由来増殖因子（PDGF）」に作用する薬の2タイプがあり、肺がんに使えるのは前者。検査での効果予測はしなくていい。

ラムシルマブ Ramucirumab

【商品名：サイラムザ】

ベバシズマブと同様、血管関連の副作用に注意。下痢や腹痛が起きることもある。ベバシズマブより副作用は少なめだが、異変があれば中止を。

ベバシズマブ Bevacizumab

【商品名：アバスチン】

血管内に作用する薬のため、高血圧や出血、血栓《けっせん》による脳卒中などが起こりうる。治療中は自宅で血圧を測り、定期検査もきちんと受ける。

一次治療で使えるもの、二次治療用のものがある

体内の免疫細胞にかけられたブレーキをはずす薬。免疫細胞の主力として異物を攻撃する「T細胞」が活性化し、がん細胞をやっつける。

一次治療で使えるのは「ペムブロリズマブ」で、事前の抗体検査が必須。一方の「ニボルマブ」は、一次治療が効かなかったときに使う。検査は受けたほうがいいが、必須ではない。

従来の抗がん剤のような副作用は出にくい一方で、肺炎などの重大な副作用がある。

免疫チェックポイント阻害薬

薬剤師からのアドバイス

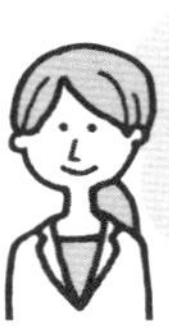

新しい薬ほど、思いがけない副作用があることを忘れずに！

ペムブロリズマブ Pembrolizumab

【商品名：キイトルーダ】

作用はニボルマブと同じだが、副作用は異なる。重大な合併症で多いのが、間質性肺炎、糖尿病、大腸炎の３つ。肺炎の初期症状であるせきや息切れ、発熱を見逃さないようにしよう。

下痢がひどいときは大腸炎を疑い、早めに病院で診てもらう。血液検査も受けて、血糖値や肝機能の数値をチェック。

ニボルマブ Nivolumab

【商品名：オプジーボ】

免疫抑制のスイッチを入れる「PD-L1 抗体」に結合し、免疫細胞が正常にはたらくようにする。副作用としては体のだるさ、吐き気、下痢などが多い。

甲状腺《こうじょうせん》機能が低下することもある。顔がむくむ、首がはれる、汗をかきやすいなどの症状が出たら、早めに受診しよう。

アテゾリズマブ Atezolizumab 【商品名未定】

PD-L1 抗体に作用する薬で、アメリカで使われている。日本ではまだ未承認のため、保険で使うことはできないが、2018 年に承認される可能性が高い。

イピリブマブ Ipilimumab 【商品名：ヤーボイ】

悪性黒色腫の薬で、CTLA-4 に作用。ニボルマブとの併用で肺がんに効く可能性があるが（下図参照）、肺がんへの保険適応はまだ認められていない。

今後は使いかたも変わる!?

【 免疫チェックポイント阻害薬の効果 】

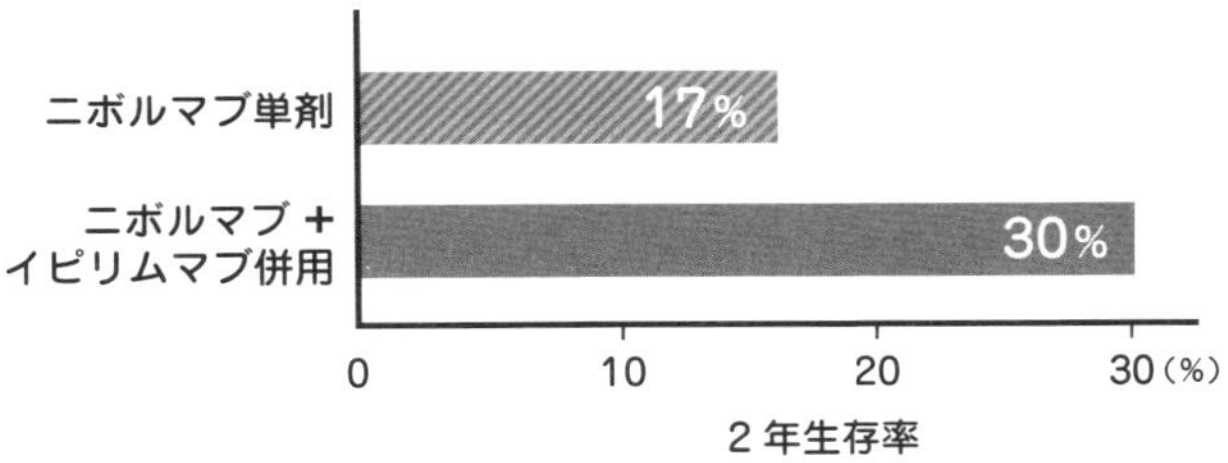

二次治療限定で保険適応が認められている、ニボルマブ。しかしイピリムマブとの併用で生存率が高まるという研究結果があり、ヨーロッパでは使用可能に。日本でも使えるようになる可能性がある。

遺伝子検査のあとで治療がはじまる

薬物治療は手術と異なり、長期にわたります。どのような流れではじまり、治療効果を見ながら進めていくかを、最初に理解しておきましょう。

診断時の標本で遺伝子変異もチェック

薬物治療のスタートは組織型検査から。次に遺伝子検査をして、**分子標的薬が効くかどうかをしらべます。**

必要なのはあなたのがん細胞。ほとんどの人は確定診断のため、肺に気管支鏡《きかんしきょう》を入れたり、針を刺したりして、生検《せいけん》をすませているはず。この標本で検査をします。手術時にとりだした組織を使うこともあります。

免疫チェックポイント阻害薬の効果を予測する抗体検査も、この標本でおこなわれます。

主治医の提案とあなたの希望を調整しよう

検査結果が確実に出ている翌週以降に、次の受診日が設定されます。

このときに、どのような薬がよいか、主治医から提案があるはず。その薬のメリット、デメリットをよく聞いて話し合いましょう。どんな生活を送りたいかも遠慮せず伝えます。

その場で即決できなくても大丈夫。候補の薬をメモして帰り、次回診察時までにゆっくり考えましょう。一度はじめると簡単に薬を変えられないので、よく考えて決めます。

がんにくわしい看護師が点滴中にいてくれる

治療開始日はまず採血をして、主治医の診察を受けます。治療可能な体調かどうかを見るためです。

問題なければ、点滴開始。**初回治療だけは入院で、以降は通院でおこなうのが一般的です。**アレルギー反応などがなければ、外来で点滴を継続。治療室には薬物治療に精通した医師、あるいは看護師がいるので、気になることなど相談しましょう。

外来では不安な場合は、2回目以降も入院で治療を受けられます。

薬物治療の流れを知っておこう

1 遺伝子検査＆血液検査

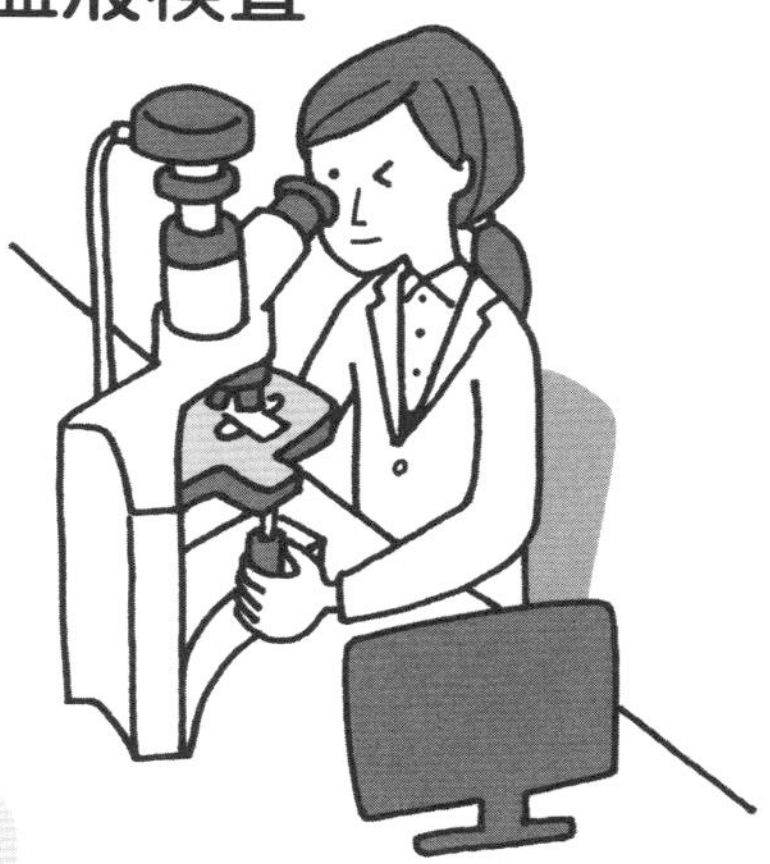

あなたのがんの標本から 遺伝子変異がわかる

検査や手術で得た標本を使って、遺伝子変異をチェック。EGFR、ALKなどの種類ごとに異なる検査薬を使うため、複数の項目をしらべるときは時間がかかる。
必要に応じて、気管支鏡《きかんしきょう》検査などを再度おこなうこともある。

↓

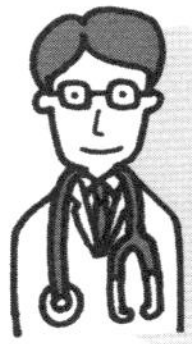

主治医と話し合い

医師が勧めるのは、効果がもっとも実証されている標準治療の薬。あなたの望む生活に最適なのはどの選択肢か、希望を伝えたうえで調整してもらおう。

↓

2 外来または入院治療（内服薬の場合は自宅で服薬）

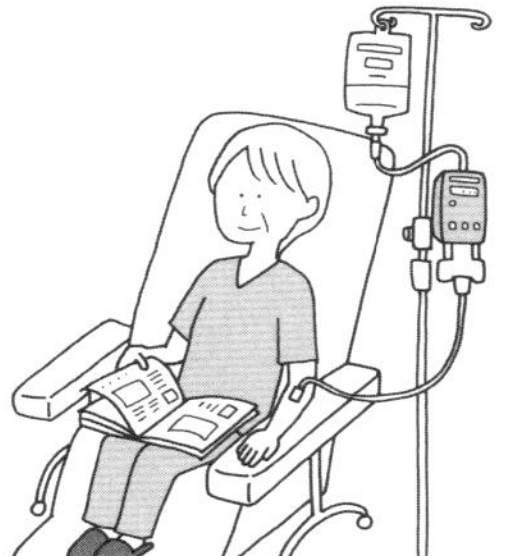

月に1～3回通い、数時間点滴を受ける

治療スケジュールは薬や病状によって異なるので、最初によく確認を。点滴時間も薬によって異なる。たとえば腎臓に負担がかかる薬なら、薬を薄め、長時間かけて点滴する。

3 画像をチェック

基本的には週単位で診察を受けて、副作用などをチェック。治療開始から約1～2か月後に、最初の画像検査をおこなうことが多い。がんが30％以上小さくなっていれば、薬が効いている証拠。予定どおりに治療を継続する。

問題なければ 最後まで継続

副作用が出るタイミングを知っておく

治療開始後すぐに出る副作用もあれば、あとから出る副作用もあります。どの時期にどの副作用が多いかを知っておくと、あわてずにすみます。

初期、中期、後期の副作用がある

投与日～投与後7日

吐き気、おう吐 など

リスクの高い薬は、最初から制吐剤を飲む

治療開始後すぐに出やすいのは、吐き気、おう吐、血圧低下、便秘などの症状。アレルギー反応などの急性症状が出たときは、すぐに点滴を止めて対処する。

食欲低下 **倦怠感《けんたいかん》** **便秘** など

吐き気が原因で症状が出ることが多い

治療開始の翌日以降は、遅延性の吐き気やおう吐、食欲低下、体のだるさ、便秘などの症状が出やすい。食欲低下やだるさは、吐き気が原因であることも多い。

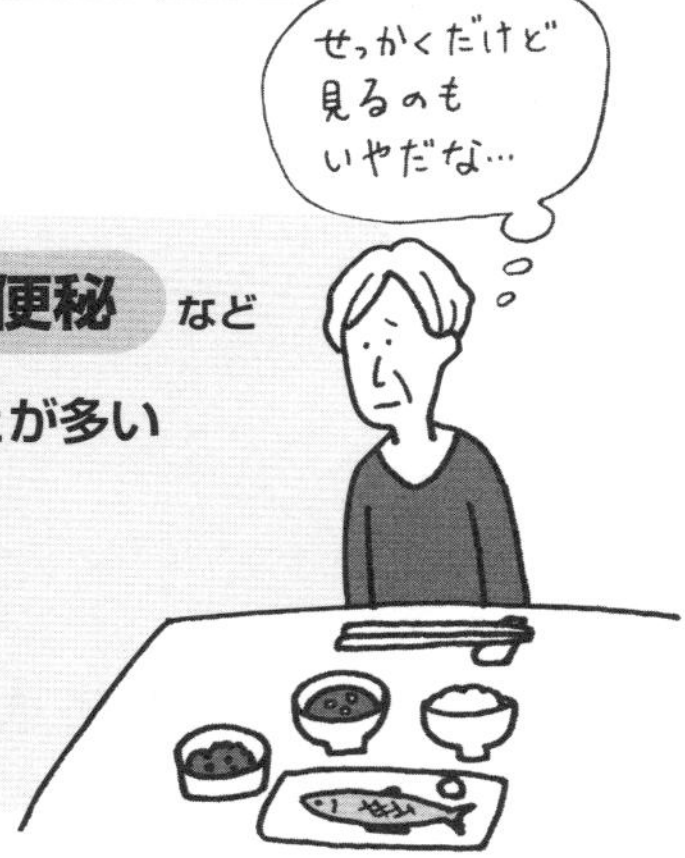

副作用は個人差が大きく投与前にはわからない

薬の副作用がほとんどなく、いままでどおりに暮らし、仕事や家事を元気につづける人もいます。

ただ、あなたの体にどの程度の副作用が出るかは、事前に予測ができません。起こりうるトラブルをよく理解し、**心理的にも体力的にもそなえておくことが大切です。**

なお上記の副作用は、殺細胞性薬《さつさいぼうせいやく》で起こるもの。分子標的薬などの新しい薬では、別の副作用が起こりえます（↓P130）。

投与後 1〜2 週間目

口内炎を起こしやすい薬
- シクロホスファミド
- マイトマイシン
- ペメトレキセド
- フルオロウラシル
- エトポシド
- ドセタキセル
- パクリタキセル
- ビノレルビン など

口内炎 下痢 など

口腔《こうくう》ケアと薬で早めに対処する

口内炎、下痢、体のだるさが起きやすい時期。口内炎で食事がとりにくいときは、炎症をしずめる薬を出してもらおう。ひどい下痢がつづくときは、念のため受診を。

肝・腎・心機能障害 など

尿量と体重、むくみを自分でもチェックする

肝臓、腎臓、心臓への負担が出はじめるのは、1〜2週間目。肝障害は体のだるさから、腎臓、心臓の異変は、尿量やむくみから気づくこともある。変化を感じたら早めに受診を。

投与後 3 週間目

白血球減少《はっけっきゅうげんしょう》 貧血 など

重大な感染症を起こす前に、血液検査を

体を感染症から守る白血球や、全身に酸素を運ぶ赤血球《せっけっきゅう》が減る。多くは1週間ほどでよくなるが、感染症対策は必須。めまいなどの貧血症状が出たら、横になって体を休めよう。

脱毛 など

治療前に、かつらを準備しておこう

タキサン系の薬で起きる副作用（→ P121）。治療前に、医療用かつらを用意しておくと安心。

治療終了から6〜8週間で髪が生えはじめ、半年以内にはもとに戻るので、無理のない予算でつくる。

- **既製品** 1万〜10万円前後
- **セミオーダー** 5万〜30万円前後
- **フルオーダー** 30万〜80万円前後

しびれ 耳鳴り など

神経毒性といって、うまく歩けなくなることも

手足や耳の感覚が鈍くなり、歩きにくくなったり、しびれや耳鳴りが起きることもある。ほとんどは1週間程度でよくなる。

日常生活のくふうでつらさをやわらげる

薬物治療中は、できるだけ普段どおりの生活を。軽い副作用には食事や運動のくふうで対処し、症状を悪化させないようにします。

食事のくふうでのりきれることが多い

薬物治療中だからといって、横になって過ごす必要はありません。**むしろ普段どおりに体を動かしているほうが、体調を維持できます。**

夜は決まった時間に床につき、心身をしっかり休めましょう。

食欲不振や下痢、便秘、口内炎などの代表的な症状は、軽いものなら少しの配慮でのりきれます。軽い吐き気には、「食事をさまして食べる」「一度に無理して食べず、小分けにする」などの方法が有効です。

つらい日は休んで動ける日はなるべく動く

それでもつらいときは、こまめに休憩を。食後すぐは横になることを避け、椅子で休みます。深呼吸も、吐き気の予防と改善に役立ちます。

体のだるさも同じ。**本格的に横になると、よけいにだるく感じるものです。散歩や買いものに出て、少し歩くとラクになります。**

ただし、無理に仕事に出かけることはおすすめできません。吐き気やだるさが強い日は、職場に連絡して休みをもらうようにしましょう。

がまんばかりせずこんなときこそ楽しみを

どの程度の症状なら自分で対処できるかは、個人差があります。あなたにとってとてもつらい症状なら、早めに受診を。薬で対処するのが一般的ですが、場合によっては抗がん剤の量や種類を調整します。

その一方で、副作用を気にしすぎないことも大切。**「いい時間を少しでも長く」という治療目的を見失わないよう、楽しいことに時間を使いましょう。**小旅行など、自分へのごほうびを考えるのもいいですね。

食事などのくふうで、副作用とうまくつきあう

便秘 ➡ 薬物治療中は水分をこまめにとる

食欲の低下にともなって水分摂取量が減ると、便秘になりやすい。少しずつでいいので、1日1L程度をめやすに水分をとろう。体を動かすことも、腸へのよい刺激に。短時間でも外に出て歩く習慣をつけたい。

日常のくふう

- **吐き気が強くなければ、1日1Lの水分を**
- **繊維質の多い食品をとる**
- **動ける日は、少しでも外を歩く**

吐き気 ➡ 少量ずつ、食べられるときに食べる

満腹でも空腹でも気分が悪くなるので、少量ずつ小分けにして食べる。メニューを考えるときは、卵豆腐やにゅうめんなど、香りや味がマイルドなものを。料理の香りが気になるときは、冷まして食べるのも手。

日常のくふう

- **香りや刺激の強い料理は避ける**
- **冷ましてから食べる**
- **食べられないときはスポーツドリンクを**

下痢 ➡ おなかを温め、腸を落ち着かせる

食事メニューは冷たいものを避け、温かい料理を。腸に負担をかけないよう、なるべくやわらかく調理する。温めたタオルをおなかに置く方法もある。腸の過剰な運動がおさまり、下痢による腹痛もラクになる。

日常のくふう

- **やわらかく調理し、温かいうちに食べる**
- **コーヒーや炭酸飲料は控える**
- **おなかを温める**

感染対策 ➡ 手洗い、うがいを欠かさない

骨髄抑制《こつずいよくせい》の副作用で、感染症にかかりやすくなる。かぜがはやっている時期はマスクをして出かけ、帰宅後は手洗い、うがいを徹底。体力が低下し、横になって過ごすことの多い人も、お風呂に入って清潔を保つ。

日常のくふう

- **通院時、外出時はマスクをする**
- **手洗い、うがいをおこたらない**
- **お風呂に入り、清潔を保つ**

しびれ ➡ 軽い症状なら、時間とともに治る

体を動かさずにいるほど悪化しやすい。手足をこまめに動かす、少しでも歩く、マッサージするなどの方法で刺激するといい。感覚が鈍って転ぶことがあるので、外出時は歩きやすい靴を選ぶことも大切。

日常のくふう

- **足がしびれるときは、なるべく動かす**
- **入浴時に手足をマッサージする**
- **スニーカーや介護用の靴をはく**

口内炎 ➡ 炎症部を刺激しないように

炎症を悪化させないよう、熱い料理は避けて。歯みがきには、ヘッドが小さくやわらかい歯ブラシを使う。抗がん剤の点滴を受ける前に氷を口に含むと、口腔《こうくう》内に薬がいきわたりにくくなり、口内炎の予防に。

日常のくふう

- **熱い料理は少しさまして食べる**
- **刺激の強い香辛料は避ける**
- **薬物治療の前に氷を口に入れる**

新しいタイプの薬にも副作用はある

分子標的薬、免疫チェックポイント阻害薬などの新しい薬にも、特有の副作用があります。とくに多い症状、日常での対処法を知っておきましょう。

脱毛や吐き気はないが重い副作用が起こりうる

分子標的薬が登場した2000年代初頭。「つらい副作用のない夢の新薬」として、多くの患者さんが期待を抱いていました。しかし実際に使ってみると、奏効する人は一部。致死的な肺炎も多く起こりました。

遺伝子検査で効果予測ができるようになってからは、安心して使える薬剤として、肺がん治療に大きく貢献しています。しかし**新しい薬には、このような未知のリスクがあることも知っておいてください。**

熱などの症状が出たら受診日前に病院へ

分子標的薬も、数多く使われるなかで副作用がはっきりしてきました。**ＥＧＦＲ阻害薬でとくに問題となるのが肺障害、皮膚障害。**頻度は多くありませんが、間質性肺炎《かんしつせいはいえん》など、生命をおびやかす肺障害が起こりえます。息切れなどの初期症状に十分注意してください。爪の周囲などの皮膚障害も薬で早めに対処します。

ＡＬＫ阻害薬では、視力障害も報告されています。目がかすんで見えにくいときは、すぐ受診しましょう。

分子標的薬では、こんな副作用に注意

ALK阻害薬

- 間質性肺炎《かんしつせいはいえん》
- 肝不全
- 不整脈《ふせいみゃく》、胸の痛み
- 湿疹
- 白血球《はっけっきゅう》、血小板減少《けっしょうばん》
- 視力障害（目のかすみ、ものがだぶって見える）　など

EGFR阻害薬

急性肺障害

- 発熱　・息苦しさ　・せき　など

皮膚障害

- 顔・胸・背中のブツブツ、かゆみ
- 爪周囲のはれ　・全身の乾燥

その他の副作用

- 下痢　・血小板減少　・肝障害　など

免疫が強まって起きる副作用もある

がんによってかけられた免疫機能のブレーキが外れ、免疫細胞が活性化。健康な皮膚や甲状腺、大腸、肝臓などが攻撃されることがある。

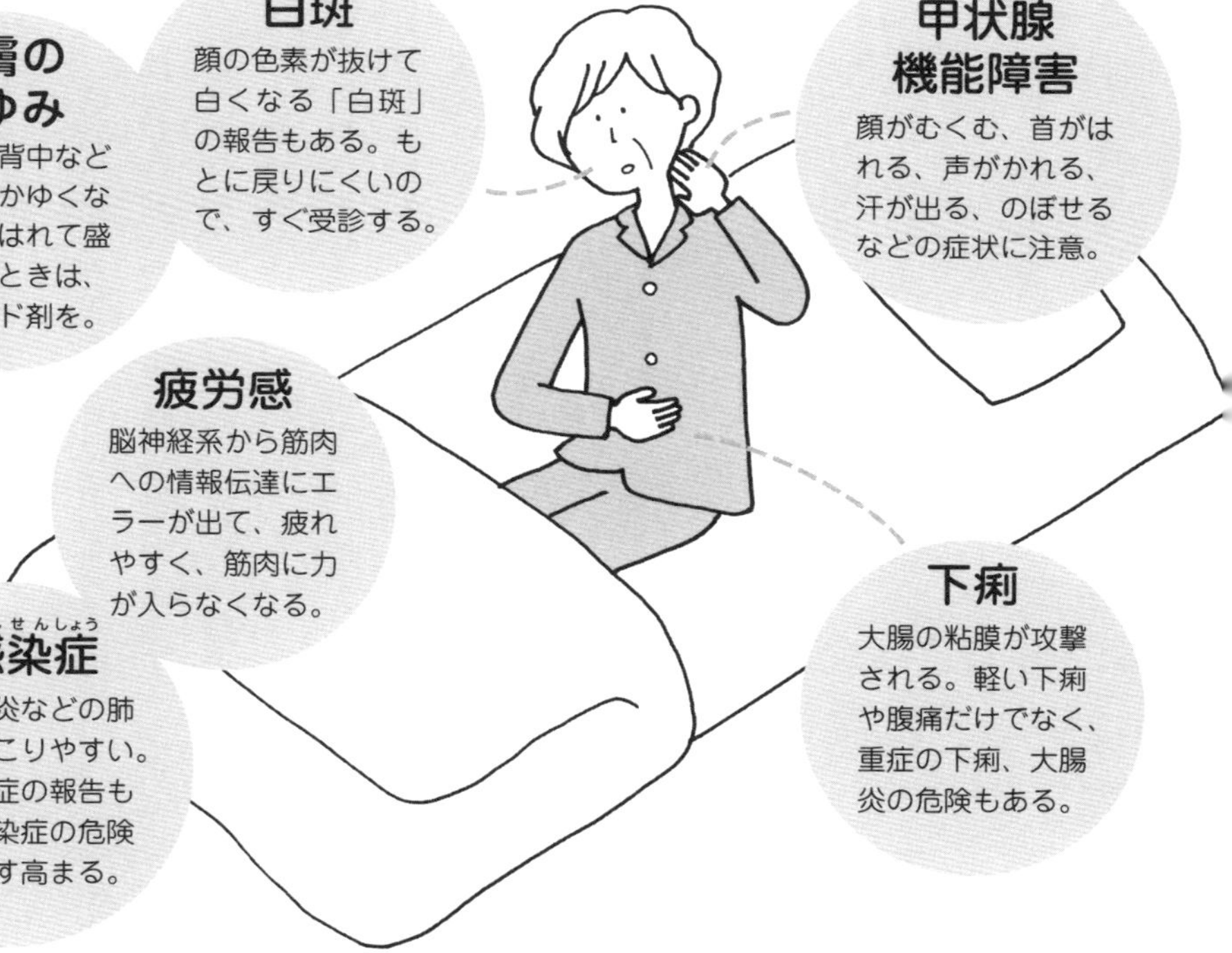

皮膚のかゆみ
顔や胸、背中などの皮膚がかゆくなる。赤くはれて盛り上がるときは、ステロイド剤を。

白斑《はくはん》
顔の色素が抜けて白くなる「白斑」の報告もある。もとに戻りにくいので、すぐ受診する。

甲状腺《こうじょうせん》機能障害
顔がむくむ、首がはれる、声がかれる、汗が出る、のぼせるなどの症状に注意。

疲労感
脳神経系から筋肉への情報伝達にエラーが出て、疲れやすく、筋肉に力が入らなくなる。

下痢
大腸の粘膜が攻撃される。軽い下痢や腹痛だけでなく、重症の下痢、大腸炎の危険もある。

易感染症《いかんせんしょう》
間質性肺炎などの肺障害が起こりやすい。糖尿病発症の報告もあり、感染症の危険がますます高まる。

新しい薬には思いがけない副作用もある

現在続々と開発されている免疫チェックポイント阻害薬にも、熱い期待が寄せられています。

しかし**いまの段階では、夢の新薬とはいえません。進化の途中であり、思いがけない副作用も出ています。**

もっとも多いのが、免疫機能にかかわる副作用。免疫は本来、異物を攻撃するのが仕事です。しかし、攻撃の対象が健康な細胞に向かってしまうことも。リウマチ、膠原病《こうげんびょう》などの自己免疫性疾患と似た状態です。

これから免疫チェックポイント阻害薬を使う人は、**「少しでも長く、元気に生きたい」という期待をもちながらも、体調の変化に十分な注意を払ってください。**

受けられる
治療は
ほかにもある！

治験、臨床試験への参加法

薬物治療には、治験や臨床試験で新しい薬を試すという選択肢もあります。
いまの薬で効果が出ないときにも、期待がもてます。

新しい薬、治療法も視野に入れてみる

薬物治療の効果がすぐに得られなくても、体力が許せば次の治療選択肢を考えるチャンスはあります。そのひとつが治験、臨床試験への参加です。

新薬が承認されるまでには、数々のステップがあります。新成分を見つけ、研究室での実験や動物実験を重ねたのち、ヒトでの試験が開始されます。これが治験で、人体での作用を確認する臨床試験の一種です。

一般的な薬では、健康な成人男性で第Ⅰ相試験をはじめます。しかし抗がん剤では、最初から患者さんに投与して副作用と効果を見つつ、使ってよい限界の量、使える量を決めます。そのうえで第Ⅱ相、第Ⅲ相の試験をおこない、信頼性の高いデータを蓄積していきます。

新しい薬で治療を試したいときは、企業または医師が主導する治験への参加を検討します。

新たに開発された薬は「治験」でテストする

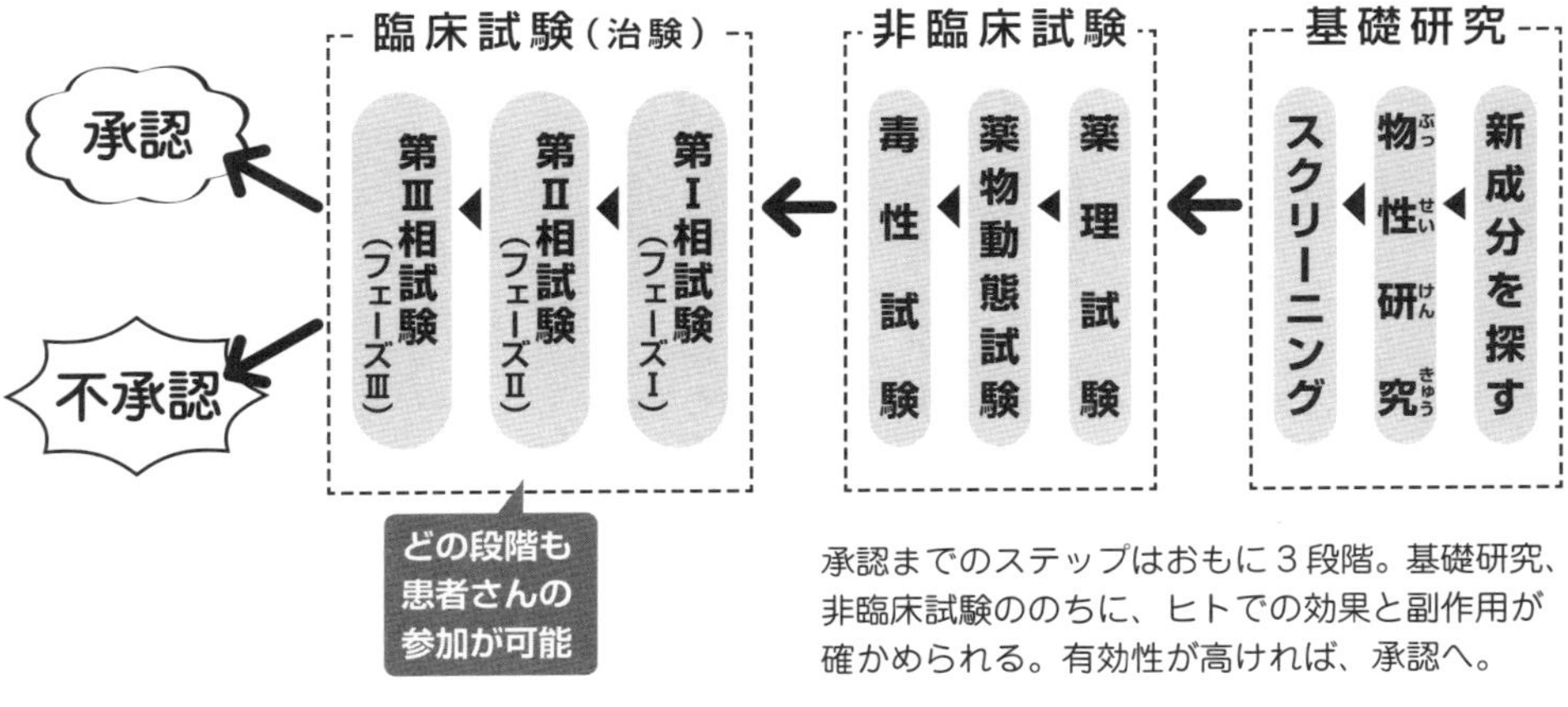

承認までのステップはおもに３段階。基礎研究、非臨床試験ののちに、ヒトでの効果と副作用が確かめられる。有効性が高ければ、承認へ。

治験、臨床試験の情報をしらべてみよう

治験、臨床試験の情報は随時更新されるため、インターネットでしらべるのが確実。下記のサイトで情報を得よう。

医薬品情報データベース（iyaku Search）

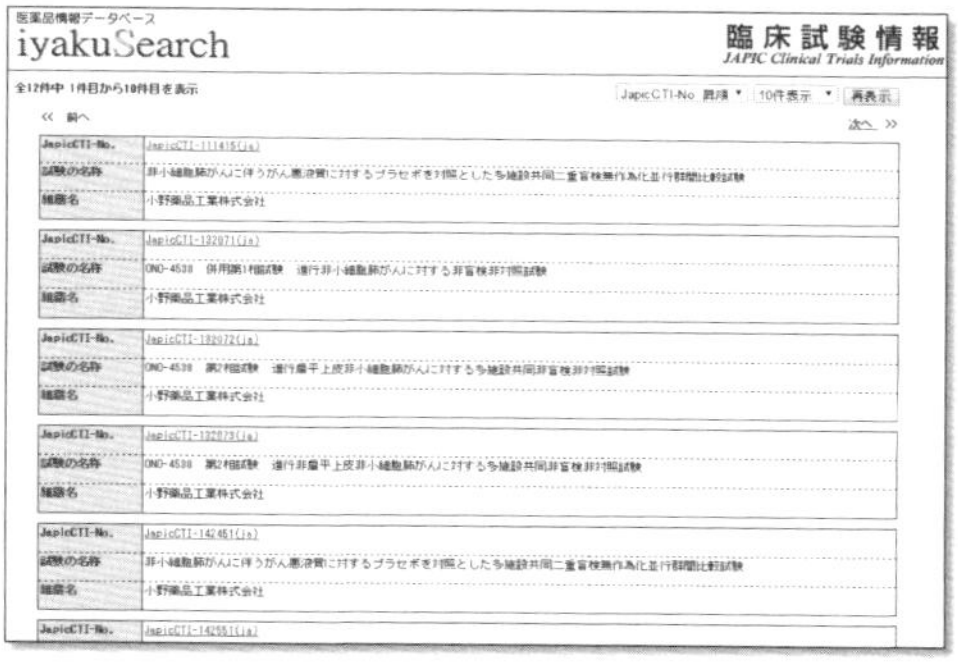

http://www.clinicaltrials.jp/

一般財団法人 日本医薬情報センターが運営するサイト。臨床試験概要の疾患名の欄に、「肺がん」と入力して検索すると、肺がんに関する治験、臨床試験情報が出てくる。

国立がん研究センターがん対策情報センター がん情報サービス「臨床試験について」

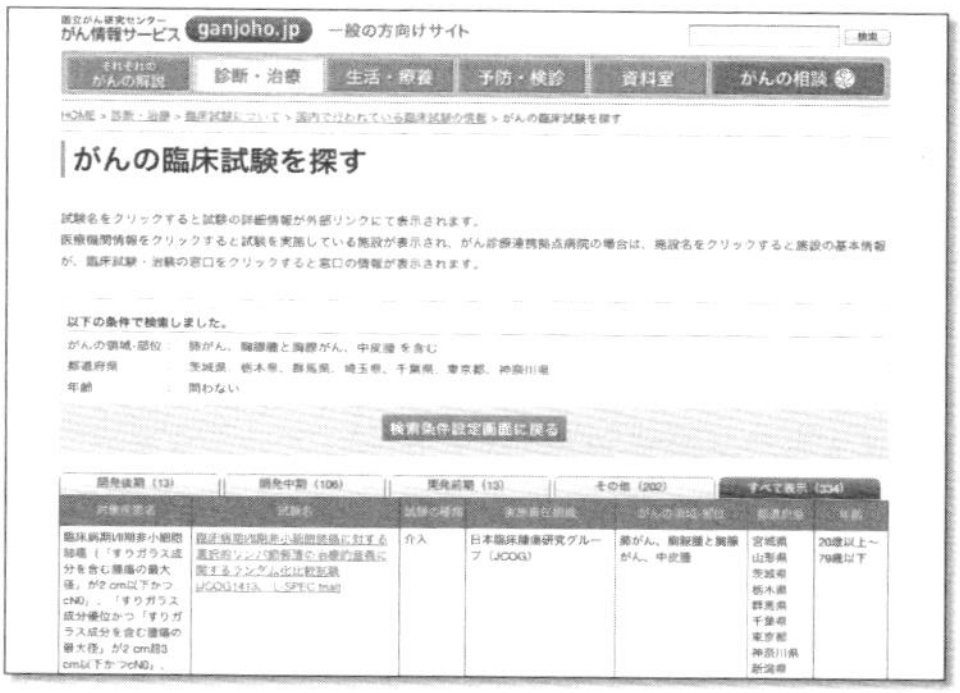

http://ganjoho.jp/public/dia_tre/clinical_trial/

P47の「がん情報サービス」サイト内でも、臨床試験の情報をしらべることができる。「国内で行われている臨床試験の情報」を選択し、がんの種類、都道府県や対象年齢で絞り込む。

体力のない人、持病がある人は参加できない臨床試験も多い

発売後の薬について、治療効果をさらにくわしくしらべたり、新しい使いかたの可能性を探るための試験がおこなわれることもあります。これが狭義の「臨床試験」です。

治験や臨床試験に関心があれば、まず主治医に相談を。がん診療連携拠点病院であれば、つねに治験や臨床試験がおこなわれています。試験情報を自分でしらべることもできます。現在かかっている病院では試験に参加できない場合、上記のサイトで確認してみましょう。

ただし治験や臨床試験の多くは、参加にあたっての条件もあります。持病がある人、体力がない人は参加できないものも多いので、よく確認してから検討してみてください。

効果や副作用が未知数であることも、どうか忘れずに。期待をもちながらも、慎重に検討することが、何より大切です。

薬物治療のケーススタディ

薬物治療の効きめと副作用には個人差があります。副作用に苦しむことなく、治療生活を送る人もなかにはいます。モデルケースから、ほかの患者さんの暮らしぶりを見てみましょう。

腺がん
Ⅳ期

(64歳、女性)「Ⅳ期の腺《せん》がんを抑え込むことに成功」

結婚以来、パートでしかはたらいたことがなく、健康診断はめったに受けていませんでした。去年から、パートでも会社の健診を受けられることになり、ひさしぶりに全身をしらべたところ……肺に影があり要再検査に。思いもよらぬ進行がんの告知でした。

もうすぐ夫もリタイアし、退職したらたまには旅行にも、と話し合った矢先。手術できる段階ではないことがわかり、すぐに抗がん剤治療をはじめました。

遺伝子検査の結果、新しい薬が使えるとのことで、免疫の薬を開始。心配していた副作用もなく、ごはんも３食しっかり食べられました。がんの進行のせいか、体重は前より5㎏以上落ちましたが、体力も維持できました。３クール治療後には、10㎝近かったがんが1㎝までに小さくなり、奏功の判定。いまも完全奏功をめざして治療中です。

80、90になっても、多くの人が元気に人生を楽しむ時代。「がんではぜったいに死なないぞ！」と、前向きに治療をつづけています。

(70歳、男性)「再発しても、まだ方法はあると信じて」

小細胞
がん
Ⅲ期

「小細胞《しょうさいぼう》がんという、進行の速いがんです」。背中が痛く、ヘルニアか何かかもしれないと整形外科を受診。呼吸器内科を紹介されてすぐの告知でした。若いときから病気ひとつせず、直前まで仲間とゴルフを楽しんでいたのに。驚きしかなく、医師の話にただうなずくばかりでした。

病期はⅢ期。シスプラチン、エトポシドの点滴と放射線治療をはじめました。強い副作用が心配でしたが、吐き気止めが効いたのでしょうか。想像していた苦しみはありませんでした。食欲がない日はだし巻き卵やかにかまなどをつまむだけにし、無理に食べなかったのがよかったのかもしれません。

いまは薬がよく効き、がんが小さくなった状態です。ゴルフも久々に楽しみました。仲間に治療のことを伝えたところ、「とてもがんには見えないよ。本当か？」といわれ、おおいに笑いました。

がんが消えたわけではないので、この先も安心はできません。でも、治療の手段はまだあります。できることがある限りは気長に頑張ろう。そんな気持ちで毎日を過ごしています。

Part 5
再発がん、進行がんと向き合う

手術でとれたはずのがんが再びあらわれたり、
薬で小さくなったがんが大きくなったりすることがあります。
そんなときは、薬で再びがんを攻撃するのがいちばんの策です。
一方で、あなたが望む生活を叶えるために、積極的な治療はせず
がんとつきあっていくことも、ひとつの選択肢です。

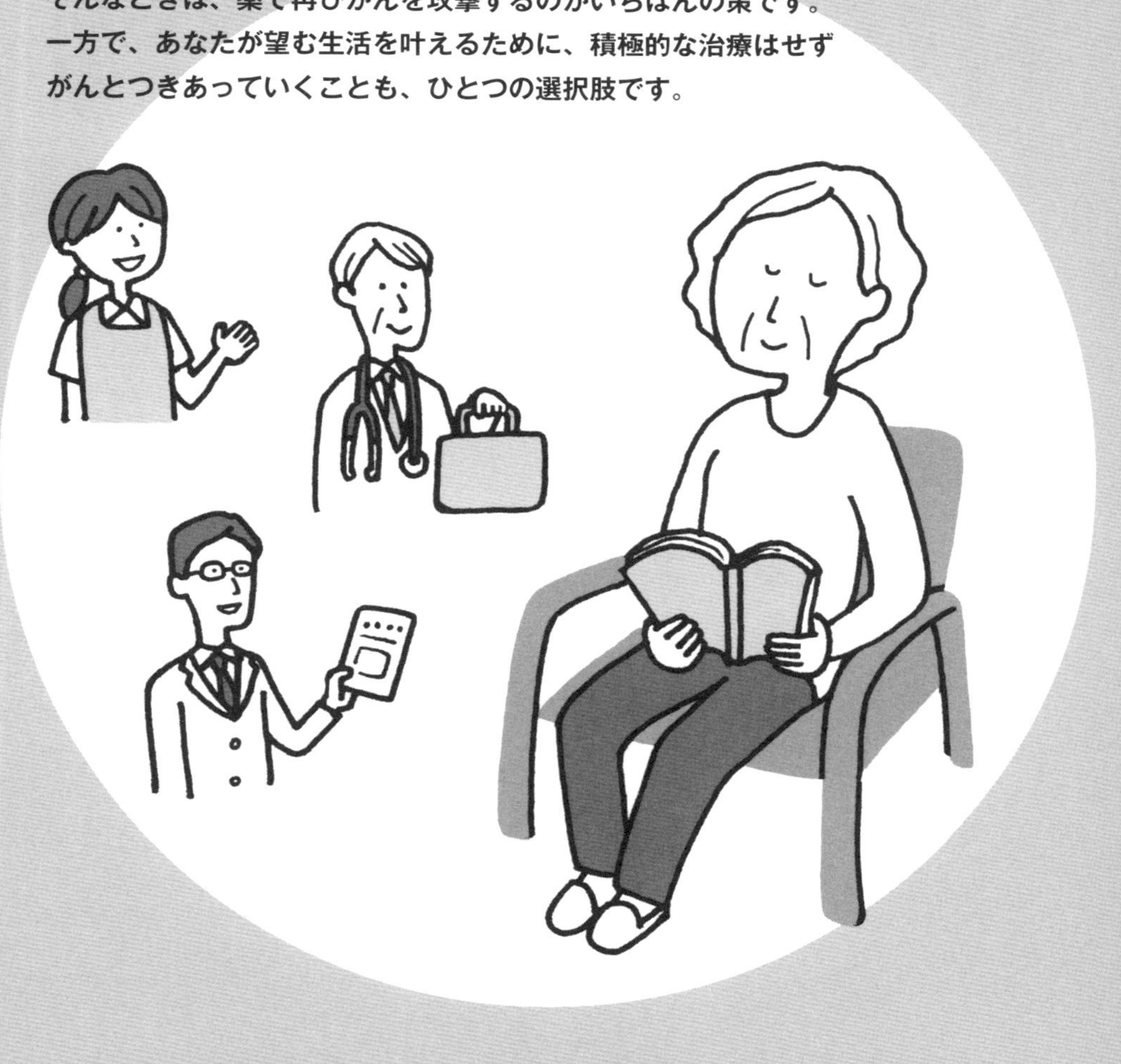

どう生きたいかが判断基準のすべて

治療がうまくいっても、がんが再発することは少なくありません。再発をどう受け止め、前に進んでいけばよいかを考えてみましょう。

ひそんでいたがんが治療後に成長する

再発とは、なくなったはずのがんが、5年以内に再び姿をあらわすこと。**手術や放射線などの治療で消えたように見えても、目に見えないがんが残っていて、再び成長してしまうことがあります。**

もとのがんと同じ場所か、その近くで再発することを「局所再発」、遠くの臓器で再発することを「遠隔転《てん》移《い》」といいます。肺がんは全身の血液、リンパ節に入り込みやすく、再発の約8割が遠隔転移です。

薬物治療で残された時間をのばす

治療を受けるときには、治したい、再発せずに生きたいと、誰もが願っています。それだけに、再発時のショックは計りしれません。

しかし**再発がんを克服し、長く元気に生きる人がいるのも、また事実です。**薬でがんをコントロールしながら、80歳、90歳まで生きられる可能性も残されています。

体力が許せば、いくつかの選択肢があります。道は完全に絶たれてはいないことを知っておいてください。

痛みや息苦しさを治療でラクにする

再発がわかったときにまず検討するのは、薬物治療。二次治療、三次治療で推奨される薬を使います。

いちばんの目的は延命です。これまでとは違う薬を使うので、また新たな時間を手に入れるチャンスがあります。

進行による胸の痛み、息苦しさなどを抑える治療法もあります。とくに脳や骨への遠隔転移による症状には、放射線治療が高い効果を発揮します。

再発時には2つの選択肢がある

再発時の選択肢は、大きく分けて下記の2つ。積極的治療と対症療法など、複数を組み合わせることもできる。

緩和ケア

気道ステント留置術
胸水ドレナージ

気管支のステントや胸水ドレナージで症状を改善

進行して大きくなったがんや胸水《きょうすい》に圧迫されて、胸が苦しくなることもある。このような症状には、気管支を拡げる治療、胸水を外に出す治療で対処する。

→P142〜

痛みと心のケア

痛みをコントロールしながらいい時間を過ごす

鎮痛薬で痛みをコントロールしたり、心のケアを受けながら、残された時間を大切に生きるという選択肢もある。

→P152〜

積極的治療

薬物治療（二次治療＆三次治療）

これまでに使っていない薬を試す

再発時には、小さながんが全身にちらばっている可能性がある。そのため、全身に作用する薬物治療がもっとも有効。一次治療をすでに受けている人は、前回と異なる薬を使う。

免疫チェックポイント阻害薬も、大きな選択肢

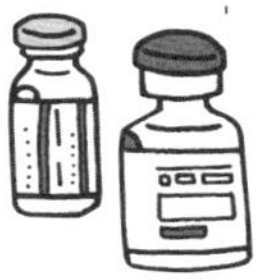

放射線治療 **手術**

もう一度トライできることもある

局所再発の場合、もう一度手術や放射線治療を受けられる可能性も残されている。前回の治療内容と、いまの肺の状況にもよるため、主治医に相談を。

→P138〜

「治療しない」選択があってもいい

薬物治療や放射線治療で、できる限りのことをすれば、余命がのびることもあります。数か月単位のこともあれば、年単位でのびる可能性も。しかし、治療により余命をのばすことにも限界があります。

どんなにすぐれた薬であれ、手術などの局所療法であれ、体には負担がかかります。**なかには勇気をもって治療をやめることで体力が戻り、元気になる人も。進行や再発の悩みから心が解放され、ラクになったという人もいます。**その結果、余命がのびることだってあるのです。

あなたが望む方法が、あなたにとっての正解。この先をどう生きたいかを、じっくりと考えてください。

免疫の薬、分子標的薬で次の治療を開始

薬で積極的に治療する場合、どのような方法があるかを見ていきましょう。現在は、二次治療で高い効果を発揮する薬もあります。

薬物治療がまだの人は まず、一次治療から

手術や放射線で治療したのちに、がんが再発した場合は、まず薬による一次治療をおこないます。使うのは、Part4で紹介している薬。肺がんのタイプや、遺伝子変異の有無によって、適した薬を選びます。

期間は3〜4か月間。外来か入院で月に数回、点滴治療を受けます。

治療後は、画像検査で薬の効果をしらべます。**がんが30%以上縮小していれば、効果あり。**薬によっては、維持療法として治療をつづけます。

二次治療が奏効して 元気に暮らす人もいる

薬物治療が効いたのに、がん病巣が再び大きくなってきた場合。あるいは一次治療があまり効かなかった場合。このようなときは、別の薬での二次治療を検討します。

「また薬物治療を受けるのか……」というゆううつな思いもあるでしょう。でも、これから使う薬は、前の薬と同じしくみとは限りません。**一次治療以上の効果が得られる可能性もあります。主治医とよく相談し、納得のうえで治療に臨んでください。**

再燃した扁平上皮がんにも、免疫の薬が役立つ

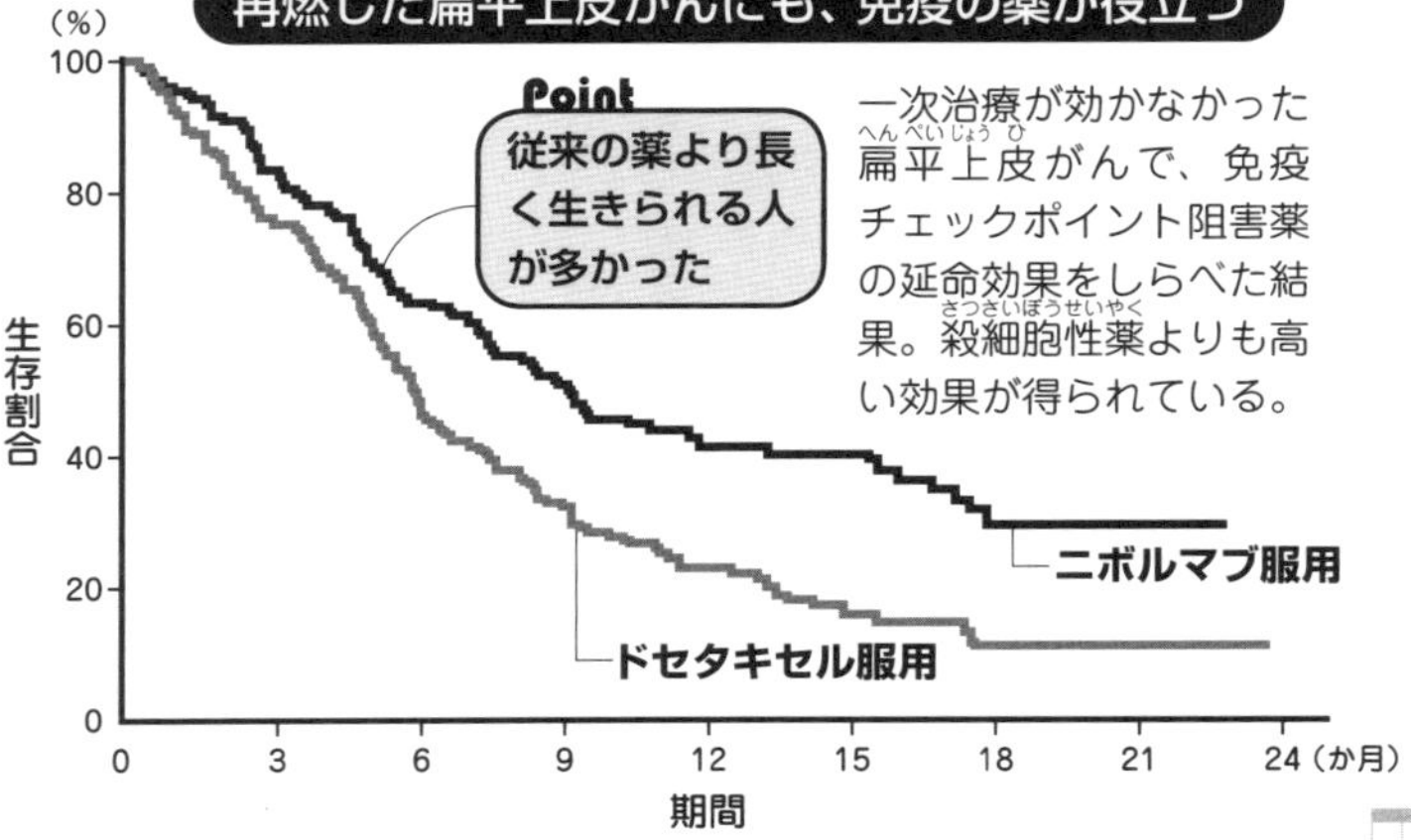

一次治療が効かなかった扁平上皮《へんぺいじょうひ》がんで、免疫チェックポイント阻害薬の延命効果をしらべた結果。殺細胞性薬《さつさいぼうせいやく》よりも高い効果が得られている。

（Brahmer J et al. 2015より作成）

扁平上皮がんでは、免疫の薬かプラチナ製剤を

二次治療では、一次治療とは別の作用をもつ薬を試すのが基本。免疫チェックポイント阻害薬か、プラチナ製剤が選択肢となる。

一次治療で ペムブロリズマブ不使用

➡ ペムブロリズマブ を最初の選択に

一次治療でプラチナ製剤を使った人は、免疫チェックポイント阻害薬を検討。ほかの殺細胞性薬も選択肢に入る。

例
- ペムブロリズマブ単剤
- ニボルマブ単剤
- ラムシルマブ＋ドセタキセル(DTX)
- ドセタキセル(DTX)単剤
- S-1単剤

一次治療で ペムブロリズマブ使用

➡ プラチナ製剤 を使う

PD-L1（→P115）が50以上で、一次治療で免疫チェックポイント阻害薬を使った人は、プラチナ併用療法で治療。

例
- シスプラチン(CDDP)＋ペメトレキセド(PEM)
- カルボプラチン(CBCDA)＋パクリタキセル(PTX) など

扁平上皮がん以外では、未治療薬から選ぶ

腺《せん》がんなど、扁平上皮がん以外のがんでも、一次治療とは別の薬を選択。一次治療前の遺伝子検査の結果によって、適した薬が異なる。

ALK遺伝子転座陽性

プラチナ製剤か、別の分子標的薬に変更

一次治療とは異なる分子標的薬をまず検討。一次治療でクリゾニチブを使った人は、「アレクチニブ」か、「セリチニブ」という新しい薬を使える。

例
- アレクチニブ単剤
- セリチニブ単剤
- クリゾチニブ単剤
- プラチナ併用療法

EGFR遺伝子変異陽性

別の分子標的薬を使う

新しい遺伝子異常（T791H）の有無を確かめて、異常があればオシメルチニブを使う。検査結果によっては、プラチナ併用療法が適していることも。

例
- オシメルチニブ単剤
- ゲフィチニブ単剤
- アファチニブ単剤
- エルロチニブ単剤
- プラチナ併用療法

どの遺伝子検査も陰性

免疫チェックポイント阻害薬も検討

二次治療限定の免疫チェックポイント阻害薬「ニボルマブ」が使える。一次治療で使った以外の殺細胞性薬も候補となる。体力の度合いを考えて選ぼう。

例
- ニボルマブ単剤
- ドセタキセル(DTX)＋ラムシルマブ
- ドセタキセル(DTX)単剤
- ペメトレキセド(PEM)単剤
- S-1単剤
- プラチナ併用療法

ROS1遺伝子転座陽性

まだ未使用なら、分子標的薬クリゾチニブにトライ

一次治療でプラチナ併用療法を受けている人は、分子標的薬クリゾチニブを。すでにクリゾチニブを使っている人は、シスプラチン（CDDP）などを使うプラチナ併用療法を試す。

例
- クリゾチニブ単剤
- プラチナ併用療法

積極的な治療法

小細胞がんには3剤併用を検討する

薬が効きやすい反面、数か月で再発しやすいのが、小細胞がんのやっかいなところです。体力とよく相談しながら、次の薬を考えます。

十分ではなくとも時間をのばせる

小細胞《しょうさいぼう》がんは、薬によく反応します。しかしその効果は長くはつづかず、再発しやすいがんでもあります。**再発時には延命をめざし、別の薬を使います。選択肢のひとつは「NGT療法」です。**トポイソメラーゼ阻害薬のノギテカンを、5日間点滴。3週間ほどたったら、再び5日間の点滴を受けることをくり返します。

日本では、シスプラチン、エトポシド、イリノテカンの3剤併用で、同等以上の効果が報告されています。

45日以上たってからの再発は薬が効きやすい

治療の効果は、どのタイミングで再発したかによっても異なります。**一次治療を終え、45日以上たってから再発した場合には、1年以上の延命効果が期待できます。**

一方、45日未満ですぐに再発してしまった場合は、薬の効果が限定的です。「これが効く」という治療法はまだ確立されていませんが、抗生物質のアムルビシンなどを点滴することで、余命が半年ほどのびるといわれています。

いつ再発したかで、薬の選択が変わる

45日未満で再発したとき

アムルビシン単剤を点滴する

抗生物質のアムルビシンを3日間点滴し、3週間単位でくり返すことで、余命をのばす効果が期待できる。ただし骨髄抑制《こつずいよくせい》などの副作用も強く、肺炎などを起こす危険も。

45日以上たって再発したとき

シスプラチンほか、3剤を使う

2〜3か月以降の遅発性の再発には、NGT療法が効果的とされる。日本では、シスプラチン、エトポシド、イリノテカンの3剤併用がNGT療法以上に有効と報告されている。

副作用に耐えられるか体力とよく相談を

45日以上たって再発したときの3剤併用療法は、いずれも強い薬を使うもの。もうひとつの選択肢であるNGT療法では、ほとんどの人に骨《こつ》髄抑制《ずいよくせい》（↓P119）の副作用が起こります。白血球《はっけっきゅう》が減り、肺炎などで命を落とすことも。2か月未満で再発したときに使う薬でも、骨髄抑制が高い確率で起こります。

再発時の治療は、一次治療以上にきつい治療となります。体力がもつ保証はありません。とても苦しい判断ですが、薬を使わずに経過を見ること、残された時間をおだやかに暮らすこともまた、ひとつの選択です。

がんの薬にやめどきはあるの？

体力が低下し、自力では動けない状態で強い薬を使いつづけることは、本人の望む生活につながらない。
希望より苦痛のほうがはるかに強くなったら、治療のやめどきかもしれない。

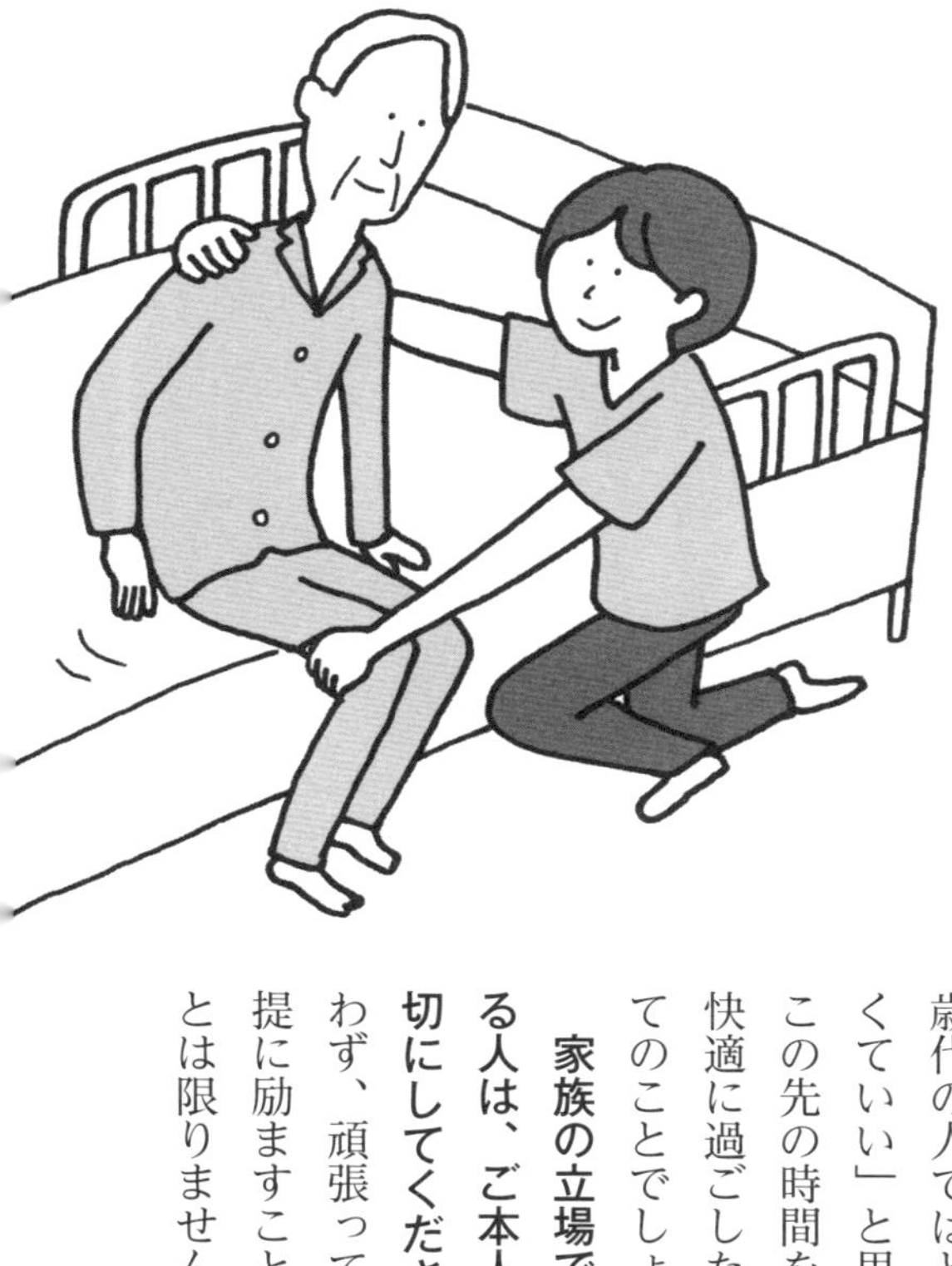

家族ではなく本人の気持ちを大切に

患者さん本人が望むのであれば、治療をつづけるという選択には意味があります。

しかし、**強い副作用で体がもたなくなった状態で、希望をもちつづけるのはたいへんなこと。**80歳代、90歳代の人ではとくに「もう治療しなくていい」と思う人も増えてきます。この先の時間を少しでも自分らしく、快適に過ごしたいという思いがあってのことでしょう。

家族の立場で本書を手にとっている人は、ご本人の思いを、どうか大切にしてください。「そんなことといわず、頑張って」と、薬物治療を前提に励ますことが、最良のサポートとは限りません。

対症療法

気道を拡げて呼吸をラクにする

がんが進行して大きくなると、呼吸が苦しくなることがあります。このようなとき、気道を拡げる対症療法をおこなうと、生活の質が高まります。

肺門型のがんや転移で息苦しくなる

肺がんは、進行するまで症状の出にくい病気です。「進行していても症状がない」という人も多くいます。

しかし症状が出てくると、生活の質はいちじるしく落ちます。そのひとつが呼吸困難。大きくなったがんが気管支を圧迫し、空気の通り道をふさぐことがあります。

これは、肺門部《はいもんぶ》にできる小細胞《しょうさいぼう》がんや扁平上皮《へんぺいじょうひ》がんに多い症状。腺《せん》がんが肺門部に転移《てんい》した場合にも、同様に息苦しくなることがあります。

太い気管支を物理的に拡げる

このような症状が出たら、気管支を拡げる治療を検討します。**せまくなった気管支を物理的に拡げる「気道ステント留置術」です。**

ステントとは、気管支に近い太さの筒状の器具。これをせまくなった気管支に入れ、空気の通り道を確保します。肺の奥まで酸素が届くようになり、息苦しさが解消されます。

気管支狭窄《きょうさく》が進み、もとの半分以下までせまくなっているときに、とくに勧められる治療法です。

むずかしい処置ではないが、体力しだい

気道ステント留置術は、気管支鏡《きかんしきょう》を使っておこなう手術です。胸を開いておこなう手術に比べれば、体への負担はありません。がん診療連携拠点病院以外でも、多くの病院で受けることができます。

とはいえ、麻酔をかけて手術をし、入院をするので、あまりに体力の落ちている人には負担です。

息苦しさと、生活への支障の度合いを考えて、処置を受けるかどうか決めるようにしましょう。

太い気管支をステントで拡げ、呼吸を改善

せまくなった気管支にステントを入れる方法。リンパ節転移《てんい》で気管支が圧迫されているときにも役立つ。

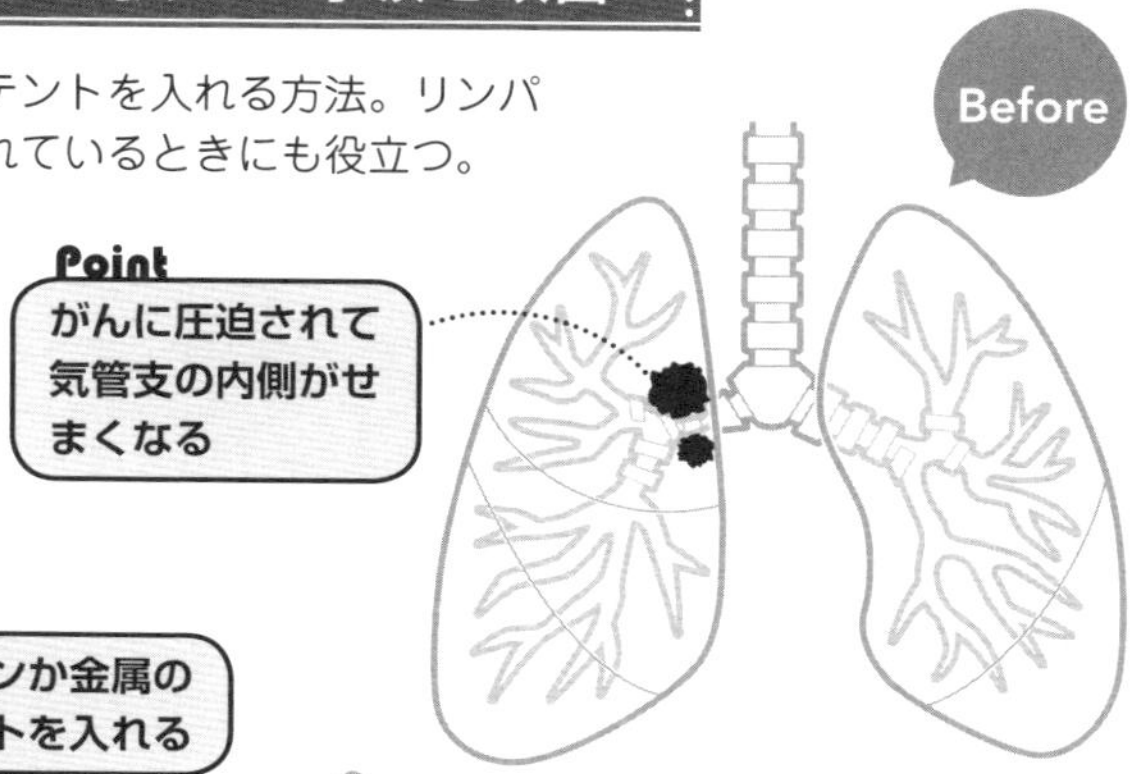
Before
Point
がんに圧迫されて気管支の内側がせまくなる

片肺全体に酸素を送る太い気管支が、がんで圧迫されている。酸素が肺のすみずみに届かず、安静にしていても息苦しくなる。

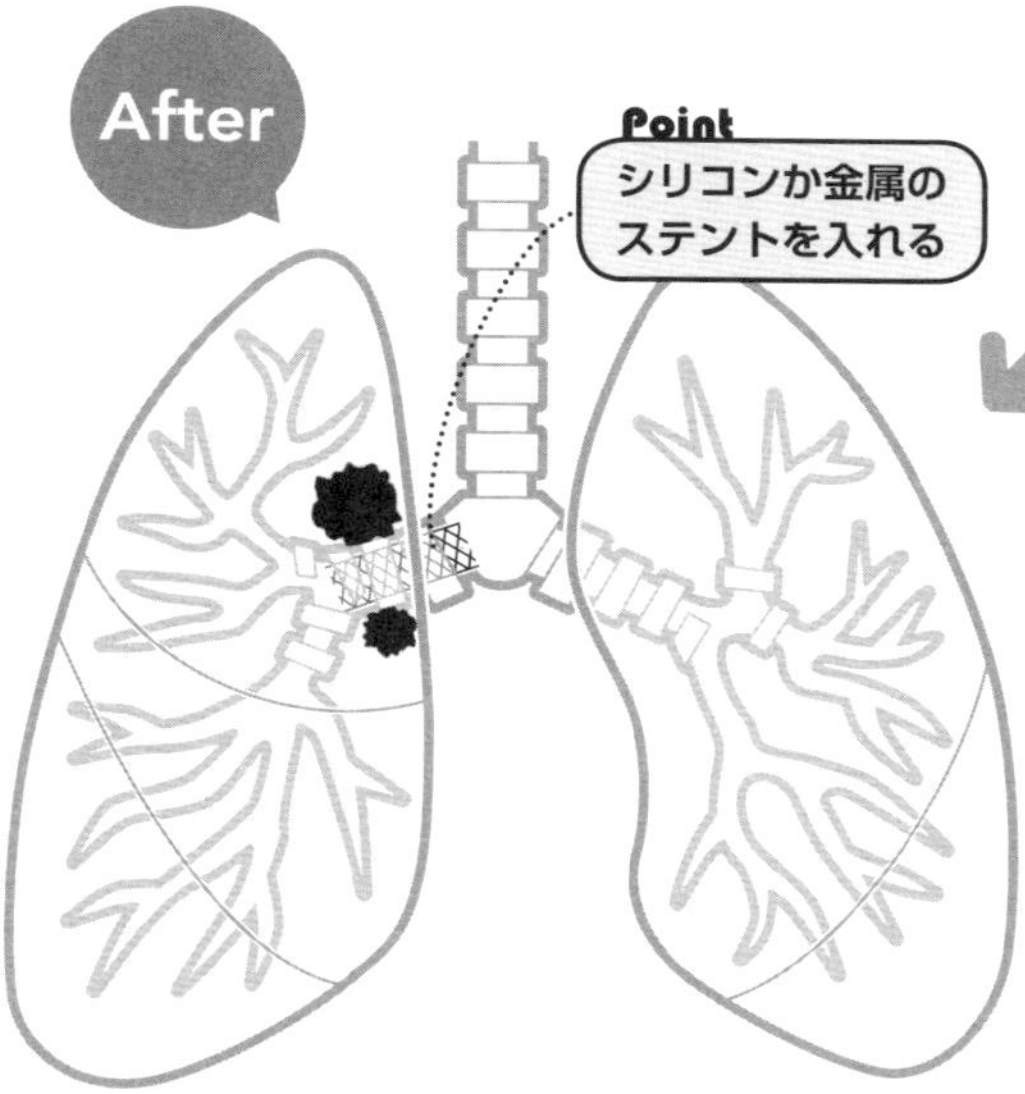
After
Point
シリコンか金属のステントを入れる

筒状のステントを設置し、気道を確保。シリコンと金属の２種類があり、金属は保険がきかない。
まれにステントがずれることもあるので、異変を感じたらすぐ受診する。

高周波の電流でがんを焼く処置もある

気道がふさがれて窒息死しかねないようなときは、気道周辺のがんを焼くこともあります。「焼灼療法《しょうしゃくりょうほう》」という方法です。高出力レーザーのほか、花粉症治療でも用いられるアルゴンプラズマレーザーを使います。

ただし大きながんだと1回で焼き切れず、治療が複数回におよぶことも。強力なレーザーにより、気道に孔があくというリスクもあります。

気道ステント留置術前の処置として、焼灼療法をおこない、バルーンという風船のようなものでせまいところを押し拡げることもよくあります。シリコン製ステントの場合はとくに、前もって焼いておくことで、スムーズに入ります。

胸水、心のう水による胸の痛み、苦しみをとる

進行がんでは、肺や心臓のまわりに水がたまり胸が苦しくなることも。チューブを入れて水を出すと、肺や心臓の圧迫がとれます。

がん細胞を含む水が胸にたまる

最初は肺のなかにとどまっていたがんも、やがては外に広がります。肺をおおう「胸膜《きょうまく》」も、そのターゲット。**胸膜に包まれた空間（胸腔《きょうくう》）に、がん細胞を多く含む水がたまる「がん性胸水《きょうすい》」が起こります。**正常な状態でも少量の胸水はありますが、がん細胞の増殖とともに増えるのです。

胸膜には、痛みを感じる神経があります。大量の胸水に圧迫されると、息苦しさだけでなく、胸の痛みも感じるようになります。

胸膜にチューブを入れ装置を使って水を出す

息苦しさや胸の痛みがつらいときは、胸水を排出する「胸腔《きょうくう》ドレナージ」を検討します。胸にチューブを入れ、胸水を外に出す方法です。肺の手術を受けた人なら、一度経験しているかもしれませんね。

胸水ドレナージは、あくまで一時的な処置です。胸水の排出量が1日100㎖未満になれば、処置は終了。チューブを抜くことができます。

治療後しばらくして大量にたまってきたら、再び処置を検討します。

心臓のまわりの水にもドレナージが役立つ

肺と同様、心臓も膜におおわれています。肺とは距離が近いため、心《しん》膜《まく》に包まれた空間（心のう）に水がたまることもあります。「がん性心のう水」という症状です。**量が増えると、血液を送る心室がせまくなり、全身の循環状態が悪化します。**

このような危険を避けるため、心のう水がたまったときにも、ドレナージをおこないます。皮膚の上から針を刺す「心《しん》のう穿刺《せんし》」をおこない、管をつなげる方法が一般的です。

胸水を外に出し、たまりにくい状態をつくる

ドレーン（チューブ）を入れて機械につなぐと、よぶんな胸水《きょうすい》が出てくる。処置後に退院し、在宅でドレナージをつづけることも可能。胸腔《きょうくう》に入れたドレーンから薬を入れる「胸膜癒着術《きょうまくゆちゃくじゅつ》」をおこなうことも。胸腔がふさがれて、再貯留を防げる。

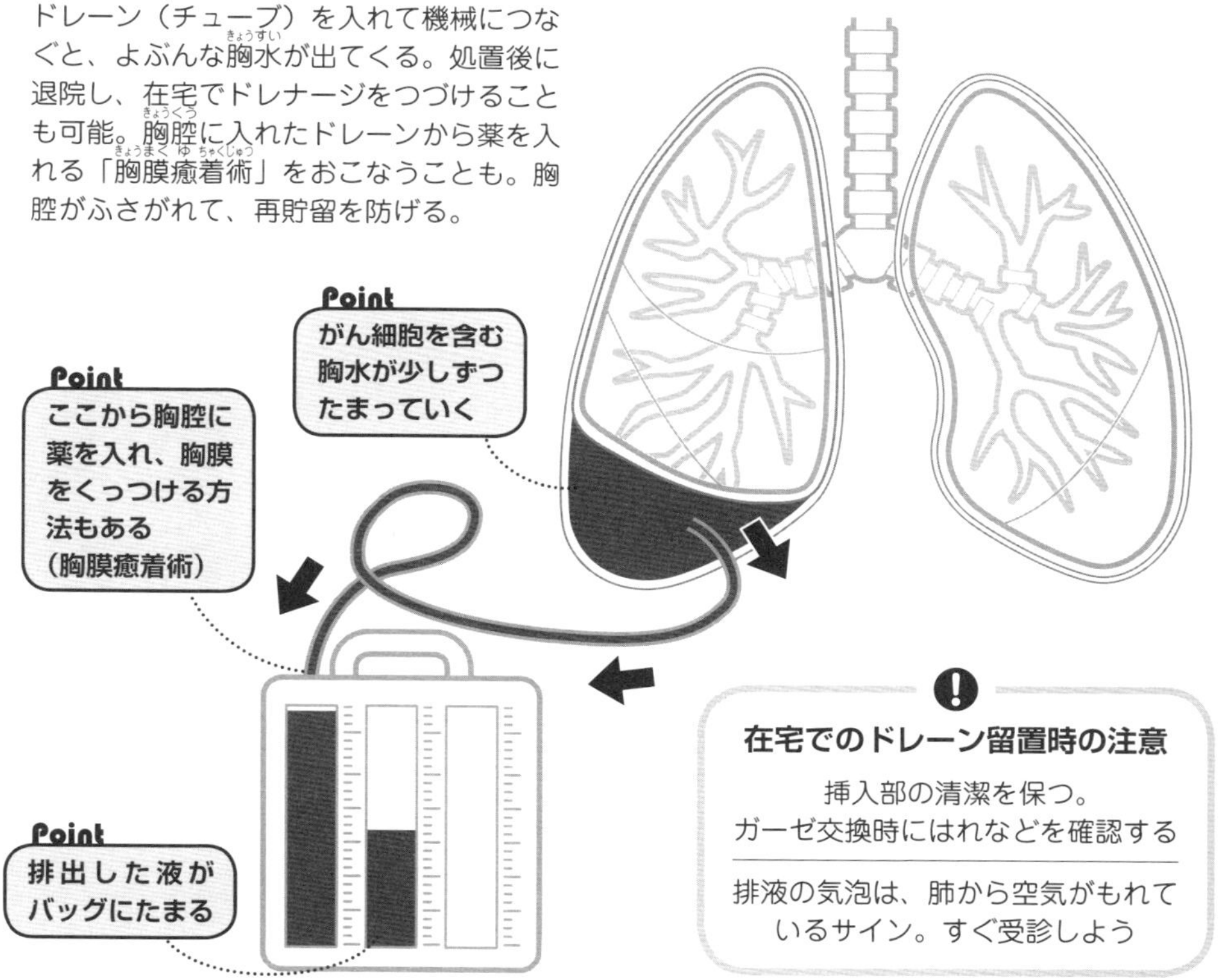
Point
がん細胞を含む胸水が少しずつたまっていく
Point
ここから胸腔に薬を入れ、胸膜をくっつける方法もある（胸膜癒着術）
Point
排出した液がバッグにたまる

在宅でのドレーン留置時の注意

挿入部の清潔を保つ。ガーゼ交換時にはれなどを確認する

排液の気泡は、肺から空気がもれているサイン。すぐ受診しよう

骨や脳の症状は放射線でケアする

胸の症状への対症療法として代表的なのは、これまでに述べた気道ステント留置術（↓P142）、焼灼療法《しょうしゃくりょうほう》（↓P143）、胸腔ドレナージなどです。

一方、再発がんの多くは全身に移行します。脳に転移《てんい》するとめまいや頭痛がしたり、運動機能が障害されて歩きにくくなることも。骨への転移では痛みが出やすく、歩行時にはとくに痛みます。骨にがんが広がって骨組織がこわれ、骨折することもあります。

このような症状は、Part3の放射線治療でやわらげることができます。つらい痛み、症状をがまんせず、積極的に検討しましょう。

納得できるものをひとつだけ試そう

治療に対する不安や迷いが強いときに、代替療法を試すのは悪いことではありません。その選びかた、考えかたを知っておきましょう。

「あきらめたくない」。その思いを大切に

現代医学の力であらゆるがんが治せたら、どんなにいいでしょう。世界中の研究者がそれを願い、日夜研究をつづけています。しかしその願いが叶うのは、まだ当分先のことになりそうです。

そのような状況で治療を助けるもの、あるいは現代医学に代わるものとされているのが、代替医療です。

医学的には効果の立証されていない治療法ですが、4割以上の人が、何らかの代替療法を試しています。

効きめを見るには、まずひとつだけ

代替療法に関心がある人は、まず情報を集めてみましょう。裏づけとなる研究結果がないかどうかも、できるだけしらべます。

情報を集めたら、多くの治療法を比較したうえでもっとも納得のいくもの、どうしてもやりたいものを選んでください。

複数の治療法に手をつけると、何が効いていて、何が効いていないのかがわからなくなってしまいます。必ずひとつに絞って試しましょう。

はじめる前に主治医に話そう

「先生に相談しても、どうせ否定されるんだろうな」なんて思っていませんか？　そんなことはありません。多くのがん専門医は、代替療法を試したい気持ちを理解し、その経過を見守ってくれます。

ただ代替療法には、薬物治療や手術のさまたげになるものがあります。**「このサプリを飲みたい」「こういう治療を受けてみたい」と、まずは包み隠さず話してみましょう。**実際にはじめるのは、それからです。

代替療法の効果をしらべる試みもある

代替療法の効果を検証した、ハーバード大学研究グループの報告。積極的に勧められるものはないが、リスクの高さなどが評価されていて、代替療法を選ぶときの判断材料になる。

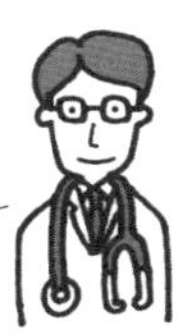

代替療法	有効性－科学的根拠の質	有効性－科学的根拠の方向性	リスクの程度（禁忌以外の場合）	禁忌	合理的な助言（禁忌以外の場合）
マクロビオティック食（野菜や玄米中心の食事）	Ⅲ	→	2	E, N	容認して経過観察
ビタミンAサプリメント	Ⅰ	→	6	A, T	反対して経過観察
ビタミンCサプリメント	Ⅰ	↓	2	A, B	反対して経過観察
サメ軟骨	Ⅲ	→	3	H, An	容認して経過観察
心身療法	Ⅰ	→	2	—	容認して経過観察

有効性 － 科学的根拠の質
Ⅲは権威者の見解レベル。Ⅰに近づくほど、適切な試験で効果が検証されている

有効性 － 科学的根拠の方向性
↑ 現行の科学的根拠で有効性が示唆される
→ 現行の科学的根拠で有効性が不明
↓ 現行の科学的根拠で有効性のなさが示唆される

リスクの程度
1は有害作用がないと思われるもの。数値が上がるほど、重い有害事象があきらかになっている

禁忌
A…放射線や抗がん剤との併用は避ける
An…妊婦、小児、心血管疾患がある人は避ける
B…抗血栓薬の服用中、手術前後は避ける
C…放射線や抗がん剤との併用に注意
E…乳がん、子宮体がんの人は使用を避ける
H…高カルシウム血症になったことがある人は避ける
N…低栄養の人は避ける
T…妊娠の可能性がある人は避ける

（Weiger WA, et al. 2002より一部引用）

鍼灸やマッサージがつらい症状に効くことも

代替療法のなかには、現代医学を補う効果が期待されているものもあります。化学療法の副作用をやわらげる、進行期の痛みをやわらげる、などの効果です。

その中心となるのが東洋医学。薬物治療中に漢方薬を出してくれる病院もあります（↓P149）。

鍼灸《しんきゅう》やマッサージなども、心身のコンディションをととのえたり、痛みをしずめたりする効果が期待されています。国立がん研究センターの緩和ケア科でも、鍼灸師やマッサージ指圧師の資格をもつスタッフが疼《とう》痛《つう》治療にかかわっています。このように医学的知識をもつ人の治療なら、安心して受けられそうです。

納得できる代替医療か、いま一度チェックを

興味のあるものひとつに絞ったら、本当に納得して受けられる方法かどうかを、下記のチェックリストで確認しよう。

主治医に確認

主治医や看護師、薬剤師、栄養士などに、下記のことを聞いてみよう。

- ☑ この補完代替医療で、がんの進行にともなう症状を軽減できますか？
- ☑ この補完代替医療で、がんの治療にともなう副作用を軽減できますか？
- ☑ この補完代替医療の安全性や効果はヒトで確認されていますか？
- ☑ この補完代替医療の専門家と、治療方針について話をしてもらえますか？
- ☑ この補完代替医療の専門家といっしょに治療にとりくんでもらえますか？
- ☑ この補完代替医療は、現在受けているがんの治療に影響がありますか？
- ☑ この補完代替医療は、健康保険がききますか？

セルフチェック

興味のある代替医療の専門家に会う前に、自分で以下のことをしらべてみよう。

- ☑ その専門家は、どのような補完代替医療をおこなっていますか？
- ☑ その専門家は、どのようなところで訓練を受けていますか？
- ☑ その専門家は、免許など技術・知識を保証するものをもっていますか？
- ☑ その専門家は、あなたと同じ病気の患者さんを診たことがありますか？
- ☑ その専門家は、あなたの主治医（かかりつけ医）といっしょに治療にとりくんでくれますか？
- ☑ その補完代替医療についてどのような研究がおこなわれていますか？
- ☑ それは科学的な方法で検証された研究ですか？
- ☑ その補完代替医療の費用はどのくらいですか？

専門家に確認

その代替医療を受けられる施設が見つかったら、実際に行ってみて、専門家に話を聞いてみよう。治療や商品購入の申し込みの前に、確認するようにしたい。

- ☑ この補完代替医療は、どのように効果を発揮するのですか？
- ☑ 私のような病状に使って効果があったという科学的な根拠（発表されている論文）はありますか？
- ☑ この補完代替医療に関する情報やデータを提供してもらえますか？
- ☑ この補完代替医療の危険性や副作用は何ですか？
- ☑ この補完代替医療は、現在受けているがんの治療に影響がありますか？
- ☑ この補完代替医療をやってはいけないのは、どのような状態（または病気）のときですか？
- ☑ この補完代替医療は、どのくらい長くつづける必要がありますか？
- ☑ この補完代替医療で、機材や物を買う必要がありますか？
- ☑ この補完代替医療の費用は、いくらですか？

（「がんの補完代替医療ハンドブック 第３版」「がんの代替療法の科学的検証と臨床応用に関する研究」班より引用、一部改変）

病院でも扱われている

漢方薬

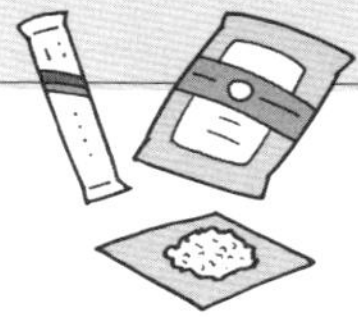

薬物治療中のつらさをやわらげる

漢方薬のなかには国の承認を受け、保険診療で使えるようになっているものもあります。

患者さんの全身の状態を「証《しょう》」というタイプに分け、体調、体質を改善するのが漢方本来の考えかた。これは漢方医学に精通した専門医の仕事です。その一方で、**西洋医学をサポートするものとして、対症療法的に漢方を使う医師も増えています。**

薬物治療中の食欲・体力低下、体のだるさ、便秘などの症状を改善するために、漢方薬を検討してくれる先生もいます。

病院でもらえる漢方がいちばん安心

ドラッグストアで市販されている漢方薬もあります。

手軽に試せるのはよいのですが、漢方薬もれっきとした薬の一種。西洋薬の成分と似ているもの、作用を打ち消すものもあり、自己判断で使うことはおすすめできません。

漢方薬で心身の調子をととのえたいときは、まず主治医に相談を。治療に悪影響を与えないものを選んでもらいます。 主治医が漢方にくわしくない場合、信頼できる漢方医を紹介してくれることもあります。

こんな症状に漢方を使うことがある

1 薬物治療中の副作用対策に

食欲不振や体力、気力の低下は、漢方治療が得意とするところ。生活の質を高めるのに役立つ。

2 体重、体力が低下したときに

がんが進行すると、自然と体重が落ちることが多い。このような症状にも効果が期待される。

3 進行にともなう痛みがあるときに

疼痛ケアに使う試みもある。ただし病院の薬と作用が重なるので、主治医の判断は必須。

“○○でがんが治る”は要注意

食事・栄養療法

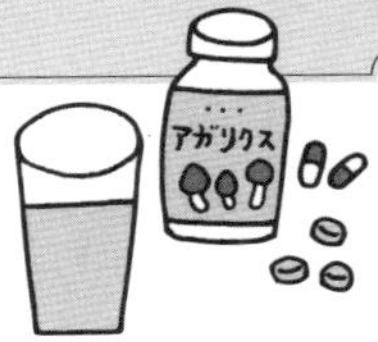

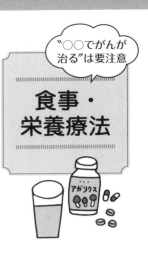

96％の人が健康食品、サプリをとっている

いつの時代も人気が高いのが、食事・栄養療法。厚生労働省の調査では、**代替療法をとり入れているがん患者さんのうち、96.2％の人が何らかの健康食品・サプリメントをとっていることがわかっています。**

食べて治す「医食同源」は、古くからある考えかたです。その意味では納得しやすく、人気を集めているのかもしれません。手軽にとり入れられるのも、魅力のひとつといえそうです。

サプリメントが治療効果を落とすことも

サプリメントは自然の食べものとは異なります。特定の栄養素だけを大量にとれるようにつくられたもの。自然の食べものでは起こりえない副作用が出ることもあります。ビタミン剤にさえ、副作用があるのです。

薬の効きめにも影響します。**薬を代謝する酵素をじゃまして、抗がん剤の濃度を高め、危険な副作用をまねくことがあります。反対に、効きめをなくす可能性もあります。**

自己判断で飲みはじめるのは危険です。購入前に主治医に相談しましょう。薬との相性をしらべるため、成分を正確に伝えることも大切です。

バランスのよい食事に勝るものはない

自由診療のクリニックなどで、がん治療のための食事・栄養療法を指導しているところもあります。このような医療機関に行ってみたい場合も、必ず主治医に相談しましょう。

「抗がん剤はぜったいにやめなさい」「この方法で必ず治る」といった言葉には要注意。現代医学を１００％否定するだけの根拠はないはずです。同様に、がんが必ず治る食事・栄養療法も存在しません。

現代医学の視点からは、バランスのよい食事こそが何よりの栄養です。野菜をよく食べ、肉や魚でたんぱく質をとってください。**好きなものを食べてエネルギーをつけることは、治療にもよい影響を与えます。**

免疫の薬と何が違うの？

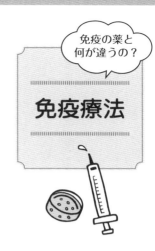

免疫療法

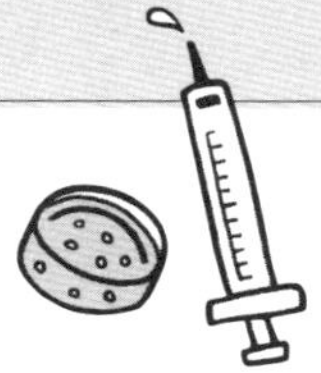

承認されている治療法は3種類だけ

免疫療法は「夢の治療法」とされ、実現のために数多くの研究が重ねられてきました。その成果として実を結んだのが、免疫チェックポイント阻害薬です。いま現在も新たな免疫チェックポイント阻害薬が開発され、臨床試験がおこなわれています。

問題は、このように承認されている薬と、民間の免疫療法の違い。民間の免疫療法を完全に否定することはできませんが、がんに効くという科学的根拠がないのです。**保険診療で使える薬とは似て非なるものであることを、まずは理解しておきましょう。**

効果が期待できるか まず主治医に聞いてみる

民間の免疫療法でよく見受けられるのが、がんワクチン療法。がん特有の抗原をとりだし、人工的に合成して体内に入れる方法です。抗原は、免疫系が異物を見つけ、攻撃するためのしるし。これを注入することで、免疫細胞ががん細胞を敵として認識し、攻撃するという発想です。

似た方法として、患者さんの血液からとりだしたリンパ球を活性化し、体内に戻すという方法もあります。

がんワクチン療法に関しては、企業や医師主導の治験として開発が進んでいるものもありますが、現時点ではいずれも科学的根拠が不十分で、自由診療の治療です。どうしても試したい場合は、効く可能性があるか、体に害はないかを主治医に尋ねてみましょう。

お財布ともよく相談。貯金をつぎ込まないように

民間の免疫療法の多くは、数百万円と高額です。もちろん健康保険は適応されません。安易に試す前に、家族ともよく相談しましょう。

「この治療に懸けたい」という思いで、生活費や貯金をつぎ込んでしまう人もいます。**効かなかったときに、通常の治療を受けられなくなってはたいへんです。無理のない範囲で試すことが大切です。**

緩和ケア

痛みをコントロールして快適に暮らす

「緩和ケア＝終末期医療」とは限りません。心身の痛みをラクにするケアであり、生活の質を維持するうえでも欠かせない考えかたです。

「がんがあっても元気」をめざして生きる

がん細胞自体には、痛みを誘発したり、正常な組織にダメージを与える機能はありません。

痛みなどの症状が出るのは、増殖しすぎたがん細胞に組織が圧迫され、正常な機能が低下するからです。いわば二次的な症状です。

ですから、**がんがあっても元気に生きることは可能です。**治療の手立てがないとき、治療に必要な体力・気力がないときには、まずそのことを思い出してください。

体の痛みは心の痛みをひきおこす

積極的治療をやめる場合でも、痛みへの対処は欠かせません。

体の痛みは心の調子まで悪化させます。「残された時間を充実させたい」という生きかた、「がんがあっても元気」という考えかたには、ほど遠い状態をまねきます。

痛みなどの症状があれば、早期から対処するのが正しい緩和ケアの方法。体の痛みをとると、体力・気力が充実し、延命効果が得られることもわかっています。

あらゆる痛みはつながっている

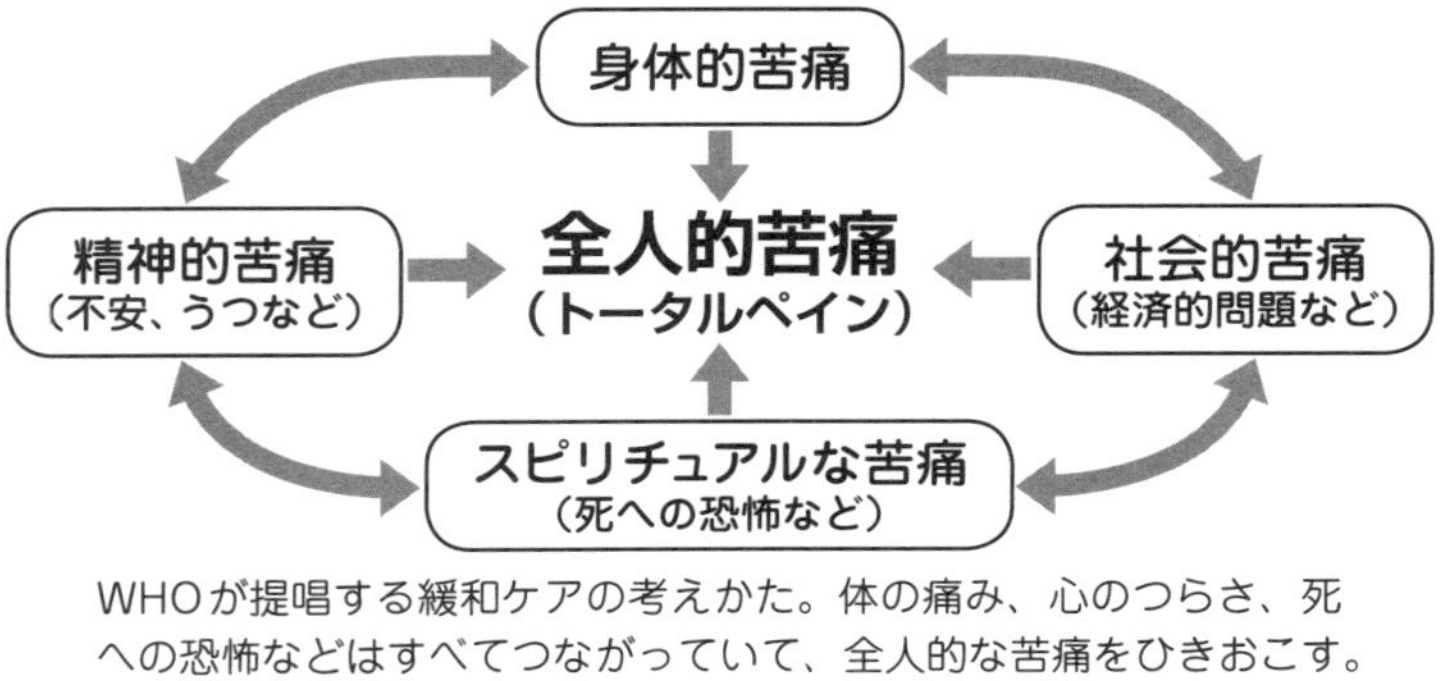

WHOが提唱する緩和ケアの考えかた。体の痛み、心のつらさ、死への恐怖などはすべてつながっていて、全人的な苦痛をひきおこす。

痛みの程度にあわせて、早いうちから薬を使う

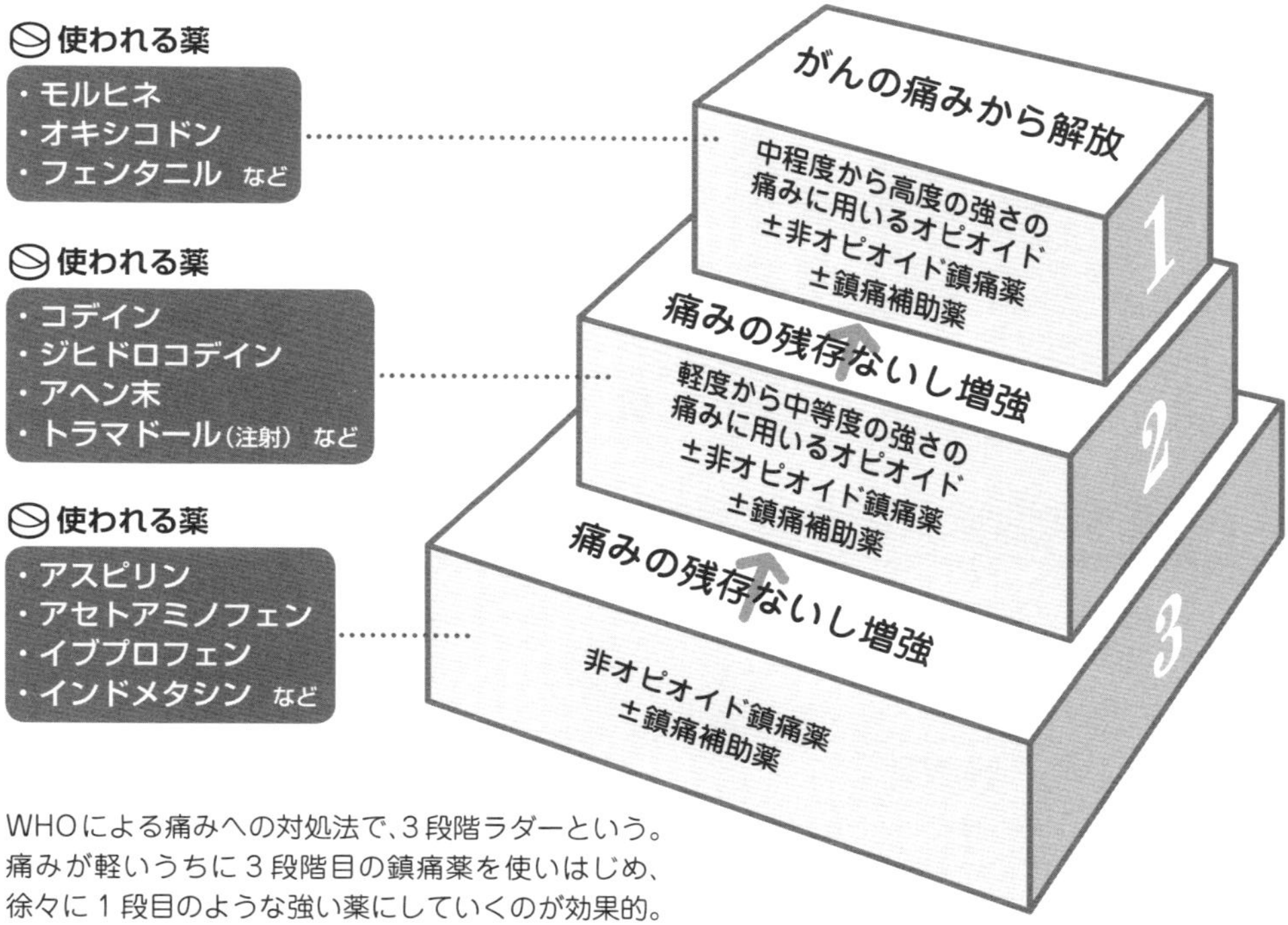

WHOによる痛みへの対処法で、3段階ラダーという。痛みが軽いうちに3段階目の鎮痛薬を使いはじめ、徐々に1段目のような強い薬にしていくのが効果的。もっとも強い痛みには、医療用麻薬を使用。依存性はないので安心して使って。

痛みも副作用もなくなり食欲が出る人も多い

痛みがなくなるだけで、毎日の生活は驚くほど快適になります。

薬物治療の中止が、生活の質を高めることもよくあります。とくに副作用が強く、食欲不振や吐き気に苦しんでいた人は、体がラクになるはず。好きなものを食べ、好きなところに出かけ、大切な人と過ごす時間をおおいに楽しんでください。

主治医から緩和ケアを提案されても、「医者から見放された」などと思わないで。効果的な治療法がなく、**治療の弊害ばかりが大きくなっていくことは、医師にとっても本当につらいのです。**あなたを苦しめないための提案であることを、理解してください。

緩和ケア外来で心と体のケアを受ける

積極的治療を中止したあとも、あなたをよく知る病院とのつながりは大切。緩和ケアも専門の外来で受けることができます。

緩和ケア外来のある病院が増えている

同じ目標をもってがん治療にとりくんできた主治医は、あなたのことを誰よりも知っているはずです。**積極的な治療をやめても、そのつながりを大切に。**病院によりますが、経過や体調の変化を今後も診てもらえないか、相談してみましょう。

がん診療連携拠点病院の多くは、緩和ケアのための外来が設置されています。痛みの程度にあった治療薬をもらう、話を聞いてもらうなど、幅広いケアが受けられます。

あなたと家族を支える緩和ケアスタッフ

緩和ケア外来にはさまざまな資格をもったスタッフがいる。
痛みや体調不良以外の相談にものってくれる。

看護師

がん治療を専門とする看護師が、疼痛ケアをサポート。体調の変化があり、医師の診察が必要かわからないときにも適切なアドバイスをくれる。

精神腫瘍《しゅよう》科医

心がつらいとき、夜眠れないときなどに診察を受けてみよう。話を聞いてもらうだけでラクになることもあれば、薬で解決することもある。

薬剤師

痛みのコントロールには、がん治療にくわしい薬剤師が欠かせない。薬の飲みかた、麻薬系鎮痛薬の管理のしかたも、ていねいに教えてくれる。

心理士

カウンセリングを受けたいときは、がん治療にくわしい心理士が最適。死に対する不安、家族への思いなど、幅広い悩みを聞いてくれる。

栄養士

「食欲はあるのにやせてしまう」「あまり食べられない」というときに、食事のくふうやメニュー選びについて指導してくれる。

ソーシャルワーカー

これからがんとつきあっていくうえで必要な医療支援、介護支援などに精通している。経済面での不安があるときにも、心強い相談役。

緩和ケア病棟でのんびり体を休める

特徴1
苦痛をともなう治療はしない
緩和ケア病棟では、体への負担の大きな治療はおこなわない。いざというときも、人工呼吸器が必要となるような蘇生治療は避けることが多い。

特徴2
多くは個室。自分のペースで暮らせる
一般病棟と違い、病院らしさがあまりない。個室でのんびりと快適に暮らせる。治療目的ではないので、朝早い時間に往診に来ることもない。

特徴3
家族と暮らせるタイプもある
家族が泊まれるようにベッドを用意してくれる施設もある。一時的な利用だけでなく、最期の時間をここで家族と過ごす人も多い。

目的は闘病ではなく人生を支えること

緩和ケア外来の目的は、がんを治すことではありません。**あなたが最期まで自分らしく、望むように生きることを支える場所です。**

幅広い職種のスタッフがいるのは、そのため。**食事や栄養の相談から、「残される家族に何ができるか」という思いまで、何でも話せます。**

症状が悪化したときの処置でも、体への負担の大きな治療、検査はしません。痛みの治療には鎮痛薬のほか、痛みを感じる神経のはたらきを止める「神経ブロック」、緩和的な放射線治療、マッサージなど、幅広い選択肢が用意されています。

差額ベッド代などを除く治療費については、健康保険が適応されます。

体が弱っているときは緩和ケア病棟が役立つ

緩和ケア専門の病棟が用意されている病院も、増えています。

体調が悪化して自宅での生活がつらいとき、家庭の事情でケアする人がいないときなどに利用できます。

ホスピスのように「最期の時間をおだやかに過ごしたい」と考えて入院する人も、もちろん多くいます。

一般病棟との違いは、生活を制限されないこと。いつでも家族と会えるよう、面会時間の決まりがない病院も多くあります。金額の負担はありますが、キッチンつきの個室で、自宅に近い環境で過ごすことも可能。何かあったときには看護師、主治医がすぐ来てくれるという安心感があるのも、大きなメリットです。

毎日を楽しんで自分らしい最期を迎える

がんであってもなくても、治療をやめてもやめなくても、最期のときは必ず訪れます。残された時間の過ごしかたを考えてみましょう。

あなたの寿命はいつ？ それはがんのせい？

がんの進行後に、主治医に余命を尋ねたことはありますか？ 主治医は何と答えたでしょうか。「それはわからないよ」と答える医師もいれば、「もって半年」と答える医師もいるでしょう。

でも、**人の寿命は誰にもわかりません。がんで死ぬのか、寿命で亡くなるのかすら、本当にわからないのです。**余命宣告をされても、どうか気にせずに。あなたの余命は、日々を充実させることにかかっています。

あなたらしい最期を考えてみる

では、あなたにとっての日々の充実とは何でしょう。これは意外に難問ですね。体が健康なときには、あまり真剣に考えないものです。

残された時間を意識しはじめたいまだからこそ、大切なこととそうでないことの区別がつくこともあるでしょう。「仕事一筋だったけど、家族との時間が大事」と思う人もいれば、「生まれ故郷に帰りたいなあ」と思う人も。最期にそれを叶えられるよう、具体的に考えてみましょう。

「がんがあってもピンピンコロリ」という選択

70歳、80歳と歳を重ねてくると、友人、知人、親族の訃報が多く舞い込みます。「自分もそんな年齢か」と思うとともに「あまり苦しまずに死にたいなあ」などと考えるもの。

じつはがんの末期では、この願いが本当に叶えられます。薬物治療の最中に亡くなるのなら別ですが、**治療をやめたあとでは、眠るようにおだやかに亡くなる人が多いのです。**「直前まで元気に、ピンピンコロリ」という最期の選択も可能です。

在宅医療で、好きなことをして暮らす

在宅医療が進んだいま、自宅でできない治療はない。直前まで好きなことをして過ごし、最期はおだやかに、眠るようにという希望も、在宅医療で叶えられる。

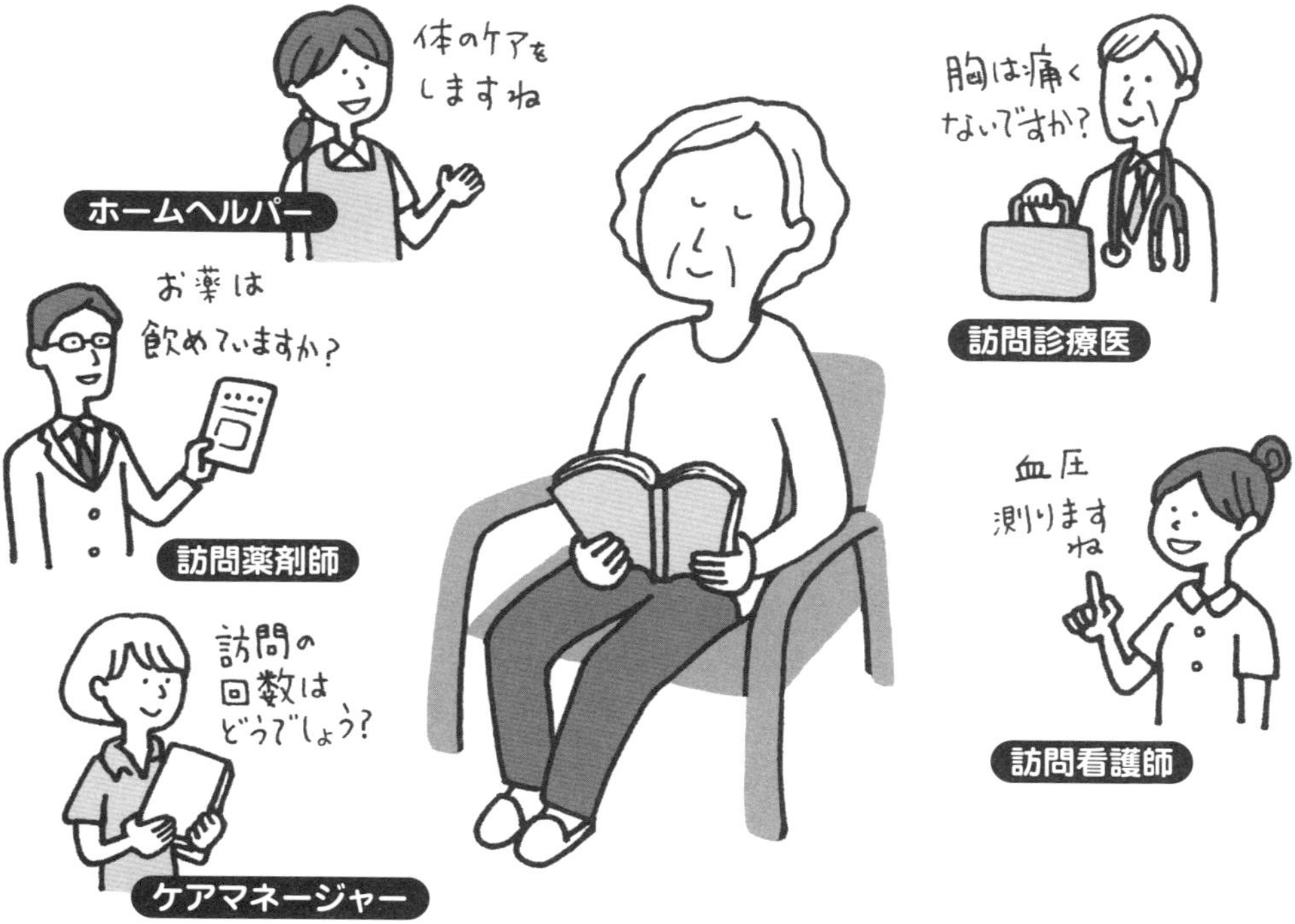
体のケアをしますね
ホームヘルパー
胸は痛くないですか？
訪問診療医
お薬は飲めていますか？
訪問薬剤師
血圧測りますね
訪問看護師
訪問の回数はどうでしょう？
ケアマネージャー

医療・福祉サービスを積極的に使おう

好きなことをして暮らし、最期はおだやかに息をひきとりたいという場合。在宅医療があなたの人生を支えます。家事などに支障が出てきたときにはヘルパーが、体調に不安があれば訪問診療医、訪問看護師が来てくれます。

訪問診療医や訪問看護師は、病院の医師や看護師とはまた違います。病気と闘うことを目的としていないからです。**この1週間、2週間のできごとを話しながら、生活に寄り添う医療を提供してくれます。**

このような最期を望むときは、地域の相談窓口を訪ねてみましょう。ケアマネージャーを紹介してくれ、今後の希望を相談できます。

再発のショックをどのようにのりこえ、これから先のことを考えていくか。ほかの患者さんの例も、あなたの治療と生きかたのヒントになります。

再発時のケーススタディ

扁平上皮がん
Ⅱb期

（61歳、男性）「手術後３年で再発。何としても薬で治したい」

Ⅱｂ期の扁平上皮《へんぺいじょうひ》がんで手術を受けたのは、３年前。手術後の経過はすこぶるよく、「何とか５年。そうすれば治る」と、祈るような気持ちで過ごしました。

しかし先月の定期検査で、1㎝あるかないかの再発がんを発見。不思議なことに、思ったほどの衝撃は受けませんでした。最初の告知から手術、経過期間を経て、心の準備ができていたのかもしれません。

いまは、免疫チェックポイント阻害薬で治療をはじめたばかり。３週間に１度の点滴ですむので、仕事もつづけています。仕事が忙しいせいではありません。がんのことばかり気に病んで暮らすのがいやなのです。調子がよければ、部下たちと一杯飲んで帰ることもあります。

肺がんになったのは、もうしょうがない。でも気持ちも体もがんに支配されずにがんを治す――これが、私のこれからの目標です。

腺がん
Ⅲb期

（76歳、女性）「がんでは死なないと決めています」

Ⅲｂ期の腺《せん》がんとわかり、半年前から治療をしています。一次治療でがんが小さくはなったものの、10㎝近いがんが消えることはありませんでした。いまも5㎝ほどのがんが右肺にあり、これから二次治療に入ります。

亡くなった夫もがんでした。すい臓がんとわかって、亡くなるまでたった３か月。あまりの目まぐるしさに多くは覚えていませんが、痛みに苦しむ姿だけは忘れられません。

私の体内にはもっと大きながんがありますが、体の痛みはありません。進行がんなのに、いわなければ人に気づかれないほど、普通に暮らせています。だから、治療をあきらめてはいません。がんがゼロにならなくてもいい。がんを抱えたままでいいから、このまま５年、10年と元気に生きて、寿命で死ぬんだと決めています。

二次治療の休薬期間には、娘夫婦と温泉に行く予定も。楽しい予定をたくさん入れて、笑顔で過ごすことも長生きの秘訣。そう信じて頑張ります。

参考文献

＊『EBM の手法による肺癌診療ガイドライン　悪性胸膜中皮腫・胸腺腫瘍含む　2016 年版』日本肺癌学会、2016（金原出版）
＊『映像情報メディカル vol.46：肺癌治療における最近のトピック』武田篤也・佐貫直子・下内欣亮、2014（産業開発機構）
＊『改訂第 5 版 がん化学療法レジメンハンドブック　治療現場で活かせる知識・注意点から服薬指導・副作用対策まで』一般社団法人日本臨床腫瘍薬学会監修、遠藤一司・加藤裕芳・松井礼子編、2017（羊土社）
＊『がん化学療法クリティカルポイント 対応マニュアル』宮城悦子・坪井正博監修、宮城悦子・坪井正博・太田一郎・縄田修一編、2013（じほう）
＊『がん疼痛の薬物療法に関するガイドライン 2014 年版』日本緩和医療学会、2014（金原出版）
＊『癌と化学療法 vol.43：肺癌における術後補助化学療法』内藤雅仁・坪井正博、2016（癌と化学療法社）
＊『がんの補完代替医療ガイドブック 第 3 版』「がんの代替療法の科学的検証と臨床応用に関する研究」斑・「がんの代替療法の科学的検証に関する研究」斑、2012（日本補完代替医療学会）
＊『がん分子標的治療 vol.14：EGFR-TKI を用いた非小細胞肺がん術後補助化学療法のエビデンス』武田晃司、2016（メディカルレビュー社）
＊『気管支学 vol.38：気道ステント診療指針―安全にステント留置を行うために―』日本呼吸器内視鏡学会 気道ステント診療指針作成ワーキング・グループ、2016（日本呼吸器内視鏡学会）
＊『呼吸 vol.34：肺癌手術　開胸か内視鏡か』加藤治文・河野 匡・坪井正博・宮島邦治、2015（呼吸研究）
＊『国がん中央病院 がん攻略シリーズ 最先端治療 肺がん』国立研究開発法人 国立がん研究センター中央病院呼吸器内科編、2016（法研）
＊『国立がん研究センターのがんとお金の本』片井 均ほか監修、2016（小学館）
＊『国立がん研究センターのがんの本　肺がん　治療・検査・療養』関根郁夫ほか監修、2011（小学館）
＊『今日の治療薬（2017 年版）』浦部晶夫・島田和幸・川合眞一編、2017（南江堂）
＊『図解　肺がんの最新治療と予防＆生活対策』坪井正博監修、2016（日東書院）
＊『ぜんぶわかる血液・免疫の事典』奈良信雄監修、2017（成美堂出版）
＊『W'Waves vol.18：肺癌に対する標準手術の確立の歴史：現在との対比』池田徳彦、2012（日本癌病態治療研究会）
＊『ナーシングケア Q&A 第 19 号　徹底ガイド　肺がんケア Q&A』加藤治文監修、平野 隆・坪井正博編、2008（総合医学社）
＊『ナースのための　やさしくわかるがん化学療法のケア』坪井正博監修、渡邉眞理・坪井 香編著、2012（ナツメ社）
＊『日本癌治療学会誌 vol.48：肺がん薬物療法のトピックと肺癌診療ガイドラインの背景』坪井正博、2013（日本癌治療学会）
＊『日本緩和医療薬学雑誌 vol.4：抗がん剤による末梢神経障害の特徴とその作用機序』荒川和彦ほか、2011（日本緩和医療薬学会）
＊『日本禁煙学会雑誌 vol.5：喫煙者肺癌患者の周術期合併症の検討』末満隆一ほか、2010（日本禁煙学会）
＊『日本呼吸器学会誌 vol.3：Topics3 近年の肺癌外科治療』池田徳彦・茜部久美・大森智一、2014（日本呼吸器学会）
＊『日本呼吸器学会誌 vol.3：Topics5　肺癌薬物療法』工藤健一郎・木浦勝行、2014（日本呼吸器学会）
＊『日本内科学会雑誌 vol.102：手技：胸腔穿刺およびドレナージ』太田祥一・鈴木 昌・西川正憲、2013（日本内科学会）
＊『日本内科学会雑誌 vol.103：1. 肺癌に対する手術療法，縮小手術，術前後補助療法』宮田義浩・岡田守人、2014（日本内科学会）
＊『日本内科学会雑誌 vol.103：2. 肺癌：放射線治療』中松清志・西村恭昌、2014（日本内科学会）
＊『日本内科学会雑誌 vol.103：2）肺癌のドライバー遺伝子変異と分子標的薬』前門戸 任、2014（日本内科学会）
＊『肺癌 vol.45：肺癌に対する気管支形成術』中山治彦・伊藤宏之・一ノ瀬修二・加藤暢介、2005（日本肺癌学会）
＊『肺癌 vol.45：ミニ開胸（VATS）による区域切除』岡田守人、2005（日本肺癌学会）
＊『肺癌 vol.50：肺癌の病理―肉眼像と組織構築の対比―』仁木利郎、2010（日本肺癌学会）
＊『肺癌 vol.56：術後補助薬物療法の役割と現状』坪井正博、2016（日本肺癌学会）
＊『肺癌患者における PD-L1 検査の手引き 第 1.0 版』日本肺癌学会バイオマーカー委員会、2017（日本肺癌学会）
＊『ベスト×ベストシリーズ　名医が語る最新・最良の治療　肺がん』光冨徹哉ほか、2012（法研）
＊『PET Journal vol.15：1. 放射線治療計画は如何に決定すべきか』高橋健夫、2011（先端医療技術研究所）
＊『放射線治療計画ガイドライン　2016 年版』公益社団法人 日本放射線腫瘍学会編、2016（金原出版）
＊『Medical Technology vol.40：4. 肺癌』松本俊英・龍華慎一郎・佐藤雄一、2012（医歯薬出版）
＊『Medical Practice vol.29：集学的治療法の進歩とその実際　術前・術後化学療法の位置づけ―そのエビデンスと治療方針―』村上修司・坪井正博、2012（文光堂）
＊『やさしく学べる　がん免疫療法のしくみ』玉田耕治、2016（羊土社）
＊『よくわかる最新医学　肺がんの最新治療』坪井正博、2013（主婦の友社）
＊『臨床・病理　肺癌取扱い規約【第 8 版】』特定非営利活動法人 日本肺癌学会編、2017（金原出版）
＊『老年医学 vol.54：1. 高齢者によくみられるがん薬物療法　1）肺がん（切除不能・転移再発非小細胞肺がん）』津端由佳里・磯部 威、2016（ライフ・サイエンス）

監修
坪井正博（つぼい・まさひろ）　国立がん研究センター東病院 呼吸器外科 科長

1961年生まれ。1987年、東京医科大学医学部卒業。国立がんセンター中央病院勤務、東京医科大学准教授、神奈川県立がんセンター呼吸器外科医長などを経て、2012年より横浜市立大学医学部附属市民総合医療センター呼吸器病センター外科准教授、および化学療法・緩和ケア部部長に就任。2014年より現職。横浜市立大学医学部外科治療学客員教授も兼任。

「少しでもいい時間を、長く過ごしてほしい」という思いから、肺がんの外科手術だけでなく、手術前後の薬物治療の開発にも尽力し、患者さんひとりひとりにベストな治療法を提案している。

著書・監修書に『よくわかる最新医学　肺がんの最新治療』（主婦の友社）、『図解　肺がんの最新治療と予防＆生活対策』（日東書院）、『ナースのための　やさしくわかるがん化学療法のケア』（ナツメ社）、『がん化学療法クリティカルポイント　対応マニュアル』（じほう）などがある。

STAFF
カバーデザイン／斉藤よしのぶ
カバーイラスト／ COOCHAN
本文デザイン／栗山エリ（ameluck＋i）
本文イラスト／くぬぎ太郎、村山宇希
校正／滄流社
DTP作成／秀巧堂クリエイト
編集協力／オフィス201（川西雅子）
編集担当／黒坂 潔

最新　肺がん治療

監　修　坪井正博
編集人　池田直子
発行人　倉次辰男

印刷所　大日本印刷株式会社
製本所　共同製本株式会社

発行所　株式会社 主婦と生活社
〒104-8357　東京都中央区京橋 3-5-7
TEL 03-3563-5129（編集部）
TEL 03-3563-5121（販売部）
TEL 03-3563-5125（生産部）
http://www.shufu.co.jp

ISBN978-4-391-15043-8